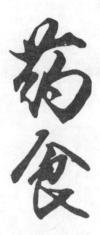

药食

验方

袁忠飒·主编

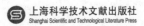

上海科学技术文献出版社

Shanghai Scientific and Technological Literature Press

图书在版编目（CIP）数据

　　药食验方 / 袁忠勰主编 . —上海：上海科学技术文献出版社，2019

　　ISBN 978-7-5439-7978-9

　　Ⅰ . ① 药…　Ⅱ . ① 袁…　Ⅲ . ① 验方—汇编　Ⅳ .
① R289.5

中国版本图书馆 CIP 数据核字 (2019) 第 171366 号

责任编辑：付婷婷
封面设计：房惠平

药 食 验 方
YAOSHI YANFANG
袁忠勰　主编
出版发行　上海科学技术文献出版社
地　　址　上海市长乐路 746 号
邮政编码　200040
经　　销　全国新华书店
印　　刷　常熟市人民印刷有限公司
开　　本　890×1240　1/32
印　　张　13.875
字　　数　360 000
版　　次　2019 年 10 月第 1 版　2019 年 10 月第 1 次印刷
书　　号　ISBN 978-7-5439-7978-9
定　　价　68.00 元
http://www.sstlp.com

序

　　我们的先贤真诚地告诫我们："大凡行医者在治疗疾病处方用药时，能用一味药治好的病，不用两味……能用小方治好的病不用大方。"故此我们的先人多遵循原则，很是推崇。在《黄帝内经》收载的"十三方"中就有单方；马王堆汉墓出土方书有《五十二病方》；东汉医圣张仲景《伤寒杂病论》合计载 300 多方，其中有很多是单方，至今仍应用于临床各科治病救人。因为独味药食有"简便廉验"的特性，特别是目前医药费用日益昂贵，采用独味药食可以减轻普通百姓的经济负担。有感于此，笔者编著《药食验方》，本书中所列验方既能祛病，亦能养生。不但可治疗常见病，就是对一些疑难杂症，只要对症用药，也有一定的效果。

　　本书遵循药食同源的理论，以独味药食为纲，分别对每味药食的制法、用量、用治功能、适应证等一一加以叙述。对每种病症简单地叙述了其临床症候；结尾处友情提示，意在提醒患者对疾病治疗过程中的注意事项，愈后自我保养；对一些药食功能复杂的添注了使用注意。全书分内科、妇科、儿科等，共载百种常见病、多发病，所选验方千余方。本书适合于中医院校师生、基层医务工作者、中医爱好者及居家养生保健及药企研发新药调研和参考，以达造福众生之心愿。

　　虽说是验方，但食有食性、药有药性，多是有一定属性，因而在使用时一定要对症治疗，切不可乱用，如有疑问，万望请教医师，以防误用。另因笔者水平所限，存在遗漏和不足之处，恳请读者朋友、专家学者等提出宝贵意见，以便再版时完善。诚表感谢！本书编写过程中，参考引用了相关书籍，已在文后注明，在此深表谢忱！对参与本书出版的编辑、校对表示衷心的感谢！

目　录

第一章 内 科

一、感 冒

感冒俗称"伤风",四季均可发病,多因气候冷暖失常,风邪侵袭人体所致,引起头痛、发热、鼻塞、流涕、喷嚏、恶寒、四肢酸痛、咽痒不适、咳嗽、咽痛等症状。

1. 独味半边莲治流感[13]

制法:半边莲5克,晒干研细末,温开水冲服。本品有利水,消肿,解毒之功。适用于流行性感冒。

2. 独味大蒜预防流感[13]

制法:大蒜适量(捣汁),棉球蘸汁塞入鼻孔。本品有消癥积,解毒,杀虫之功。用于预防流感。

3. 独味柴胡治流感[13]

制法:柴胡根或全草15克,清水煎,3次分服,日1剂。本品有散郁解表,舒肝清热之功。适用于流感、感冒。

4. 独味苦瓜预防流感[13]

制法:苦瓜30克,清水煎服,日1剂。代茶频饮。本品有清暑涤热,明目解毒之功。用于预防流感。

5. 独味大蒜治感冒初起[8]

制法:生大蒜1瓣(去皮),将蒜瓣含于口中生津咽下,直至大蒜无味吐掉,连续用3瓣即可奏效。适用于鼻流清涕、风寒咳嗽等。

6. 独味白萝卜治感冒头痛[11]

制法:大白萝卜1个,将大白萝卜洗净,捣烂取汁,滴入鼻内。

本品有下气化痰,化积宽中之功。适用于感冒头痛。

7. 独味藿香治暑湿感冒[16]

制法:鲜藿香 80 克,砂糖适量,清水煎,代茶频饮,日 1 剂。本品有快气和中,辟秽祛湿之功。适用于暑湿感冒。

8. 独味黑风藤治外感风寒[2]

制法:黑风藤适量,将黑风藤研成细末,用开水冲服,每服 3 克,日服 2 次。本品有发汗解痉,祛寒止痛之功。适用于外感风寒感冒。

9. 独味葱治风寒感冒[2]

制法:带根青葱 3 根,人乳 50 毫升,将葱切碎与人乳用清水共煎煮,去渣取汁内服。本品有发汗解表,祛风散寒之功。适用于风寒感冒,尤其适用于婴儿感冒。

10. 独味绿豆治风热感冒

制法:绿豆 150 克,洗净入锅,加水 2 碗清水煎开,约半小时后,加入红糖 50 克,再煮 15 分钟,然后趁热内服,连绿豆一起吃下效果更好,日 1 剂。一般服用 2 日即可见效。若服后盖被发微汗,则效果更佳。本品有利水消肿,清热解毒之功。适用于风热感冒。

11. 独味胡萝卜治体虚感冒[18]

制法:胡萝卜适量洗净,清水共煎,趁热频饮,连胡萝卜一起吃下。本品有健脾补虚,行气消食之功。适用于体虚感冒。

12. 独味白芥子治风寒感冒[18]

制法:白芥子(炒香、炒黄)研为细末,过筛,用鸡蛋清或水调成糊状,纱布裹之。敷于双脚涌泉穴、神阙穴、大椎穴,敷药前可先拔火罐,再敷药。本品有利气豁痰,温中散寒,通络止痛之功。适用于风寒感冒。

13. 独味老姜治风寒感冒[11]

制法:老姜切片,开水浸泡,先取 1 片趁热沿督脉从上向下推擦,冷却即换,擦至皮肤发红,然后再取 1 片在肘窝、腘窝部推擦,方法同上。本品有发汗解表,温中止呕,温肺止咳之功。适用于风寒感冒。

14. 独味菊花治风热感冒[9]

制法：菊花5克，沸水冲泡，代茶频饮，日1剂。本品有疏散风热，清热解毒之功。适用于风热感冒、头痛眩晕、目赤肿痛。

15. 独味艾叶治发热感冒

制法：干艾叶30克，加清水煎，去渣顿服，取微汗，日服1～2剂。本品有散寒止痛，温经止血之功。适用于发热感冒。

16. 独味黄芩治感冒头痛[19]

制法：黄芩10克，研为细末，茶或黄酒送服，每服5克，日服2次。本品有清热泻火，燥湿之功。适用于感冒头痛。

使用注意：脾肺虚热、血虚腹痛、脾虚水肿、肾虚溏泄、血枯经闭以及妊娠胎寒欲坠者慎用或忌用。

17. 独味贯众治风热感冒[19]

制法：贯众30克，共清水煎，去渣顿服，取微汗效佳，日1～2剂。本品有清热解毒，止血杀虫之功。适用于风热感冒。

18. 独味冬青叶治风热感冒

制法：鲜冬青叶60克，加清水1 000毫升，煎至约400毫升，日1剂，分4次服。本品有凉血止血，清热解毒，利咽止咳之功。适用于上呼吸道感染、风热感冒。

19. 独味佩兰预防感冒[16]

制法：佩兰10克，加清水，武火急煎，去渣日1剂，2次分服。本品有芳香化湿，解暑辟浊之功。适用于预防感冒。

使用注意：阴虚血燥者慎用。

20. 独味穿心莲治感冒高热[11]

制法：穿心莲30克，清水煎服，日1剂，分3次服。本品有清热解毒，凉血消肿之功。适用于感冒高热、头痛者。

21. 独味板蓝根治感冒发热[11]

制法：板蓝根15～50克，清水煎服，日1剂。本品有清热解毒，凉血消斑之功。适用于感冒发热、咽喉肿痛者。

22. 独味九头狮子草治感冒[11]

制法：九头狮子草全草 25～50 克，清水煎服，或研末开水冲服，代茶频饮。本品有清热解毒，祛风化痰之功。适用于风热感冒。

23. 独味白牛胆根治风寒感冒[11]

制法：白牛胆根 25 克，清水煎服，日 1 剂，代茶频服。本品有祛风利湿，行气化滞之功。适用于风寒感冒，产后感冒。

24. 独味牛皮消根治伤风咳嗽[11]

制法：牛皮消根 25 克，清水煎服。日 1 剂，代茶频饮。本品有滋养强壮，利尿之功。适用于伤风咳嗽。

25. 独味荆芥治风寒感冒[11]

制法：荆芥 5 克，清水煎，日 1 剂，3 次分服，本品有发汗解表，祛风宣肺，和血止血之功。适用于风寒感冒。

使用注意：本品有发汗劫阴之弊。表虚自汗、阴虚火旺者忌用。

26. 独味白芷治风寒感冒[11]

制法：白芷 50 克，研成细末，以茶水送服，每服 3 克，日服 3 次。或以白芷 9 克，与同量菊花清水煎，日 1 剂，分 2 次服。本品有祛风解表，散寒止痛，除湿消肿之功。适用于风寒感冒、头痛、鼻塞流涕者。

使用注意：有化燥伤阴之弊，阴虚火旺、肝阳上亢、肝肾阴虚者忌用。

27. 独味细辛治风寒感冒[2]

制法：细辛 2 克，清水 1 000 毫升煎煮，日 1 剂，2 次分服。本品有祛风解表，散寒止痛，温肺化饮之功。适用于风寒感冒、头痛、牙痛、鼻塞、鼻渊、风湿痹痛、痰饮喘咳。

使用注意：温病、阴虚阳亢、阴虚咳喘忌用，血虚头痛、气虚多汗、风热头痛慎用。

28. 独味藁本治风寒感冒[1]

制法：藁本 6 克，清水煎服。日 1 剂，代茶频饮。本品有祛风解表，散寒止痛之功。适用于风寒感冒。

使用注意：血虚头痛、肝阳头痛者忌用。

29. 独味胡荽治风寒感冒[2]

制法：胡荽 10 克，清水煎服，日 1 剂，3 次分服。本品有发汗透疹，消食下气之功。适用于风寒感冒、麻疹、痘疹透发不畅、食积、脘腹胀痛呕恶等。

使用注意：痧疹已透或虽未透出却热毒壅滞，非风寒外束者忌服。

30. 独味薄荷治风热感冒[1]

制法：薄荷 5 克，沸水冲泡，日 1 剂，代茶频饮。本品有发汗解表，疏风清热之功。适用于风热感冒、风温初起，头痛、目赤、喉痹、口疮、风疹、麻疹、胸胁胀闷等。

使用注意：体虚自汗、阴虚发热、血虚眩晕者忌服。

31. 独味牛蒡子治风热感冒[2]

制法：牛蒡子 10 克，清水煎，日 1 剂，3 次分服。本品有疏风散热，清热解毒之功。适用于风热感冒、咳嗽痰多、咽喉肿痛。

使用注意：寒凉之品，非热证、实证不可滥用。

⊙友情提示

患者饮食宜清淡，注意室内卫生。一旦发病，分清寒、热，最好立即对症服药。初期及时治疗效果比较好，稍有拖延，恢复时间会明显延长。初起时宜多饮水、多休息，及时服药，短时间内可愈。如果治疗过程中重复感冒者，病程则明显加长，药物疗效也受影响，对老年人危害较大，很容易引发并发症。应避免与本病患者交叉使用生活用具，及时做好空气消毒，切记患者不要接近高龄老人和新生婴儿，在难以避免的情况下最好戴上口罩，以免发生传染。

二、头　痛

中医学将头痛分为头痛、头风，"浅而近者为头痛，深而远者为头风"，并将头痛分为外感头痛和内伤头痛两大类。

1. 独味苍耳子治风寒头痛[14]

制法：苍耳子 9 克炒黄，清水煎服，日 1 剂，代茶频饮。本品有除湿止痛，祛风散寒之功。适用于风寒头痛。

2. 独味丝瓜根治偏头痛[1]

制法：鲜丝瓜根 100～500 克（干品 200 克）切成小段。另瘦猪肉 150 克，切成薄片。先将丝瓜根加清水煮沸 20 分钟后，捞去杂质，倒入瘦肉，加入食盐适量煮熟后，趁热吃肉喝汤，日 1 剂，一般一次可愈，重者可多服几次即可痊愈。本品有活血，通络，消肿之功。适用于偏头痛。

3. 独味石菖蒲治风寒头痛[1]

制法：石菖蒲 10 克捣烂绞汁用黄酒冲服，日 1 剂。本品有开窍辟秽，安神醒脑，化湿开胃之功。适用于风寒头痛。

使用注意：辛温之性能伤阴夺血、助阳动火，凡阴虚阳亢、吐血、滑精者皆当慎用。

4. 独味莱菔子治偏头痛[1]

制法：莱菔子 5 克，冰片 2 克，并研细末放少许冷开水调匀，纱布过滤。将过滤出来的汁液滴入耳内，两三滴即可。左边头痛滴右耳，右边头痛滴左耳，汁入耳内立即止痛。本品有下气定喘，消食化痰之功。适用于偏头痛。

5. 独味香葱治头痛[3]

制法：四季葱（香葱）三五根去掉根叶，拌入一勺饭内，热饭捣碎敷患处，用毛巾或布包扎好待饭葱冷却后，取下加热或换下再敷。这样连敷数次效果很好，且可根治。本品有发汗解表，散寒通阴，解毒散结之功。适用于头痛。

6. 独味白芷治风寒头痛[14]

制法：白芷 10 克研成细末，用茶水送服，每次服 3 克，日服 3 次。本品有散寒止痛，除湿消肿之功。适用于风寒头痛。

使用注意：阴虚火旺、肝阳上亢、肝肾阴虚者忌用。

7. 独味猪脑治头痛[18]

制法：猪脑两具，将猪脑洗净装入碗内。不放调料，不加水，蒸熟。趁热吃下，两具猪脑为一次量，每日早、晚各吃一次，7 天为一个疗程，即可见显效。若病情重者可多吃几日，痊愈为止。本品有补骨髓，益虚劳之功。适用于头痛。

8. 独味川芎治血虚头痛[14]

制法：川芎 20 克，鸡蛋 6 只。将蛋先放在水中煮至半熟捞出，用细针刺上数个小孔，再放入煎好的川芎药液内煮熟趁热食之。食蛋喝汤，日 1 剂，2 次分服。本品有行气开郁，祛风胜湿，活血止痛之功。适用于血虚头痛。

使用注意：阴虚火旺、月经过多者忌用。

9. 独味玄参治风热头痛[1]

制法：玄参 50 克，加清水 1 000 毫升，煎至 500 毫升，日 1 剂，2 次分服。本品有清疏风热，泻火解毒，凉血滋阴之功。用于风热头痛。

10. 独味荆芥穗治偏头痛[13]

制法：荆芥穗 15 克研细末，黄酒适量送服，亦可用温开水冲服。本品有发汗解表，祛风宣表，和血止血之功。适用于偏头痛。

使用注意：有发汗、劫阴之弊，表虚自汗、阴虚火旺者忌用。

11. 独味菊花治风热偏头痛[2]

制法：菊花 20 克，沸水 1 000 毫升冲泡，日 1 剂，代茶频饮，2 个月为 1 个疗程。本品有平肝潜阳，疏散风热，清热解毒之功。适用于风热偏头痛。

偏头痛在临床上肝阳上亢者为多见，选用杭白菊冲泡服最为适宜。本品气味轻，功亦甚缓，久服始能见效。

12. 独味全蝎治偏头痛[14]

制法：全蝎末 0.2 克，置于太阳穴，以胶布封固，日换药 1 次。本品有熄风镇痉，攻毒散结，通络止痛之功。适用于风湿顽痹偏正头痛。

13. 独味向日葵盘治头痛[11]

制法：干向日葵盘 50 克，捣碎加清水 1 000 毫升共入砂锅，先武火煮沸后用文火煎至 400 毫升，过滤，2 次分服，日 1 剂。适用于头痛。

14. 独味白果治脑血管硬化性头痛[13]

制法：带壳生白果 10 克，捣裂，去膜及胚芽，入砂锅，加清水 600 毫升煎，日 1 剂，2 次分服。本品有补肾益肺，扩张脑血管之功。适用于脑血管硬化性头痛、头晕等症。

15. 独味羊脑子治血虚头痛

制法：羊脑子 1 具，鸡蛋 2 只，红糖 100 克，以上三样放在碗内炖熟，加黄酒 100 克，一次吃完，日 1 剂。一般连吃 3 剂头痛即愈。本方是以脏补脏，以脑补脑之功。适用于血虚头痛。

16. 独味夏枯草治风热头痛[14]

制法：夏枯草 30 克，加水 1 000 毫升，煎至 500 毫升，日 1 剂，2 次分服。本品有清火明目，散结消肿之功。适用于肝阳上亢，风热头痛。

17. 独味远志治神经性头痛[11]

制法：远志 9 克，加清水适量放砂锅内煎，日 1 剂，2 次分服。本品有安神益智，交通心肾，祛痰消肿之功。适用于神经性头痛。

18. 独味蒿本治头巅疼痛[11]

制法：蒿本 9 克，加水 600 毫升，煎至 300 毫升，日 1 剂，2 次分服。本品有祛风散寒，除湿止痛之功。适用于巅顶疼痛，风湿肢节痹痛。

使用注意：血虚头痛，肝阳头痛者忌用。

19. 独味大青叶治热入营血之头痛[11]

制法：大青叶 15 克，加清水 600 毫升，煎至 300 毫升，日 1

剂,2次分服。本品有清热解毒,凉血消斑之功。适用于温毒发斑、热入营血之头痛。

使用注意:脾胃虚寒者忌服。不可施之于虚寒脾弱之人。

20. 独味僵蚕治风热头痛[11]

制法:僵蚕10克,清水600毫升,煎至300毫升,日1剂,2次分服。本品有熄风止痉,祛风止痛,化痰散结之功。适用于风热头痛、中风口㖞、目赤咽痛、风疹瘙痒、痄腮等。

使用注意:本品味辛,归肝经,走窜之性较强,易耗伤气血。故气血虚弱之动风应慎用。

21. 独味五味子治血虚头痛[11]

制法:五味子5克(烘干、研末)冲服,日2次。本品有敛肺补肾,涩精止泻,敛汗生津之功。故适用于血虚头痛。

使用注意:勿用于感冒头痛。

22. 独味鲜芹菜治肝阴头痛[11]

制法:鲜芹菜250克,清水煎内服。或芹菜捣烂煎鸡蛋吃,宜久服。本品有清热利湿,平肝凉血之功。故适用于肝阳头痛(症见头痛、头晕目眩、两太阳穴处痛为重、易怒心烦)。

23. 独味鲜荠菜治肝火头痛[11]

制法:鲜荠菜100克,清水煎去渣,加鸡蛋2个(去壳)同煎内服,食蛋喝汤。本品有凉肝止血,利湿通淋之功。故适用于肝火头痛。

24. 独味钩藤治头痛日久不愈[1]

制法:钩藤20克,与鸡蛋2个共煎。吃蛋喝汤(先煎鸡蛋,蛋熟后下钩藤,服时趁热气熏头部)。本品有熄风定惊,清热平肝之功。故适用于头痛日久不愈者。

25. 独味白附子治风邪犯脑头痛[11]

制法:白附子6克,绿豆1碗共同煮熟,去白附子,早晚2次分服。本品有祛风豁痰,散结消肿,清热解毒之功。适用于风邪犯脑之偏正头痛。

使用注意：白附子温燥有毒，能耗血伤气，孕妇及气血两虚、小儿慢惊、阴虚阳亢或阴虚风热者均忌服。

26. 独味赤芍治头昏疼痛[11]

制法：赤芍 20 克，与鸡蛋 2 只共煎内服。吃蛋饮汁。本品有清热凉血，祛瘀止痛之功。适用于头昏头痛。

使用注意：血虚之人，禁此一物，不宜与藜芦同用。头痛已止不宜久服。

27. 独味天麻治偏正头痛[2]

制法：天麻 15 克，加清水 500 毫升，煎至 200 毫升，日 1 剂，分 2 次内服。本品有熄风止痉，平抑肝阳，祛风通络之功。适用于偏正头痛。

使用注意：本品性升纯阳，为肝经气分之药易伤阴血，凡病人津液不足、口干舌燥、咽干作痛、大便闭塞、火炎头痛、血虚头痛而有风者忌用。

28. 独味蜂蜜治酒后头痛

制法：蜂蜜 50 克，冲沸开水服，在饮酒前后均可服用。本品有清热解毒，缓中止痛之功，进入人体后会使酒精的代谢速度加快，适用于酒后头痛。

⊙ 友情提示

头痛患者忌食烟酒、咖啡、巧克力、辛辣等热性、兴奋性食品。饮食宜清淡，多食水果、蔬菜。如突然出现剧痛，兼有手足冰冷、呕吐，常常是脑血管意外的先兆表现，应马上去医院就诊检查。

头痛发作时应避开嘈杂的环境，尽可能多休息，可听一些舒缓的音乐，同时可揉按太阳、百会、风池等穴位。偏头痛患者平素应该控制盐的摄入量，避免饮酒，避免过食富含脂肪的食物。宜进食含镁的食物，如粗粮、豆类、蜂蜜等。

此外，需加强对头痛的预防调护，轻者注意休息，剧烈者应卧床休息，尤其是气虚、血虚、肾虚者应少活动，避免用脑过度。

三、急慢性支气管炎

急性支气管炎是由生物、物理、化学刺激或过敏等因素引起的支气管黏膜的急性炎症,常见于寒冷季节或气候变化时,也可由急性上呼吸道感染蔓延而来。

1. 独味冬瓜子治急性支气管咳嗽[18]

制法:冬瓜子 30 克。先将冬瓜子捣碎,煎汤去渣,溶入 20 克红糖,不拘时,代茶频饮。冬瓜子为冬瓜成熟种子,性味甘寒,能清热化痰。适用于肺热咳嗽,肺痈高热不退、咳吐脓血、气味腥臭、胸痛、苔黄腻。

2. 独味百部治急性支气管咳嗽[2]

制法:百部 20 克,水煎 20 次,合并药液约 300 毫升,每次服用 100 毫升,日 3 次分服,可加少许蜂蜜调味。10 天为 1 个疗程。本品有润肺止咳,下气平喘之功。适用于急性支气管所致咳嗽。

使用注意:百部易伤胃滑肠,脾胃虚弱、食少便溏者忌用。慢性胃肠炎患者忌独味药大量久服。

3. 独味洋金花治急性支气管炎干咳[1]

制法:洋金花 0.3 克入丸散,亦可用洋金花 15 克,研极细末,然后将药末浸入 60 度纯粮食白酒 500 毫升内,摇匀,密封,存放 7 天后服用。每次 1~2 毫升,日服 3 次,饭后服用。本品有止咳平喘,解痉之功。适用于支气管炎所致无痰干咳。

使用注意:洋金花酒每次服用最大剂量不得超过 2 毫升。连续服药 3 个月共 500 毫升为 1 个疗程。若服完 1 个疗程不愈者,可继服第 2 个疗程。本品有毒,内服、外敷均可引起中毒。故使用时,必须严格控制服药剂量。

洋金花具有散瞳、抑制汗腺分泌、扩张周围血管,阻断胆碱能引发尿潴留的作用。因此,体虚、青光眼、孕妇、高热以及前列腺肥大者应禁用。

4. 独味蜂蜜治支气管炎[13]

制法：蜂蜜50毫升，鸡蛋1只。先将蜂蜜入锅内微炒，然后加水少许，待沸后打入鸡蛋，每日早、晚空腹各服1次，吃蛋饮汤。能补虚润肺，适用于支气管炎。

5. 独味丝瓜藤液治支气管炎[16]

制法：一般在7～8月份，于下午5～6时选取主根健壮茎粗无病虫害的丝瓜藤，用消毒纱布将藤的表面洗擦干净，再将已消毒过的干净小口玻璃瓶准备好，离地面36厘米处剪断丝瓜藤，将连根的一端稍弯曲插入准备好的瓶内，让丝瓜藤渗出的汁液滴入瓶中。并在瓶口处扎上消毒纱布，24小时内收取新鲜丝瓜汁液约500毫升。每次饭前半小时服150毫升，每日3次，连服2～3周。本品有祛风化痰，凉血解毒，止咳之功。适用于支气管炎咳嗽。

6. 独味木蝴蝶治支气管炎[16]

制法：木蝴蝶成人3克，小儿1.5克。用清水浸泡15分钟左右，煮沸约5～6分钟为一煎。二煎加水适量，再煮沸5～6分钟。将两煎药液合并，每日分2次温服，日1剂。本品有清肺利咽之功。适用于肺热咳嗽所致的支气管炎。

使用注意：脾胃虚寒者慎用。

7. 独味鱼腥草治疗支气管炎[2]

制法：鱼腥草25克、鲜品50克，用清水浸泡20分钟，煮沸3～5分钟为一煎。二煎加清水适量再煮3～5分钟，将两煎药液合并分早晚2次温服。本品有清热解毒、消痈排脓之功。适用于肺痈吐脓、痰热喘咳型支气管炎。

使用注意：虚寒证及阴性外疡者忌服，多食令人气喘。

8. 独味丹参治支气管炎[16]

制法：丹参15克。用清水浸泡30分钟，煮沸20～30分钟为一煎。二煎加清水适量再煎20分钟，将两煎药液合并分早晚2次温服。现代药理表明，丹参具有扩张血管，降低血黏度、抑制血小板聚焦和改善微循环的作用，可改善心肌和组织的缺氧、促进多器官功能恢复。所以能较快地缓解支气管炎所致的喘息。

使用注意：外感风寒、内伤生冷、脾胃虚弱、肾阳虚衰者不宜长期服用，可促进肿瘤转移，不宜与抗癌药物同用。

9. 独味黄芪治支气管炎[16]

制法：黄芪 20 克加清水浸泡 30 分钟，煮沸约 30 分钟为一煎。二煎加清水适量再煮沸 20 分钟，将两煎药液混合一起，分早晚 2 次温服，7 日为 1 个疗程。现代药理证明，黄芪药液治疗毛细支气管炎疗效肯定。

使用注意：外感风热、表实邪盛者忌服，易敛邪或表邪内陷。

10. 独味细辛治支气管炎[16]

制法：细辛 6 克，浸泡 20 分钟，煮沸约 30 分钟，为一煎。二煎加水适量再煮沸 20 分钟，将两煎药液混合一起，分早晚 2 次温服。7 日为 1 个疗程。现代研究表明，细辛药液能化痰开窍，镇静解痉，治疗支气管炎疗效确切，病情控制后不易反复，无不良反应。

使用注意：气虚多汗、血虚头痛、阴虚咳嗽等忌服。凡病内热及火生炎上、上盛下虚、气虚有汗、血虚头痛皆禁用。

11. 独味蒲公英治急性支气管炎[2]

制法：蒲公英 15 克。清水煎沸 25 分钟，倒出药汁，再放入适量清水煎沸 20 分钟，为第 2 煎。两煎药液混合一起，早晚 2 次分服。本品有清热解毒，消肿散结，利尿通淋之功。适用于急性支气管炎、咳嗽、头痛、鼻塞声重流涕。

使用注意：阴虚外寒、脾胃虚弱者忌用。用量过大或常规用量煎服后，偶见有胃肠道反应，如呕吐、腹部不适及轻度泄泻。

12. 独味木棉树根治急性支气管炎[2]

制法：木棉树根 30 克，清水浸泡 30 分钟，先武火煎沸，后文火煎沸 30 分钟。将药液倒出再加水适量煎二汁，把二煎药液混合一起待温顿服，日 1 剂。本品有清热祛风，解毒化湿之功。适用于急性支气管炎。

13. 独味冬瓜汤治支气管炎[1]

制法：冬瓜 250 克，将冬瓜去皮、子、瓤。切成薄片，加入冰糖炖熟食之，晚上临睡时食之为佳。本品有养肺生津，化痰止咳之功，适用于支气管炎。

14. 独味梨治支气管炎[11]

制法：梨 1 个，洗净去核切片，加葱须 7 根清水煎，加蜂蜜适量，吃梨喝汤。或梨 1 个，剖开去核，将白胡椒数粒碾碎置梨内，水煎服。本方有清热燥湿，润肺止咳，化痰之功。适用于支气管炎。

15. 独味葵菜治急性气管炎[1]

制法：葵菜花或根适量，清水煎 30 分钟为一煎倒出药液。再加适量清水煎两次，25 分钟后，把两次煎的药液混合在一起，加入少量冰糖，含漱并徐徐咽下，代茶频饮。本品有利小便，治消渴，解毒消炎之功。适用于急性气管炎、咽喉炎、咳嗽喉痛者。

16. 独味白萝卜治支气管炎[11]

制法：白萝卜片适量，清水煎代茶频饮。亦可将萝卜洗净不去皮，切成薄片，放于碗中，上面放饴糖（麦芽糖）2～3 匙，搁置一夜，即有溶成的萝卜糖水，频频饮服。有止咳化痰之功。适用于支气管炎。

17. 独味橘饼治支气管炎[11]

制法：橘饼 30 克，水煎温服，加入蒜瓣 3～5 个效更佳。煎后喝汁吃药。本方有健脾化痰，温肺散寒，止咳之功。适用于支气管炎。

使用注意：本品辛散苦燥，温能助热，故舌赤少津及内有实热者慎用。无气滞者勿用，否则耗气伤正气。有升高血糖的作用，糖尿病患者勿大量长期服用。

18. 独味韭菜根治支气管炎[11]

制法：韭菜根 50 克，洗净，清水煎代茶频饮。为提高疗效，亦可加红枣 50 克，本品有温阳补虚，行气理血，养脾和胃，益气生津之效。适用于支气管炎。

使用注意：韭菜根不可生食，酒后及热病后勿食，不可与蜂蜜同食。红枣能助湿，故胃脘满闷，及痰湿盛者忌用。

19. 独味松塔治急慢性支气管炎[11]

制法：松塔 3 个，豆腐适量，入清水中，烧开水煮，煎 15 分钟。空腹吃豆腐喝汤。早晚分服。松塔有祛痰，止咳，平喘之功。豆腐有益气和中，生津润燥，清热解毒之效。适用于急慢性支气管炎。

使用注意：阴虚血燥者慎用。

20. 独味金钱草治急性支气管炎[11]

制法：金钱草 30 克，早晨清水煎，代茶频饮，日 1 剂。本品有除湿利胆，利水通淋，清热解毒之功。适用于急性支气管炎。

使用注意：本品性寒，凡外感风寒、内伤生冷、脾胃虚寒、肾虚衰等不宜单味药大量长期服用。

21. 独味桃仁治支气管炎暴咳[11]

制法：桃仁 200 克，50 度以上白酒 2 500 毫升。先将桃仁煮至外皮微皱，捞出浸入凉水搓去皮尖晒干，装入纱布袋中，浸入白酒中，至 1 周以上，随量饮用。桃仁有活血祛瘀，润肠通便、止咳平喘之功。酒有醒脾温中，祛风通脉，通经络，行药力之效。两者相辅相成，以达治支气管炎暴咳之功。

22. 独味陈皮治支气管炎咳嗽[11]

制法：陈皮 5 克，清水煮沸后，代茶频饮，日 1 剂。本品有理气健脾，燥湿化痰之功。适用于支气管炎咳嗽。

使用注意：凡外感热病、火热内炽、阴虚火旺、血虚血热等证不宜单味药服用。有升高血糖的作用，糖尿病患者忌大量长期服用。

⊙**友情提示**

气管、支气管炎患者，首先要戒烟。不但要戒烟，还要避免二手烟，注意保暖，避免受凉。加强体育锻炼，预防感冒的发生。做好环境保护，避免烟雾、粉尘和刺激性气体对呼吸道的影响，以免诱发慢性支气管炎。

四、慢性支气管炎

慢性支气管炎是指气管、支气管黏膜及其周围组织的慢性非特异性炎症。本病发病缓慢,病程较长,少数患者发病前患有急性支气管炎。

1. 独味阿里红治慢性支气管炎[1]

制法:阿里红 6 克,清水浸泡 20 分钟,先武火煎沸 5 分钟。再文火煎 25 分钟,早晚 2 次分服。日 1 剂。本品有温肺化痰,降气平喘之功。适用于老年慢性支气管炎。

2. 独味牵牛散治慢性支气管炎[13]

制法:生牵牛 10 克,研细末,每次 5 克。日 2 次,早晚空腹米汤调服。本品有泻下逐水,去积杀虫之功。有清湿热、涤痰饮之功。适用于慢性支气管炎。

使用注意:胃气虚弱、血分湿热、孕妇以及无实邪者忌用。有耗气、损胃气之弊,只可暂用,不可久服。牵牛畏巴豆,一般不宜配伍。

3. 独味橘子蒸水喝治慢性支气管炎[1]

制法:橘子 2 只,放在一个瓦罐里,放上水和适量的冰糖,用文火隔水蒸。水烧开后,再蒸 5 分钟左右,连水带橘肉吃光喝光,每日早晚各服一次。坚持喝五六天就会见效,病情严重者,可以多喝几次。

4. 独味萝卜汤治慢性支气管炎[18]

制法:萝卜 250 克,加清水 600 毫升,加入冰糖 60 克,蜂蜜适量,煎至 250 毫升,吃萝卜喝汤,日早晚各服 1 次。本品有健胃消食,止咳化痰,顺气利尿,清热解毒之功。适用于急、慢性支气管炎咳嗽。

5. 独味海螵蛸治慢性支气管炎[19]

制法:海螵蛸适量。焙枯研为细末。服时取 5 克,加红糖 5

克,一次沸水冲服,分早、中、晚3次服。本品有收敛止血,涩精止带,制酸止痛,收湿敛疮之功。适用于慢性支气管炎咳嗽气喘、感冒加重。

使用注意:表邪未解者忌服,恐有敛邪之弊。湿热所致泻痢、小便频数、遗精滑精、带下者忌服。不宜久服,久服易致便秘。不宜与附子、白及、白蔹同用。

6. 独味鹅胆治慢性支气管炎[19]

制法:鹅胆一只,取汁每次吞服1只,日服2次。本品有解毒清热,止咳消疮之功。适用于慢性支气管炎。

7. 独味向日葵杆中白髓治慢性气管炎[19]

制法:向日葵杆中白髓60克,清水煎去渣,加入适量冰糖,一日2~3次分服。本品有健脾利湿止带之功。适用于慢性支气管炎。

8. 独味柿霜治慢性支气管炎

制法:柿霜18克,温开水化服,日分早晚2次服。本品有润心肺,清热燥湿,化痰之功。适用于慢性支气管炎。

使用注意:风寒咳嗽忌服。

9. 独味丝瓜叶治慢性支气管炎[19]

制法:丝瓜叶适量,捣绞其汁,每次服50毫升,日服3次,早、中、晚各一次。本品有祛风化痰,凉血解毒,止咳作用。适用于慢性支气管炎。

10. 独味冬瓜子仁治慢性支气管炎[18]

制法:冬瓜子仁15克,红糖10克,将冬瓜子仁捣烂,加入红糖冲服,日2剂,早晚各1剂。本品适用于内脏脓肿,肺脓肿等。此外还有祛痰镇咳作用。适用于慢性支气管炎。

11. 独味松塔治慢性支气管炎[19]

制法:白皮松松塔(不带松子)250克,洗净切碎,加水2 000毫升,煎至200毫升,再加水煎2次,合并药汁成400毫升,分2日内服完,日服2次饭后服用,10天为一疗程。本品有祛风湿,通络止痛之功。适用于慢性支气管炎。

12. 独味蝙蝠治慢性支气管炎[19]

制法：蝙蝠1只,焙干,研为细末。以黄酒2份,白酒1份,再与蝙蝠粉末混后,1次服下,日1剂。本品有止咳平喘之功。适用于慢性支气管炎久咳。

13. 独味黄瓜治慢性支气管炎[13]

制法：生黄瓜、鸡蛋各适量。在数伏当天,吃洗净的黄瓜和煮鸡蛋。注意不加盐,不加任何调料,也不喝水,渴了就吃生黄瓜,饿了就吃煮鸡蛋。本品有清热止渴,利水解毒之功。适用于慢性支气管炎。

14. 独味木槿条治慢性支气管炎[13]

制法：鲜木槿条200克,将木槿条洗净,切断,清水煎2次,将滤液合并,与1 500毫升开水同入脚盆中,先熏蒸,待温泡洗,日2次,早晚各一次,每次30分钟,10日为1个疗程。本品有清热利湿,解毒之功。适用于慢性支气管炎。

15. 独味北瓜治老年慢性支气管炎[13]

制法：北瓜1个。等量饴糖。将北瓜切碎加等量饴糖。略加水放陶器中,煮至极烂,去渣,将汁再煮。浓缩后再加生姜汁。约500毫升瓜汁中加姜汁60毫升。每次服1匙(约15克),日2～3次开水冲服。本品有消炎,止痛,平喘止咳之功。适用于老年慢性支气管炎。

16. 独味花生衣治慢性支气管炎[13]

制法：花生仁红衣60克,适量蜂蜜,加清水文火煎约1小时,滤去衣,加蜂蜜,2次分服,日1剂。本品有醒脾和胃,润肺止咳之功。适用于治疗慢性支气管炎。

17. 独味灵芝治慢性支气管炎[11]

制法：灵芝20克,先武火煎沸,后文火煎约1小时。日服3次,连服3日,对咳嗽、咳痰均有明显疗效,对喘息性支气管炎有缓解作用。

18. 独味丝瓜藤治慢性支气管炎[11]

制法：打霜后的丝瓜藤 100 克,清水 600 毫升,先武火煮沸,后文火煎 20 分钟,把药汁倒出。再加适量水煎沸 20 分钟,把两药汁混合,2 次分服,日 1 剂,连用 15～20 日为 1 疗程。本品有祛风化痰,凉血解毒之功。适用于慢性支气管炎。

使用注意：服药期间,忌烟酒、辛辣之物。

19. 独味栗叶治慢性支气管炎[11]

制法：当年新生的栗叶 15～30 克,加冰糖适量同煮。每日 2～3 次。日 1 剂,本品有益气养胃之功。适用于慢性支气管炎、咳嗽气喘。

20. 独味蟾蜍治慢性支气管炎[11]

制法：蟾蜍适量,取完整割下的活蟾蜍皮和耳腺体,与炒干的黄土拌炒,皮干后去黄土,将干皮研细,炼蜜为丸(或装入胶囊)口服每次 1 克,日 2 次,10 日为 1 个疗程,停 5 日后续服,第 2 个疗程。本品有清热解毒,利水消肿之功。适用于老年慢性支气管炎伴有痰咳者。

使用注意：本品有毒,内服不可过量及久服,以防中毒,外用不可入目,孕妇慎用。

⊙友情提示

慢性支气管炎患者,为了延长缓解期,减少复发,防止疾病进一步发展,患者及其家人应该重视预防和护理,应戒烟,加强体育锻炼。预防感冒,改善肺功能,消除致病因素,治理和改善环境,加强劳动保护,以降低本病发病率。

五、咳　嗽

咳嗽是呼吸系统最常见的疾病之一,其有声无痰为咳,有痰无声为嗽,既有声又有痰者称为咳嗽。发病多见于老人和幼儿,尤以冬春季节为最多。

1. 独味款冬花治咳嗽[1]

制法：款冬花不拘量，研末，外包薄纸搓成香烟状，用火点燃吸入。本品有润肺下气，止咳化痰之功。适用于寒咳气喘以及肺虚久咳等症。

2. 独味枇杷叶治咳嗽[8]

制法：去毛蜜炙枇杷叶 10 克，清水煎以茶为引送服，日 2 次。本品有清肺止咳，和胃降逆之功。适用于肺热咳嗽。

使用注意：本品味苦，性偏寒凉，胃寒呕吐、寒证咳嗽者不宜服用。

3. 独味生姜治咳嗽[19]

制法：生姜 40 克，蜂蜜 80 毫升。将生姜捣烂、绞汁、去渣。加入蜂蜜搅匀，重汤炖热。早晚 2 次分服。日 1 剂。本品有解表，温中止呕，解毒之功。适用于外感风寒、头痛、痰饮咳嗽、胃寒呕吐。

使用注意：热证和阴虚患者慎用。有伤阴损目，生热发疮之弊，不宜多服久服。

4. 独味香蕉治咳嗽[19]

制法：香蕉 200 克（去皮），冰糖 50 克，共捣如泥加清水，重汤炖熟，顿服日 1 剂。本品有止咳润肺，解酒毒之功。适用于咳嗽日久不愈。

5. 独味鲜藕治咳嗽[19]

制法：鲜藕 300 克，捣烂，绞取汁，加入冰糖 20 克，重汤炖化，一次服下，日 1～2 次。本品有敛涩止血，化瘀生新之功。适用于咯血等症。

6. 独味广柑治咳嗽[13]

制法：广柑、白糖各 500 克，将广柑去皮核，放小锅中，加入白糖 250 克，腌渍 1 日，至广柑内浸透糖，加清水适量，文火蒸至汁稠，停火，再将每瓣广柑肉压成饼，加白糖 250 克，拌匀倒盘内，通风阴干、瓶装,每次服 5～8 瓣,日服 3 次。本品有理气燥湿化痰之功。适用于痰多咳嗽之犯肺证。

7. 独味丝瓜花治咳嗽[13]

制法:洁净丝瓜花 10 克,蜂蜜适量。将丝瓜花放入瓷杯内,以沸水冲泡,盖上盖温浸 10 分钟,再调入蜂蜜,趁热顿服,每日 3 次。本品有祛风化痰,凉血解毒之功。适用于风热咳嗽。

8. 独味蚕豆花治咳嗽[13]

制法:蚕豆花 9 克,清水煎去渣,冰糖适量调服,代茶频饮。本品有止血,降压之功。适用于虚咳吐血之证。

9. 独味明矾治咳嗽[13]

制法:明矾 30 克,醋适量。将明矾捣碎,用醋调成糊状,敷两足心(涌泉穴),每晚睡前敷,晨起拿下,一般 5 日即愈。本品酸涩气寒,功专燥湿杀虫,祛痰止泻。适用于咳嗽。

10. 独味冰糖治咳嗽

制法:冰糖 500 克,食醋 500 毫升(最好是陈醋或香醋),置砂罐或陶钵内,用文火煎熬至冰糖完全溶化,冷却后装瓶备用,每日早晚各一次,一次 10 毫升,空腹服下。本品有补脾缓中,润肺止咳之功。凡有气喘、咳嗽、痰多等症服之有效。

11. 独味生姜治咳嗽[13]

制法:生姜 1～2 片,将生姜洗净,先切去一小块,使生姜有个平面的切口,然后再切 1～2 毫米的薄片。晚上睡觉前将 1～2 片姜片含在嘴里腮的一侧或两侧,开始嘴里会感到有些麻辣。过一会儿就适应了,第二天起床时吐出。在含的过程中,如果嗓子发痒要咳嗽,可用牙齿轻轻一咬生姜,使姜汁与唾液一起慢慢咽下。姜汁通过喉部时能抑制嗓子发痒,减少咳嗽。如果条件许可,白天也可含姜片。本品有发表散寒,止呕化痰之功。适用于咳嗽。

12. 独味商陆治咳嗽[11]

制法:鲜商陆 30 克(干者 15 克),清水煎,日 1 剂,3 次分服。本品有行水通便,解毒消肿之功。适用于咳嗽吐血者。

使用注意：有散真气，损脾胃之弊，不可久服，中病即止。

13. 独味白木耳治咳嗽[11]

制法：白木耳 30 克，与冰糖 5 克清水煎服，日 1 剂，2 次分服。本品有滋养益胃，和血养营之功，为珍贵滋养品，适用于咳嗽痰中带血者。

14. 独味黄精治咳嗽[11]

制法：黄精适量，九蒸九晒，清水煎 10 克，日 1 剂，3 次分服。本品有养阴润肺，补脾益气之功。适用于虚劳咳嗽，干咳少痰。

使用注意：黄精为滋腻之品，脾胃虚寒之脘腹疼痛、喜温喜按、口淡不渴、四肢不温、大便稀溏者，或四肢水肿、畏寒喜暖等症忌服。

15. 独味白及治咳嗽[11]

制法：白及 150 克，研细末，晚上睡前以糯米汤调服，每次 10 克。本品有收敛止血，消肿生肌之功，适用于多年咳嗽咯血者。

使用注意：外感咯血，肺痈初起及肺胃有实热者忌服。

16. 独味四块瓦全草治咳嗽[11]

制法：四块瓦全草 30 克，煎汤内服，日 1 剂，2 次分服。本品有祛风除湿，活血消肿，止咳之功。适用于咳嗽。

17. 独味望江南全草治咳嗽[11]

制法：望江南全草 9 克，鲜品可用至 20 克，煎汤内服，日 1 剂，2 次分服。本品有肃肺，清肝，通便，解毒之功。适用于内伤咳嗽。

使用注意：体虚患者慎服。

18. 独味络石藤治咳嗽[11]

制法：络石藤 15 克，清水煎汤内服，日 1 剂，2 次分服。本品有通络止痛，凉血，消肿之功。适用于咽喉肿痛，咳嗽喘息。

使用注意：阴虚胃寒、大便溏薄者禁用。

19. 独味金钱草根治咳嗽[11]

制法：金钱草 30 克，清水煎汤内服，日 1 剂，2 次分服。本品有凉血,散痛,止痛,解毒之功。适用于咳嗽咯血等症。

使用注意:孕妇慎用。

20. 独味抱树莲治咳嗽[11]

制法:抱树莲 20 克,煎汤内服,日 1 剂,2 次分服。本品有清热,利湿,解毒,止血之功。适用于燥咳吐血者。

21. 独味侧柏叶治咳嗽[11]

制法:侧柏叶 15 克,煎汤内服,日 1 剂,代茶频饮。本品有凉血止血,化痰止咳之功。适用于风热咳嗽等。

使用注意:用量不当,有头晕、恶心、食减之弊,应慎之。

22. 独味白茅根治咳嗽[11]

制法:白茅根 30 克,清水煎汤,代茶频饮,日 1 剂。本品有凉血止血,清热利尿,清肺胃热之功。适用于肺热止咳,劳伤咳嗽。

使用注意:脾胃虚寒、溲多不渴者忌服。湿痰停饮发热者并不得服。

23. 独味玉竹治咳嗽[11]

制法:玉竹 30 克,煎汤,代茶频饮,日 1 剂。本品有养阴润燥,生津止渴之功。适用于肺胃阴伤,燥热咳嗽等症。

使用注意:性寒,外感风寒咳嗽、寒痰咳喘者忌用。

⊙友情提示

应重视咳嗽症状。应及时控制,但往往又很难控制,尤其是小孩和老人咳嗽,常久咳不止、反复发作。这是由于整个呼吸道都可遭受各种外来因素侵袭而发生病理变化,而这些外来因素并不单纯是病毒、细菌,也可以是各种微生物及各种理化因素(如刺激性气体)、环境因素(如春季花粉),或者是由于病毒、细菌和各种因素导致呼吸道黏膜自身功能的损伤。

六、哮　喘

本病病因和病机尚未明确,患者个体变应性体质及环境因素的影响是发病的危险因素,还与多基因遗传有关,同时受遗传和环境因素的双重影响。约40%的患者有家族史,且病情越严重其亲属发病率也越高。

1. 独味百部治哮喘[1]

制法:百部20克,清水煎2次,合并药汁600毫升,每次服200毫升,日3次分服,可加少量白糖或蜂蜜调味。本品有润肺止咳,润燥滑肠之功。适用于哮喘。

使用注意:本品易伤胃滑肠,故脾虚食少便溏者忌用,慢性胃肠炎患者忌单味久服。

2. 独味洋金花治哮喘[1]

制法:洋金花或洋金花籽15克,研成细末,然后将药末倒入500毫升60度纯粮白酒内摇匀。需密封存放7天以上后服用,每次1~2毫升,每日服3次。本品有定喘,祛风,麻痹止痛之功。适用于哮喘。

使用注意:(1)每次服用量不得超过2毫升。连续服药3个月共500毫升为1个疗程,若服完1个疗程不愈者,可继服。服药期间须停用麻黄碱、氨茶碱及其他止咳平喘药。服用本方必须严格控制剂量。如出现口干、烦躁、嗜睡、瞳孔放大、颜面潮红等症状者,必须暂停服药。待上述反应消失后,可减量继续服用。(2)本品有毒,近年屡有中毒报告。内服、外敷均可引起中毒。故使用时,必须严格控制服药剂量,服药期间需注意观察。一旦出现不良反应,务必及时停药并积极处理。此外,凡外感及痰热咳嗽、青光眼及高血压患者,均禁用上方。小儿患者亦最好不用。

3. 独味五味子治哮喘[1]

制法:五味子15克,清水煎,代茶频饮,日1剂。本品有敛肺补肾,涩精止泻,敛汗生津之功。适用于肺肾两虚致喘咳。

使用注意:本品性寒收敛。凡外有表邪束闭、内有实热结聚者均当慎用。

4. 独味蚯蚓治哮喘[4]

制法:地龙干粉18克,每日3克,分3次服。白糖温开水冲服,服后喘咳明显减轻,续服地龙粉18克哮喘而愈。本品有清热平肝,止喘,通络之功。适用于治疗哮喘等症。

5. 独味乌贼骨治哮喘[14]

制法:乌贼骨适量,洗净后在瓦上焙干,研成细粉。成人每日15克,分早、晚2次服用,患儿每日6克,加红糖拌匀,开水送服。本品有燥湿制酸,收敛止血之功。适用于哮喘。

使用注意:凡阴虚多热者忌用。

6. 独味紫河车治哮喘[14]

制法:将健康产妇的胎盘,洗净焙干研末,每服9克,分早、晚两次温开水送服。本品有温肾补精,益气养血之功。适用于虚性哮喘。

使用注意:身体壮实、实证者忌服。如肝胆火旺之头痛、口苦、胃火旺盛之牙痛、口舌生疮、肺热咳嗽吐血均忌之。

7. 独味仙人掌治哮喘[14]

制法:仙人掌60～100克,清水煎取汁,调入适量蜂蜜饮服,日1剂,分早、晚2次服用,本品有清热解毒,行气活血之功。适用于哮喘,咳痰色黄的患者。

8. 独味向日葵盘治哮喘[4]

制法:向日葵盘1～2朵。将其洗净,去籽掰成碎块,清水煎取汁,加入适量冰糖,代茶频饮。本品有平肝祛风,清湿热,消滞气之功。适用于咳嗽气喘,哮喘等症。

9. 独味露蜂房治哮喘[14]

制法:露蜂房30克,将其炒微黄,研细末,每日取2克和鸡蛋1只搅拌炒食。本品有散风除寒,宣通肺气之功。适用于哮喘。

使用注意：外感风邪、表证未解者忌用，气血虚弱者慎用。

10. 独味僵蚕治哮喘[14]

制法：僵蚕适量，将其焙干研粉，每次 2 克(成人酌加)，温开水或米汤送服，分早、晚 2 次服。本品有熄风止痛，祛风止痛，化痰散结之功。适用于哮喘属热证者。

使用注意：血虚而无风热者忌用。

11. 独味五倍子治哮喘[14]

制法：五倍子 120 克，先用清水浸 30 分钟，其后煎 30 分钟，取汁晾凉后放入 10 个鸡蛋，浸泡 7 天后，每晨空腹时用麻油煎 1 个鸡蛋食用，10 天为一疗程。根据病情，可连续服用数个疗程，直至症状完全消失。本品有敛肺降火，涩肠止泻，敛汗止血，收湿敛疮之功。适用于哮喘。

12. 独味灵芝治哮喘[4]

制法：灵芝适量。将其焙干研粉，每次 1.5 克，温开水送服，分早、晚 2 次。本品有益气强壮，补肺益肝之功。适用于肺气虚致哮喘。

13. 独味冬虫夏草治哮喘[14]

制法：冬虫夏草 15～20 克，将其与老雄鸭共蒸，分数天服用，另可将其研末，每次服 3 克，日 1 次。本品有滋肺补肾，化痰定喘之功。适用于肺气虚或肺肾两虚之哮喘。

使用注意：本品功专滋补，外有表邪、风寒咳嗽者忌用。

14. 独味蛤蚧治哮喘[2]

制法：蛤蚧适量。将其研末每服 2 克，温开水送服，日 1 次。本品有补肺益肾，纳气定喘，助阳益精之功。适用于慢性支气管哮喘发作期。

使用注意：本品为补肺肾、纳气定喘之品，凡外感、实热喘咳者均忌用。

15. 独味瓜蒌治哮喘[16]

制法：瓜蒌 10 克，先用清水浸 30 分钟，再煎 30 分钟，代茶频饮,日 1 剂。本品有清热化痰,开胸散结之功。适用于肺热哮喘。

使用注意:本品性寒而甘润,善清热痰。凡脾胃虚寒、便溏、寒痰、湿痰者不宜服用。

16. 独味鱼腥草治哮喘[16]

制法:鱼腥草 20 克,清水煎内服,分早、晚 2 次,不宜久煎。本品有清热解毒,消痈排脓,利水通淋之功。适用于痰热哮喘。

使用注意:虚寒证及阴性外疡者忌服。

17. 独味辛夷治哮喘[16]

制法:辛夷 10 克,开水冲泡,日 1 剂,代茶频饮,2 周为 1 疗程。本品有散寒通窍之功。适用于风寒哮喘。

使用注意:阴虚火旺,肝阳上亢者忌用。

18. 独味桑白皮治哮喘[1]

制法:炙桑白皮 10 克,清水煎,日 1 剂,代茶频饮。本品有泻肺平喘,行水消肿之功。适用于热邪郁肺的哮喘。

使用注意:性质寒凉,外感风寒、肺虚无火、小便多、风寒咳嗽无实邪壅遏者不宜服用。

19. 独味黄芪治哮喘[1]

制法:炙黄芪 10 克,清水煎,日 1 剂,代茶频饮。本品有补气升阳,固表止汗,托疮生肌,利水消肿之功。适用于肺气虚所致哮喘。

使用注意:升阴助火,内有实热、肝阳上亢、气火上冲、湿热气滞、阳证疮疡、疮疡初起或表实邪盛者均当忌用。

20. 独味莱菔子治哮喘[19]

制法:莱菔子 100 克,研末,炼蜜为丸,每服 10 克,日服 2～3 次。本品有消食导滞,降气祛痰之功。适用于老年哮喘痰多。

使用注意:属耗气之品,气虚而无食积、痰滞者慎用。

21. 独味人参治哮喘[19]

制法:人参 30 克,研为细末,每次冲服 0.5 克,分早晚 2 次服。本品有大补元气,补益脾肺,生津止渴,宁神益智之功。适用于肺气虚致老年哮喘。

使用注意：甘温性升，如肝阳上亢、肺热痰多、火郁内热及湿热盛者均忌用。

22. 独味杏仁治哮喘[19]

制法：杏仁（泡、去皮尖）300 克，炒研成末，蜜调。每次服 10 克，日 2～3 次。本品有止咳平喘，润肠通便之功。适用于哮喘。

使用注意：脾虚便溏、阴虚阳亢者忌用。

23. 独味万年青治哮喘[11]

制法：鲜万年青 10 克，清水煎 2 次，第一次煎 150 毫升，浓缩为 50 毫升，第二次煎 120 毫升，浓缩为 40 毫升，两次煎得的药液混匀。口服，每次 30 毫升，日 3 次，每日 1 剂。本品有强心利尿，清热解毒之功。适用于热性哮喘。

24. 独味细茶叶治哮喘[11]

制法：细茶叶 1 000 克，与红糖 500 克（以少许清水调开）并翻炒，以干为度，每日 150 克，清水煎，代茶频饮。本品有清头目，除烦渴，化痰消食，利尿解毒之功。适用于哮喘。

◉**友情提示**

要避免过敏源，如果室内的灰尘是过敏源，就要使室内不产生灰尘，或者在清扫时注意不起灰尘，患者本人和家属都不要吸烟。老年患者冬季不要到人多的地方去，注意预防感冒，避免过劳和过食。由于过劳和过食都容易引起发作，所以容易发作的季节一定要注意。特别是儿童更要注意。由于洗澡常常成为发作的诱因，所以在容易引起发作的季节，要在身体情况好时入浴，注意保持洗澡水的温度。

七、肺　炎

临床主要表现为咳嗽、咳痰、发热或原有呼吸道症状加重，出现脓性痰、血痰或铁锈色痰，部分伴有胸痛，严重者可出现呼吸频率加快,鼻翼扇动、发绀,甚者呼吸困难、呼吸窘迫,肺部检查发现浊音、湿啰音、触觉语颤等体征改变。而细菌性肺炎的症状变化较大,可轻可重,取决于病原体和机体的状态。

1. 独味石仙桃治肺炎[2]

制法:石仙桃全草 200 克,清水适量煎浓汁,早晚 2 次分服。本品有养阴清热,润肺止咳之功。适用于肺炎。

2. 独味蒲公英治肺炎[2]

制法:蒲公英适量,将蒲公英捣碎做成丸药如花生大。1 日 3 次,每次 2 粒,含服,以饭后服用为宜。本品有清热解毒,消肿散结之功。适用于肺热性肺炎。

使用注意:苦寒清泄之品,用量不可过大,有导致腹泻之弊,宜慎之。

3. 独味射干治肺炎

制法:射干 20 克,用根入药,清水煎,分早中晚 3 次服,日 1 剂。本品有清热解毒,止咳化痰之功。适用于热毒痰火之肺炎。

使用注意:本品苦寒,脾虚便溏者不宜。

4. 独味黄连治肺炎[14]

制法:黄连适量,将其晒干,研细粉,每次 1 克,凉开水送服,每日 4 次。本品有清热燥湿,泻火解毒之功。适用于大叶性肺炎。

使用注意:大苦大寒之品,过服久服易伤脾胃、脾胃虚寒者忌用。

5. 独味虎杖治肺炎[14]

制法:虎杖 500 克。加清水 5 000 毫升,煎至 1 000 毫升,每次服 50～100 毫升,日服 3 次,早中晚各一次。本品有利湿退黄,清热解毒,散瘀止痛,化痰止咳之功。适用于大叶性肺炎。

使用注意:性寒之品,凡外感风寒、内伤生冷、脾胃虚寒、肾阳虚衰等症不宜单味药大量长期服用。

6. 独味王不留行根治肺炎[14]

制法:王不留行根 50 克,将其洗净切碎,清水煎取液。加入适量冰糖,分早晚 2 次服,日 1 剂。本品有清热润肺,活血消肿之功。适用于肺炎初起。

使用注意:中病即止,久服耗气伤阴。血证及孕妇忌用。

7. 独味黄芩治肺炎[14]

制法:酒黄芩 30 克,清水煎,每 8 小时服 1 次,14 天为一疗程。本品有清肺化痰,泻火解毒之功。适用于痰热型肺炎。

8. 独味大蒜治肺炎[14]

制法:大蒜 100 克,将其去皮捣烂后加温水 200 毫升,浸泡 4 小时,过滤取汁,每 4 小时服 10 毫升。本品有辛散肺气,止咳杀菌之功。适用于大叶性肺炎。

9. 独味莪术治肺炎[16]

制法:莪术 30 克,清水煎,分早中晚 3 次服,日 1 剂。本品有行气破血,消积止痛之功。适用于肺炎。

使用注意:本品性温,凡外感风热或温热,火热内炽,阴虚火旺,血虚血热等证不宜服用。

10. 独味石椒草治肺炎[11]

制法:石椒草 1 千克,加水 3～4 升,煎至 1 升,滤液置冰箱内保存。分早中晚 3 次口服,每次 30 毫升。本品有清热解毒,活血消炎之功。适用于大叶性肺炎。

11. 独味金荞麦片治肺炎[16]

制法:金荞麦片 50 克,清水煎当粥饮,分早中晚 3 次服。本品有清热解毒,清肺化痰之功。适用于小儿肺炎。

12. 独味大黄治肺炎[16]

制法:大黄适量,研成细末,用水调成糊状涂在纱布上,敷贴于肺的体表投影部位或水疱明显处,每次贴敷 30～60 分钟,日 1 次,连敷 3～5 日,为 1 疗程。本品有清热泻火,凉血解毒之功。适用于小儿肺炎。

13. 独味白芥子治肺炎[16]

制法:白芥子 15 克,研成细粉末,配 1～2 倍面粉,用香油调匀成面团状,搓、擀前胸、后背对应两肺部位至皮肤发红为止,每日早晚2次。本品有温肺化痰,利气,散结消肿之功。适用于小儿肺炎。

14. 独味竹茹治肺炎[14]

制法:竹茹9克,清水煎代茶频饮,日1剂。本品有清热涤痰,开郁止呕之功。适用于热证肺炎。

使用注意:本品性寒,宜治疗热证。寒性痰多咳喘及胃寒所致的呕吐均不宜用。凡素体阳虚、脾虚便溏、肾阳虚衰者不宜多服久服。

15. 独味一枝黄花治肺炎[11]

制法:一枝黄花15克。清水煎,分早中晚3次服,日1剂。本品有清热解毒,消肿止痛,抗菌消炎之功。适用于感染性肺炎。

16. 独味五爪金龙治肺炎[11]

制法:鲜五爪金龙60~120克,清水煎,分早、中、晚3次服,日1剂。本品有清热消炎之功。适用于肺炎初期。

17. 独味紫花地丁治肺炎[11]

制法:紫花地丁适量,焙干研末,每次15~30克,清水煎服,日3~4次。本品有清热解毒,凉血消肿之功。适用于大叶性肺炎。

使用注意:本品苦寒,体质虚寒者忌服。

18. 独味山药治肺炎[11]

制法:山药100~200克,清水煎,吃山药喝汤。本品有补脾养胃,生津益肺,补肾涩精之功。适用于肺炎发热咳喘者。

使用注意:本品养阴而兼涩性,能助湿,故湿盛中满或有积滞、大便秘结者不宜单独使用。

19. 独味鸭跖草治肺炎[11]

制法:鲜鸭跖草250克(或干草100克),清水煎,分早、中、晚3次服,日1剂。本品有清热解毒,利水消肿之功。适用于肺炎。

使用注意:体质虚寒及孕妇慎用。

⊙**友情提示**

本病发病率与自身抗病能力有关,大多数病例见于2岁以下的婴儿。因其机体防御功能还未成熟,呼吸道狭小引流不畅,容易感染,到青壮年时期发病率会有所下降,中年以后,防御功能减退,又常患有慢性呼吸疾病,故发病率回升。因此,积极锻炼身体,增强抵抗力,合理注射流感疫苗,是预防本病的有效措施。另外,应戒烟、少饮酒,季节交换时避免受凉,避免过度疲劳,流感时应尽量少去公共场所,以减少发病的危险因素,降低发病率。

八、咯　血

本病中医学属于"血证"范畴。中医认为,其多因外邪袭肺、痰瘀阻肺、肝火犯肺、肺肾阴虚、气虚不摄等而肺络受损、肺气上逆,血溢气道所致。

1. 独味槐花治咯血[2]

制法:槐花适量炒黑或烧灰存性,研细末,每服6～9克,开水冲服。又方(1)治咯血失音。槐花晒干、泡茶频饮。(2)鲜槐角(成熟者佳)1千克加水熬成膏,每服15克,日服2次治肺病咯血。本品有凉血止血,清肝泻火之功。适用于多种咯血。

使用注意:患者虚寒、脾胃作泄及阴虚血热而非实热者,外证似同,内因实异,不宜服用。

2. 独味大蓟治咯血[2]

制法:鲜大蓟500克,捣烂,用白纱布包好,榨取药汁(如无鲜品,可用干品30克研成细末)加白糖适量,冷开水送服。轻者1剂,重者数剂。又方(1)大蓟30克,水煎服。(2)大蓟1握,捣汁加开水调服。本品有凉血止血,消散痈肿之功。适用于咯血。

使用注意:脾胃虚寒而无瘀滞者忌服。忌铁器。

3. 独味白茅根治咯血[2]

制法：鲜白茅根 60～90 克,水煎,代茶频饮,日 1 剂。又方(1)用白茅根 1 把,捣汁服。(2)白茅花 60～120 克,清水煎,代茶频饮。本品有凉血止血,清热利尿,清肺胃热之功。适用于肺热咯血。

使用注意：脾胃虚寒、溲多不渴者忌服。

4. 独味百草霜治咯血[1]

制法：百草霜 15 克,加清水适量煎取 1 碗澄清,分早中晚3 次服,日 1 剂。本品有止血止泻,消肿消积之功。适用于咯血。

使用注意：阴虚火燥,咳嗽肺损者忌用。

5. 独味芥菜梗治咯血[8]

制法：鲜芥菜梗适量,捣汁,开水冲服,如无鲜的,干者水煎服亦可。又方用鲜芥菜叶 1 握,捣汁 1 小杯,冲开水服下。本品有化痰利气,解毒消肿之功。适用于咯血。

使用注意：有内热者慎用。

6. 独味藕节治咯血[8]

制法：藕节 30 克,清水煎,代茶频饮,日 1 剂。本品有收敛止血,化瘀生新之功。适用于咯血。

使用注意：忌铁器。

7. 独味茜草根治咯血[2]

制法：茜草根 15～25 克,清水煎,代茶频饮,日 1 剂。本品有凉血止血,行血通经之功。适用于血热咯血。

使用注意：苦寒降泄之品,凡精虚血少、脾胃虚弱、阴虚火旺者慎用。

8. 独味白及治咯血[1]

制法：白及适量(研极细末),空腹每服 3～9 克,开水送服,日分早晚 2 次服。本品有收敛止血,消肿生肌之功。适用于肺热咯血。

使用注意：肺痈初起及肺胃实热者忌服。服药同时禁酒、烟、辛辣、香燥、房事。

9. 独味三七粉治咯血[1]

制法：三七粉末 3 克,鸡蛋 1 个(去壳)搅匀,重汤炖熟。一次食用,日 1～2 剂。本品有止血化瘀,消肿定痛之功。适用于咯血。

使用注意：有散瘀耗血之弊。血虚或血证无瘀滞者慎用。

10. 独味熟地黄治咯血[19]

制法：熟地黄 30 克为末,分 3 次冲服,每次 10 克。本品有补血滋阴,益精填髓之功。适用于咯血。

使用注意：性质黏腻,有碍消化,凡气滞痰多、胃脘胀痛、食少便溏、舌苔厚腻者忌服。

11. 独味菊三七治咯血[2]

制法：菊三七枝叶鲜品 250 克,煎汤内服,即效,次日继服 2 天,早晚各 50 克,煎汤内服,以巩固疗效。本品有破血散瘀,止血消肿之功。适用于咯血。

12. 独味桂圆核治咯血

制法：桂圆核(煅炭,研细末)每服 10 克,日 1 剂分早、中、晚 3 次服。本品有开胃益脾,补心益智,收敛止血之功。适用于咯血。

13. 独味墨旱莲治咯血[11]

制法：鲜墨旱莲 500 克,捣烂取汁,煎沸数分钟,分 4 次服,日 1 剂。本品有凉血止血,滋补肝肾,养阴清热之功。适用于咯血。

使用注意：虚寒者忌服。

14. 独味侧柏叶治咯血[11]

制法：侧柏叶 25 克,加清水 600 毫升煎至 150 毫升,1 次服完,日分早中晚 3 次。本品有凉血止血,化痰止咳之功。适用于咯血。

使用注意：苦寒性涩,出血而有瘀血者慎用。

15. 独味石仙桃治咯血[11]

制法：鲜石仙桃 100 克(干品 25 克),清水煎分早晚 2 次服。

本品有养阴清热,润肺止咳,平肝降火之功。适用于咯血。

16. 独味小蓟治咯血[11]

制法:鲜小蓟适量,洗净、切碎,布包绞汁饮服,每次1碗(约300毫升),连用2周。本品有凉血止血,散瘀解毒,消痈之功。适用于咯血。

使用注意:脾胃虚寒而无瘀滞者慎用。

17. 独味仙鹤草治咯血[11]

制法:仙鹤草20克,清水煎,分早中晚3次服,日1剂。本品有收敛止血,止痢截疟,补虚之功。适用于咯血。

使用注意:外感初起、泄泻发热者忌用。

⊙友情提示

咯血的诱因有多种,一旦发病,对心理冲击比较大。如果突然咯血,千万不要惊慌,首先应弄清血是从哪里出来的,到底是呕血还是咯血,如果颜色是暗红色或咖啡色,与食物混在一起的则是呕血。如果为鲜红色,含有痰液则为咯血。在咯血的同时如果无发冷发热、胸痛症状的中老年人,应高度警惕肺与气管的肿瘤。一般来说,少量咯血的患者在卧床休息后,可以停止咯血。如果见大量咯血,咯血过程中突然发生气急、胸闷、烦躁不安,面色青紫、大汗淋漓和神志不清时,有可能是血块堵塞了气道,需要及时处理积水并紧急就医。

九、肺　脓　肿

本病主要临床特征为高热、咳嗽和咳大量脓臭痰,一般起病急、畏寒,伴有咳嗽咳黏液痰或黏液脓性痰,并可有胸痛、气促、精神不振、乏力、食欲减退等症。

1. 独味金荞麦根茎治肺脓肿[14]

制法:金荞麦根茎,晒干后以干药250克加清水或黄酒1250

毫升,密封蒸煮 3 小时,得净汁 1 000 毫升,备用,分水剂与酒剂两种,一般肺脓肿采用水剂。当肺脓肿病情迁延,脓包不易破溃时,临床表现持续高热,臭痰排不出或排不尽,则以酒剂为佳,每次 40 毫升,日分早中晚 3 次,小儿酌减。本品有清肺排痰,解毒消肿,祛风化湿之功。适用于肺脓肿。

2. 独味荷叶治肺脓肿

制法:鲜荷叶(干的也可)适量,清水煎,代茶频饮。本品有止血,止泻之功。适用于肺脓肿。

3. 独味蜂房治肺脓肿[14]

制法:在蜂房内灌上白蜜,再入砂锅内,将蜂房和蜜炒黄,研为细末,每服 9 克,早中晚 3 次。白开水送服。本品有补中益气,安五脏,解百毒之功。适用于肺脓肿。

4. 独味小蓟治肺脓肿[1]

制法:鲜小蓟 60 克,捣汁服,日早中晚 3 次。本品有凉血止血,散瘀解毒,消痈肿之功。适用于肺脓肿。

使用注意:脾胃虚寒而无瘀滞者忌服。

5. 独味芥菜卤治肺脓肿[1]

制法:芥菜卤(陈旧)1 杯,开水冲 2 杯,日分早晚 2 次服,连服半个月,亦可用豆浆冲服。芥菜卤是农村中腌芥菜的盐汁,装坛内封口贮存,愈久愈好。本品有辛香健胃,利气化痰之功。适用于肺脓肿。

6. 独味鱼腥草治肺脓肿[14]

制法:鱼腥草 30 克,煎汤代茶频饮,日 1 剂。又方鲜鱼腥草 60 克,洗净捣汁服。内服不宜久煎。本品有清热解毒,消痈排脓之功。适用于肺脓肿。

使用注意:虚寒证及阴性外疡者忌服。

7. 独味薏苡根治肺脓肿[14]

制法:薏苡根 30～60 克(重用每次可 120～160 克),清水煎,日 1 剂,代茶频饮。本品有清热利湿,健脾杀虫之功。适用于肺脓肿。

8. 独味败酱草治肺脓肿[5]

制法：鲜败酱草洗净，每日生食 5～6 根，早晨空腹嚼服，（生食味较苦，煮熟则不苦，但其效不如生食）。本品有清热解毒，消痈排脓，活血止痛之功。适用于肺咳吐脓血。

使用注意：久病脾胃虚弱、食少泄泻者忌服。

9. 独味葶苈治肺脓肿[1]

制法：葶苈 30 克、大枣 10 枚、清水煎服。日 1 剂，分早中晚 3 次服。本品有泻肺平喘，行水消肿之功。适用于肺脓肿、喘不得卧。

使用注意：本品专泻肺气之实而行痰水。故凡肺虚喘促、脾虚肿满、肾虚小便不利之证，均当忌用。

10. 独味马齿苋治肺脓肿[1]

制法：马齿苋捣汁 500 克，蜂蜜 100 克，两药用微火熬成膏状，每服 6 克，分早、中、晚 3 次服，饭前开水冲服。本品有清热解毒，凉血止血，止痢之功。适用于肺脓肿。

使用注意：服药期间忌食韭菜、花生、羊肉。马齿苋有堕胎之弊，孕妇禁食。

11. 独味芦根治肺脓肿[4]

制法：干芦根 300 克，文火煎 2 次，合并汁约 600 毫升，分早、中、晚 3 次服完，日 1 剂，1～3 个月为 1 个疗程。本品有清热生津，除烦止呕，利尿之功。适用于肺脓肿。

使用注意：凡脾胃虚寒或寒咳呕吐者忌服。

12. 独味合欢皮治肺脓肿[4]

制法：合欢皮 25 克，清水煎，日 1 剂，分早、中、晚 3 次饮服，连服数日。本品有消痈敛涩，通经活血之功。适用于肺脓肿久吐脓血不净。

使用注意：本品有降压作用，低血压患者不宜大量应用。

13. 独味白果治肺脓肿[4]

制法：夏日采取青白果 500 克，浸入麻油内一星期后，每日食

3~4 枚,病重者可连服 3~4 日。本品有敛肺气,平痰喘,止带浊,缩小便之功。适用于肺脓肿咳痰腥臭者。

14. 独味紫菜治肺脓肿[4]

制法:紫菜 15 克,煮熟吃菜饮汤,每日分早中晚 3 次。本品有化痰软坚,清热利水之功。适用于肺脓肿吐血者。

15. 独味薏苡仁治肺脓肿[4]

制法:薏苡仁 300 克,将其捣碎,水煎取汁,加黄酒少许调服,日 1 剂,分早中晚 3 次服用。本品有健脾渗湿,清热排脓,祛风除湿之功。适用于肺痈成痈期及溃脓期咳吐脓血。

16. 独味一枝黄花治肺脓肿[4]

制法:一支黄花 15 克(鲜品 30 克),将其与猪肺一具,加水炖煮,服汤食猪肺,每日 1 剂,分次服食。本品有清热解毒,消肿止痛,抗菌消炎之功。适用于肺痈咳吐脓痰腥臭。

17. 独味蒲公英治肺脓肿[4]

制法:蒲公英 250 克,取瘦猪肉 250 克,煨好后入蒲公英同煮约 2 小时,食肉饮汤(不放盐),日 1 剂,分次服食。本品有清热解毒,消肿散结之功。适用于肺痈初起,发热、咳嗽痰黄。

使用注意:用量过大,常规用量煎服后,偶见有胃肠道反应,如恶心、呕吐、腹部不适及轻度泄泻。

18. 独味冬瓜仁治肺脓肿

制法:冬瓜仁 30 克,加红糖适量,捣烂、温开水送服,日分早、晚 2 次。本品有清热化痰,利水消肿之功。适用于肺脓肿。

19. 独味木芙蓉根治肺脓肿[11]

制法:木芙蓉根 30 克,清水煎,分早、中、晚 3 次服,每日 1 剂。本品有清肺凉血,散热解毒,消肿排脓之功。适用于肺痈咳吐腥痰。

20. 独味紫草治肺脓肿[11]

制法:紫草 10 克,加红糖适量水煎,代茶频饮。本品有清热凉血,活血,解毒透疹之功。适用于肺脓肿。

使用注意:胃肠虚弱、大便滑泄者慎服。

21. 独味金钱草治肺脓肿[11]

制法：金钱草 100 克，用酒 200 毫升，加清水 400 毫升煎至 350 毫升，温服，日 1 剂。本品有利湿退黄，利尿通淋，解毒消肿之功。适用于肺脓肿。

使用注意：性寒之品，凡外感风寒，内伤生冷，脾胃虚寒，肾阴虚衰等证不宜单味药大量长期服用。

22. 独味黄豆治肺脓肿[11]

制法：黄豆适量，洗净，浸泡、磨浆，滤去豆渣，即成豆浆，口服，每次 300 毫升，日 3 次，服至感觉豆浆腥气难以咽下时即可停服，小儿酌减。本品有补脾益气，清热解毒之功。适用于肺脓肿成痈期和溃脓期。

23. 独味黄杨叶治肺脓肿[11]

制法：黄杨叶 9 克，洗净加清水煎汤，每日 1 剂，分早晚 2 次服用。本品有清热解毒，消肿散结之功。适用于肺痈吐痰腥臭者。

24. 独味田基黄治肺痈

制法：田基黄 30 克，清水煎汤，日 1 剂，分早中晚 3 次服。本品有清热利湿，解毒消肿之功。适用于肺痈。

25. 独味山扁豆治肺痈[11]

制法：鲜山扁豆全草 200 克，先用瘦猪肉 200 克煮汤，再以肉汤煎药，日 1 剂，分早中晚 3 次服。本品有清热解毒，健脾利湿之功。适用于肺痈吐臭痰者。

26. 独味蟾蜍治肺脓肿[11]

制法：蟾蜍 1 只，破开去肠杂，洗净放瓦上用火焙干，研末，每次服 1.5 克，日 1 次。本品有散结消癥，止痛解毒之功。适用于肺脓肿。

使用注意：性峻有毒，只宜暂用，不可常服。

◎友情提示

预防本病要重视口腔、上呼吸道慢性感染病灶，如龋病（龋齿)、化脓性扁桃体炎、鼻窦炎、牙槽脓肿的治疗。口腔、胸腹手术前应注意保持口腔清洁。手术中注意清除口腔与上呼吸道血块及分泌物,鼓励患者咳嗽、及时取出呼吸道异物,以保持呼吸道引流通畅。

十、肺 结 核

肺结核是由结核杆菌传染引起。本病与生活贫困、居住环境、营养不良、遗传及机体免疫力下降等因素有关。临床主要表现为咳嗽、咳痰、咯血、胸痛,呼吸困难及潮热、盗汗、乏力、食欲减退、形体逐渐消瘦等症。

1. 独味黄精治肺结核[4]

制法:黄精(中药)50 克,冰糖 40 克。将黄精与冰糖共放炖盅内,加清水 1 碗,隔水炖 2 小时。每日分早晚 2 次饮服。本品有养阴润肺,补脾益气之功。适用于肺结核之痰中带血。

使用注意:本品质地滋腻,助湿碍胃,痰湿壅滞、中寒便溏、气滞腹胀者忌用。

2. 独味玉米须治肺结核[13]

制法:玉米须 60 克,冰糖 60 克,加清水共煎。代茶频饮,日 1 剂,连服数次见效。本品有利水消肿,降血压,清血热之功。适用于肺结核之咯血。

3. 独味葶苈子治肺结核[13]

制法:甜葶苈子 75 克,将甜葶苈子隔纸炒成黄紫,研为细末,每次服 6 克,用清水 1 杯煎至半杯,温服,日分早中晚 3 次。本品有泻肺平喘,行水消肿之功。适用于咯吐脓血喘不得眠患者。

使用注意:本品专泻肺气之实而引痰水,故凡肺虚喘促、脾虚肿满、肾虚小便不利之证均当忌用。

4. 独味蜈蚣治肺结核[4]

制法:蜈蚣(去头足)适量,焙干研末,每日分早中晚 3 次,每次 2～6 克,或 2～6 条。亦可入丸散。本品有熄风镇痉,通络止痛,攻毒散结之功。适用于肺结核。

使用注意:味辛性温,有散血耗血之弊。血虚生风者不宜单味药大剂量久服。

5. 独味白及散治肺结核[4]

制法:白及 250 克,研为细末,每服 6 克,日服分早、中、晚 3 次,须连续服用。本品有收敛止血,消肿生肌之功。适用于空洞型肺结核。

使用注意:外感咯血,肺痈初起及肺胃有实热者忌服。

6. 独味胎羊治肺结核[13]

制法:未见天的胎羊羔 1 具,将上者用砂锅焙干为末,每服 3～6 克,酒调服,分早中晚 3 次服用。本品有补肾益髓,润燥泽肌,补气养血之功。适用于女子肺结核。

7. 独味龟治肺结核[13]

制法:龟 1 只,将龟用绳缚紧,黄泥封固,在火上煅焦后,去掉泥,全部研细粉。每次服 6 克,每日分早晚 2 次。本品有补益精血,祛风湿之功。适用于肺结核空洞。

8. 独味蚕豆荚治肺结核[13]

制法:鲜蚕豆荚 250 克,清水煎服,日 1 剂,代茶频饮。本品有止血,清热利湿,健脾涩精之功。适用于肺结核。

9. 独味壁虎治肺结核[4]

制法:壁虎适量,用黄土或滑石粉同炒至黑色,研为细末,每日服 1.5～3 克,分早、中、晚 3 次。本品有祛风镇惊,散结解毒之功。适用于肺结核。

使用注意:本品有小毒,体虚及孕妇慎用。

10. 独味水獭肝治肺结核[8]

制法:水獭肝焙研细末,每服 3 克,每日分早、中、晚 3 次,米汤送服。本品有养阴清热,补肺平肝、明目治虚之功。适用于肺结核之潮热、盗汗、咳嗽、咯血等。

11. 独味鱼腥草治肺结核[1]

制法：鱼腥草 60 克，清水煎，每日分早、中、晚 3 次服，连服15～30 天为 1 疗程。本品有清热解毒，消痈排脓，利尿通淋之功。适用于肺结核。

使用注意：不宜久煎，虚寒证及阴性外疡者忌服。

12. 独味大蒜治肺结核[4]

制法：生大蒜适量，根据自己的食量，生吃，每次数瓣（多吃最好），1 日数次。本品有引滞气，暖脾胃，消症结，解毒杀虫之功。适用于肺结核。

使用注意：本品有小毒，药用以独头紫皮大蒜为佳。

13. 独味石仙桃治肺结核[2]

制法：石仙桃 15 克，干品全草，切碎清水煎，日 1 剂，分早中晚 3 次口服。本品有养阴清热，润肺止咳，平肝降火之功。适用于肺结核咯血患者。

14. 独味阴地蕨治肺结核[1]

制法：阴地蕨 25 克，蒸蜂蜜 150 克，每日分早中晚 3 次服。本品有清热解毒，平肝散结，补虚润肺，止咳化痰之功。适用于肺结核。

另如气血虚弱者，用鲜阴地蕨 50 克炖猪瘦肉 200 克，1 次吃完，日 1 次。连用 3 天，效果极佳。

15. 独味地骨皮治肺结核[1]

制法：地骨皮 60 克，清水煎，代茶频饮，日 1 剂。本品有退热疗蒸，清泄肺热，清热凉血之功。适用于肺结核潮热。

使用注意：真寒假热、脾胃虚寒者慎用。

16. 独味鸡蛋治肺结核[19]

制法：鸡蛋壳 6 个，鸡蛋黄 6 个，将蛋壳研极细末，入鸡蛋黄搅匀，炒至焦黑有油渗出时去渣，收油。每日 3 次，每次 6 滴，上方即为 1 日量。本品有补气养血，滋阴熄风之功。适用于浸润型肺结核。

17. 独味山药治肺结核[19]

制法：山药 120 克，加清水煮熟，饮其汤，食其药，日 1 剂。本品有补脾养胃，生津益肺，补肾涩精之功。适用于肺结核、咳嗽、盗汗。

使用注意：山药养阴而兼涩性，能助湿，故湿盛中满或有积滞，大便秘结者不宜单独用。

18. 独味甲鱼治肺结核[19]

制法：甲鱼 1 只，取其血，黄酒冲服，其肉煮熟食之，日 1 剂。本品有益气补虚，滋阴养血之功。适用于肺结核、低热不退。

使用注意：脾胃虚寒、大便溏薄者及孕妇忌服。

19. 独味鳗鱼治肺结核[19]

制法：鳗鱼 500 克，除去内脏，加酒 2 杯，炖熟食肉饮汤。本品有补虚扶赢，杀虫，祛风湿之功。适用于肺结核身体羸瘦。

20. 独味大黄治肺结核[19]

制法：大黄适量（研为末），每次冲服 2 克，分早晚 2 次。本品有泻下攻积，清热泻火，凉血解毒，逐瘀通经之功。适用于肺结核吐血痰。

使用注意：凡年老体虚、无实热积滞瘀结以及胎产前后均宜慎用。

21. 独味蛤粉治肺结核[19]

制法：蛤粉（煅）9 克，研极细粉，每次服 4.5 克，米汤送下，日分早晚 2 次。本品有补肺益肾，纳气定喘，助阳益精之功。适用于肺结核咳嗽、身热、盗汗、咯血等症。

使用注意：为补肺肾、纳气定喘之品，凡外感、实热喘咳者均忌用。

22. 独味百部治肺结核[19]

制法：百部 250 克，用水熬汁，去渣再以慢火熬膏如饴糖状。每次饭前温白开水送下 1～2 匙。每日早中晚 3 次。本品有润肺下气止咳，杀虫灭虱之功。适用于肺结核。

使用注意：本品易伤胃滑肠,故脾虚食少,便溏者忌用,慢性胃肠炎患者忌单味药大量久服。

23. 独味猪脂膏油治肺结核[19]

制法：猪脂膏油适量,鸡蛋 1 只,放入猪脂膏油中炸,每天服 1 只。本品有补肾养血,滋阴润燥,补益五脏之功。用于肺结核。

24. 独味阿胶治肺结核[16]

制法：阿胶适量,研成极细末,每次 20～30 克,每日分早、中、晚 3 次,温开水送服,或熬成糊状饮服。本品有补血滋阴,润肺止血之功。适用于肺结核咯血,对阴虚肺燥者尤宜。

使用注意：阿胶性质滋腻,有碍消化,故脾胃虚弱、神疲倦怠、形体瘦弱、营养缺乏或食后腹胀、恶心呕吐、大便稀溏、夹有不消化食物残渣者忌用。

25. 独味狼毒治肺结核[1]

制法：先将狼毒放入锅内加清水浸没之,再将大枣洗净放入笼屉内,水烧开蒸 2.5 小时(狼毒与大枣比例为 3∶4),蒸后出屉,晾干后分包(Ⅰ号每包 0.75 千克,Ⅱ号每包 1.21 千克,Ⅲ号每包 1.68 千克)。

第 1 周Ⅰ号包分 7 天服,每天合大枣 30 枚,分 3 次服。第 2 周Ⅱ号包分 7 天服,每天合大枣 45 枚,分 3 次服。第 3 周以后,用Ⅲ号包 1 包,分 7 天服,每日合大枣 60 枚,分 3 次服,有胃纳不良者,减少到 5～10 枚。禁止与葱蒜烟酒等同服。本品有解毒杀菌,祛痰之功。适用于浸润型肺结核。

使用注意：本药服用后有咳嗽咽痒,口干腮部发痛,多半于 2 周后消失。大部分患者有持续性头昏,食欲不振,但经 2～3 周或适当减药后即可消失。本药一般不损伤肝功能及血细胞。

26. 独味地黄治肺结核

制法：鲜地黄 500 克,洗净、榨汁,兑冰糖适量服用,每次 20 毫升,每日 3 次(热退即止,不可常服)。本品有清热滋阴,止血凉血之功。适用于肺结核咯血证属阴虚发热,血热妄行者。

⊙友情提示

本病是我国重点控制的主要传染病之一。必须严格加强本病的防治,重在预防,平时加强体育锻炼、增强体质,饮食要适宜。体虚者可适当服用补药,新生儿须立即接种卡介苗,同时注意患者的隔离措施,一旦发现结核病患者,必须及时、准确、完整地报告肺结核疫情,严格隔离,并转诊到结核病专科医院。

十一、支气管扩张

支气管扩张,是指直径大于 2 毫米中等大小的近端支气管由于管壁的肌肉和弹性组织破坏引起的异常扩张。本病病因主要由支气管-肺组织感染和支气管阻塞引起,两者常相互影响所致,而先天发育障碍及遗传因素也可引发。另有约 30% 的患者病因尚未明确,可能与全身疾病和机体免疫功能失调有关。

1. 独味款冬花治支气管扩张[1]

制法:款冬花 10 克,冰糖 10 克,白开水冲泡,代茶频饮,日 1～3 剂。本品有润肺下气,止咳化痰之功。适用于支气管扩张、咳嗽吐痰。

使用注意:能散气动热,故阴虚阳亢、实热咳嗽、阴伤咯血者忌用。

2. 独味白及治支气管扩张[4]

制法:白及研成极细粉末,每次 2～4 克,每日分早、中、晚 3 次餐后内服,3 个月为 1 疗程。本品有收敛止血,消肿生肌之功。适用于支气管扩张。

使用注意:肺胃有湿热者慎用。

3. 独味三七治支气管扩张

制法:三七研为细粉,每次 2 克,日分早、中、晚 3 次服,无咯血 3 日后停药。本品有化瘀止血,活血定痛之功。适用于支气管

扩张。

使用注意：有散瘀耗血之弊，血虚或血证，无瘀滞者慎用。

4. 独味地榆治支气管扩张[16]

制法：干地榆 3 000 克，加水煎煮 2 次过滤，浓缩至 12 000 毫升，成人每次 30 毫升(相当于生药 7.5 克)，日服 4 次，7～10 日为 1 个疗程。本品有凉血止血，解毒敛疮之功。适用于支气管扩张。

使用注意：地榆为收涩凉血之品，虚寒血症及出血有瘀者忌用。

5. 独味仙鹤草治支气管扩张[16]

制法：仙鹤草每次 10 克，清水煎，日 2 次分服，1 周为 1 个疗程。本品有收敛止血，解毒消肿之功。适用于支气管扩张。

使用注意：外感初起、泄泻发热者忌用。

6. 独味仙人掌根治支气管扩张[14]

制法：仙人掌根 100 克，洗净切碎，水煎取汁，调入白糖适量，饭后服，日 1 剂。本品有清热止血，散瘀消肿之功。适用于支气管扩张、肺热咯血。

7. 独味鲜大蓟汁治支气管扩张[14]

制法：鲜大蓟 500 克，洗净，捣烂取汁，加白糖适量、凉开水送服。日 1 剂，也可清水煎服。本品有凉血止血，消散痈肿之功。适用于支气管扩张、肺热咯血。

使用注意：脾胃虚寒而无瘀滞者忌服。

8. 独味槐花散治支气管扩张[14]

制法：槐花适量，炒黑研末，每服 6～9 克。开水送服，日分早晚 2 次。本品有凉血止血，清肝泻火之功。适用于支气管扩张、血热所致的咯血。

使用注意：脾胃虚寒者慎服。

9. 独味玫瑰花治支气管扩张[14]

制法：鲜玫瑰花适量，将其捣烂取汁，炖冰糖服。本品有解郁宽胸，和血止痛之功。适用于支气管扩张、咳嗽、痰中带血。

10. 独味大黄治支气管扩张[14]

制法：大黄(酒炒)18 克,清水煎取汁,分早、中、晚 3 次服,日 1 剂。本品有泻下攻积,清热泻火,凉血解毒之功。适用于支气管扩张,属肺中实热者,症见咯血鲜红、咳嗽声嘶、胸痛胸闷、心烦易怒、大便轻度秘结。若服药后大便溏泻次数多,可减少大黄用量。

使用注意：本品苦寒、易伤胃气,脾胃虚弱者慎用,凡年老体虚、无实热积滞瘀结者以及胎前产后均慎用。

11. 独味阿胶治支气管扩张[14]

制法：阿胶 9 克,将其烊化后,加鸡蛋清 2 个调匀服,日早中晚 3 次。本品有补血滋阴,润肺止血之功。适用于支气管扩张咯血,属阴虚肺热者,症见咯血鲜红、乏力、口干、胸中烦热、失眠、脉数。

使用注意：阿胶性质滋腻,有碍消化,故脾胃虚弱、神疲倦怠、形体瘦弱、食欲缺乏,或食后腹胀、恶心呕吐、大便稀溏夹有不消化食物残渣者忌用。

12. 独味生西瓜子治支气管扩张[14]

制法：生西瓜子 500 克,将其洗净,清水煎取其汁,加冰糖适量,代茶常饮,勿间断。本品有清肺润燥,化痰和中,止血之功。适用于支气管扩张咯血属热者。

13. 独味荷叶治支气管扩张[14]

制法：荷叶适量,将其焙干研末,每次 6 克,米汤送服,日早中晚 3 次。本品有清热凉血止血之功。适用于支气管扩张咯血属热者。

14. 独味黄精治支气管扩张[14]

制法：黄精 30 克,清水煎取汁,调入冰糖适量饮服,每日 1 剂,分 3 次口服。本品有养阴润肺,补脾益气之功。适用于支气管扩张缓解期属脾肺两虚者。

使用注意：滋腻之品,脾胃虚寒之脘腹疼痛、喜温喜按,口淡不渴、四肢不温、大便稀溏,或四肢水肿、畏寒喜暖等症忌服。

15. 独味紫河车治支气管扩张[11]

制法：紫河车 1 具,洗净焙干,另取黑豆适量,炒到半熟,共研细末,每服 50 克,日服早晚 2 次。以开水冲服。本品有温肾补精,益气养血之功。适用于支气管扩张。

使用注意：为峻补之品,身体壮实者,实证忌服。如肝胆火旺之头痛、口苦、胃火旺盛之牙痛、口舌生疮、肺热咳嗽吐血均忌之。

16. 独味冬虫夏草治支气管扩张[11]

制法：冬虫夏草 60 克,取老雄鸭 1 只,宰杀去内脏及毛,洗净,将冬虫夏草纳入鸭腹中,加水煨煮至肉熟烂,加入盐少许,即可服食,分 4~6 次 3 日内服完,连服 5 只鸭为 1 个疗程。本品有补肾益肺,止血化痰,补气利水之功。适用于支气管扩张、咯血。

使用注意：功专滋补,外有表邪、风寒咳嗽、发热、汗出、恶风等者忌服。

17. 独味芦根治支气管扩张[11]

制法：芦根 100 克,清水煎取其汁,做成瘦肉汤服食,日 1 剂,2 次分服。本品有清热生津,除烦止呕,利尿之功。适用于支气管扩张。

使用注意：凡脾胃虚寒,或寒咳呕吐者忌服。

◉ **友情提示**

如有下列情况时应高度警觉:慢性支气管感染症状,持久有脓痰,有或无咯血史,单纯反复咯血,经常发热、全身不适,胸痛,有痰或无痰,局限或广泛肺湿啰音,特别是局限性持久存在的湿啰音,有时伴哮鸣、有杵状指、伴有化脓性鼻炎。

十二、肺源性心脏病

本病的病因,主要由慢性支气管炎并发肺气肿以及支气管哮喘、肺结核、矽肺、支气管扩张、胸廓畸形、肺膜增厚等因素相关。

本病主要诊断依据是慢性肺部疾病，有长期咳嗽、咳痰、肺气肿。X线胸片、心电图、心向量图、超声心动图、肺功能测定、血气分析等检查均有助于明确诊断。

1. 独味熊胆粉治肺源性心脏病[1]

制法：人工饲养的黑熊胆汁干燥粉，每次 0.2 克，每天分早中晚 3 次，温开水送服。本品有清热解毒杀虫之功。适用于肺源性心脏病合并真菌感染。

使用注意：本品苦寒，脾胃虚寒者用之宜慎。

2. 独味万年青根治肺源性心脏病[11]

制法：万年青根 12～15 克，与大枣 5 枚用清水煎服。本品有强心利尿，清热解毒，补脾益气，养血安神，止血之功。适用于喘悸水肿致肺源性心脏病。

使用注意：体虚者及患儿慎用。

3. 独味茶树根治肺源性心脏病[1]

制法：老茶树根 30 克，洗净，清水煎去渣以米酒（黄酒）兑入。2 次分服，或睡前 1 次服。连服 1～2 日。本品有消食化痰，强心之功。适用于肺源性心脏病。

4. 独味赤芍治肺源性心脏病[11]

制法：赤芍浸膏片，每次 2 片，日 3 次，3 个月为 1 个疗程。本品有清热凉血，祛瘀止痛之功。适用于肺源性心脏病。

使用注意：凡血虚无瘀、疮痈已溃者慎用。

5. 独味水蛭治肺源性心脏病[11]

制法：水蛭焙干，研细粉，每服 1 克，日 3 次，服用 2 周为 1 个疗程。本品有破血通经，逐瘀消癥之功。适用于肺源性心脏病。

使用注意：体弱血虚、无瘀血蓄积及孕妇忌用，破血力峻猛，中病即止、久服伤血。

6. 独味佛手治肺源性心脏病[11]

制法：佛手适量，切碎，与蜂蜜适量共调匀，每日以少许含口中，日 3～4 次，慢慢嚼细缓缓咽下。本品有行气止痛，化瘀止咳之功。适用于肺源性心脏病。

使用注意：阴虚有火、无气滞者慎用。

7. 独味咖啡豆治肺源性心脏病[11]

制法：咖啡豆适量(炒)，每日 10 克，清水浓煎，代茶频饮。本品有兴奋，强心利尿之功。适用于肺源性心脏病。

8. 独味紫河车治肺源性心脏病[11]

制法：紫河车适量，焙干研细末吞服，每次 3 克，日分早、中、晚 3 次。本品有温肾补精，益气养血之功。适用于肺源性心脏病。

使用注意：峻补之品，有实邪者忌用。

9. 独味鲜泽漆治肺源性心脏病[11]

制法：鲜泽漆茎叶 30～60 克，洗净切碎，加水 800 毫升，鸡蛋 2 个同煮，蛋熟去壳刺小孔无数，并放入药锅中煮数沸，去渣。食蛋饮汤，日 1 剂。本品有降压，强心，补气养血，滋阴熄风之功。适用于肺源性心脏病。

⊙**友情提示**

本病绝大多数是由慢性支气管炎、支气管哮喘等并发肺气肿引起，因此应积极防治以避免本病的发生。对已发病的患者，应针对缓解期和急性期分别加以处理。平时应讲究卫生，增强体质，提高全身抵抗力，减少感冒和各种呼吸道疾病的发生，本病易反复发作，而病程中多数环节是可逆的，若能及时控制感染，积极改善心、肺功能，对病情的好转具有积极的意义。

十三、慢性阻塞性肺疾病

本病起病缓慢，病程较长，临床主要表现为慢性咳嗽、咳痰、气短或呼吸困难，喘息和胸闷。晚期患者有体重下降、食欲减退等症状。慢性咳嗽随病程发展可能终身不愈，检查患者早期体征可无异常。

1. 独味鱼腥草治慢性阻塞性肺疾病[1]

制法：鱼腥草 60 克，猪肺 300 克，清水煎，食肺饮汁，日 1 剂，分早、中、晚 3 次服食。本品有清热解毒，消痈排脓，利尿通淋，补肺止嗽之功。适用于慢性阻塞性肺疾病肺气肿。

使用注意：虚寒证及阴性外疡者忌服。

2. 独味冬虫夏草治慢性阻塞性肺疾病[1]

制法：冬虫夏草 5 克，用鸭（鸡）汤炖服，连用 2 周。本品有补肾益肺，止血化痰，补气利水，滋阴养胃之功。适用于慢性阻塞性肺气肿。

使用注意：冬虫夏草功专滋补，发热、汗出、恶风等表邪未解者忌服。

3. 独味阴地蕨治慢性阻塞性肺疾病[1]

制法：阴地蕨 15 克，清水煎，蜂蜜为引，分早、中、晚 3 次服。或代茶频饮，日 1 剂，3～4 周为 1 个疗程。本品有清热解毒，平肝熄风之功。适用于慢性阻塞性肺气肿。

4. 独味茄棵治慢性阻塞性肺疾病[11]

制法：茄棵（以后不再结茄子者）适量。晒干打碎，水煎 2 次。另以等量花生秧水煎 2 次，分别浓缩成膏，放干燥箱内制成块状，两者按 1∶1 混合，加淀粉压片（每片含生药 3.3 克），口服。日 3 次，每次 10 片，连服 10 日为 1 个疗程。本品有散血止痛，收敛止血，解毒利尿，补肺润燥，止咳下痰之功。适用于阻塞性肺气肿。

5. 独味五味子治慢性阻塞性肺疾病[11]

制法：五味子 250 克，加清水煎 30 分钟，冷却，放入鸡蛋 10 个，浸泡 10 日后，每日早晨取 1 个，以糖水或黄酒冲服。本品有敛肺补肾，益气生津，补气养血，滋阴熄风之功。适用于慢性阻塞性肺气耗散证。

6. 独味侧柏叶治慢性阻塞性肺疾病[11]

制法：侧柏叶适量，阴干，用 15 克与大枣 7 枚清水煎浓汤，代茶频饮。日 1 剂。本品有凉血止血，化瘀止咳，补脾益气，养血安神之功。适用于慢性阻塞性肺病久咳嗽者。

使用注意：侧柏叶苦寒性涩，出血而有瘀血者慎用。本方忌食荤腥。

7. 独味白果仁治慢性阻塞性肺疾病[11]

制法：白果仁 10 克，清水煎至熟透，加适量蜂蜜调味，连汤服食，分早晚 2 次。本品有温肺益气，平痰喘之功。适用于慢性阻塞性肺病哮喘、咳嗽。

使用注意：有毒之品，不可多食，小儿宜慎用。

8. 独味天葵子治慢性阻塞性肺疾病[11]

制法：天葵子 200 克，与猪肺 1 具（洗净）共煮烂，去药喝汤食猪肺，连服 3 剂。本品有清热解毒，消肿散结，化痰，补虚损，健脾胃之功。适用于慢性阻塞性肺疾病。

9. 独味蜂房治慢性阻塞性肺疾病[11]

制法：蜂房 30 克，醋 60 克水煎服。日 1 剂，代茶频饮。本品有攻毒杀虫，祛风止痛，散结消积之功。适用于慢性阻塞性肺疾病。

使用注意：外感风邪、表证未解者忌用，用之无效。

10. 独味苦杏仁治慢性阻塞性肺疾病[11]

制法：苦杏仁适量，带皮研碎，与等量冰糖混合研末制成杏仁糖。早晚各服 3～6 克，10 日为 1 疗程。本品有止咳平喘，润肠通便之功。适用于慢性阻塞性肺气肿及慢性支气管炎。

使用注意：本品有小毒，用量不宜大，孕妇、婴幼儿慎用，脾虚便溏、阴虚阳亢者忌用。

11. 独味无花果治慢性阻塞性肺疾病[11]

制法：无花果适量，捣碎取汁 50 毫升，加冰糖适量，以开水冲服，日 1 次或 2 次。本品有健脾调中，消肿解毒之功。适用于慢性阻塞性肺病。

12. 独味南瓜治慢性阻塞性肺疾病[11]

制法：南瓜 1 只（约 1 000 克），顶部开口，挖去一部分瓤，放入蜜糖 100 克,冰糖 50 克,再将开口盖好,蒸至烂熟,分早晚食用,连服 7 日为 1 个疗程。本品有补脾利水,解毒杀虫,补中润燥之功。适用于慢性阻塞性肺病。

13. 独味百合治慢性阻塞性肺疾病[11]

制法:百合 200 克,冰糖 20 克,分早晚 2 次隔汤蒸服,连续服用 10～15 日。本品有润肺止咳,清心安神,补脾缓中之功。适用于慢性阻塞性肺病年久咳嗽者。

使用注意:百合性微寒,风寒咳嗽、咳痰清稀、恶寒身痛者忌服。

14. 独味紫河车治慢性阻塞性肺疾病[11]

制法:紫河车细粉 1.5 克,开水送服,每日早中晚 3 次。本品有温肾补精,益气养血之功。适用于慢性阻塞性肺病肾精亏虚证。

使用注意:身体壮实、实证、肺热咳嗽吐血者均忌用。

15. 独味白及治慢性阻塞性肺疾病[11]

制法:白及 200 克,研细粉,每晚睡前以糯米汤送服,每次10 克。本品有收敛止血,消肿生肌,补中益气之功。适用于慢性阻塞性肺病多年咳嗽、痰中带血者。

使用注意:外感咯血、肺痈初起及肺胃有实热者忌服。

16. 独味核桃仁治慢性阻塞性肺疾病[11]

制法:核桃仁 10 克,冰糖 10 克,捣碎,每晚睡前开水冲服。本品有补肾固精,温肺定喘,润肺止咳之功。适用于慢性阻塞性肺病喘息气短之证。

17. 独味生姜治慢性阻塞性肺疾病[11]

制法:生姜汁适量,与蜂蜜 2 匙共开水冲服。本品有散寒解表,湿中止呕,温肺止咳,解毒止痛之功。适用于慢性阻塞性肺病久咳者。

使用注意:热证和阴虚患者慎用。脾虚便溏、中满腹胀、痰饮水肿者忌用。

18. 独味山药治慢性阻塞性肺疾病[11]

制法：生山药适量捣烂,甘蔗汁 200 毫升共拌匀,炖微热服用。本品有补脾养胃,生津益肺,补肾涩精,益气和中,清热解毒之功。适用于慢性阻塞性肺病咳嗽气喘。

使用注意：山药养阴而性涩,能助湿,故湿盛中满或有积滞、大便秘结者不宜单独使用。

19. 独味川贝母治慢性阻塞性肺疾病[1]

制法：川贝母 10 克,研末用粳米 50 克和冰糖适量煮粥,待米汤未稠时调入贝母粉,改用文火稍煮片刻,粥稠即成,每天早晚 2 次温服。本品有清热润肺,化痰止咳,散结消痈,补脾和胃之功。适用于慢性阻塞性肺气肿。

使用注意：本品性味苦寒,滋润性强,凡脾胃虚寒、痰湿壅盛,慢性胃肠炎、腹泻及咳嗽大量稀白痰者忌大量单味服用。

20. 独味山藿香治慢性阻塞性肺疾病[1]

制法：山藿香 30 克,鲜品加倍,冰糖 30 克,清水煎服,日 1剂,分早晚 2 次服。本品有凉血止血,解毒消肿之功。适用于慢性阻塞性肺病咯血、吐血。

⊙友情提示

临床上只有当慢性支气管炎或肺气肿患者肺功能检查出现气流受阻并且不能完全可逆时才诊断为本病。本病长期反复咳嗽、咳痰、喘息以及发生急性呼吸道感染,久而久之可演变成肺源性心脏病,甚至发生心、肺功能衰竭。因此,对本病需要加强预防,以减少复发。

十四、发　热

一般而言,当腋下、口腔或直肠内温度分别超过 37℃、37.3℃和 37.6℃,一昼夜体温波动在 1℃以上,称发热,是由于各种原因导致机体产热过多或散热过少以及体温中枢功能障碍所致。

1. 独味大青叶治发热[11]

制法：大青叶 20 克，清水煎，兑入适量蜂蜜，代茶频饮。本品有清热解毒，凉血消斑之功。适用于外感风热发热重者。

使用注意：脾胃虚寒者忌服。

2. 独味一枝黄花治发热[11]

制法：一枝黄花 15 克，清水煎，日 1 剂，分早晚 2 次服。本品有清热解毒，消肿止痛，抗菌消炎的功能。适用于外感风热，体内有热者。

使用注意：本品有小毒，用量不宜过大。

3. 独味香菜根治发热[2]

制法：香菜根 250 克，将香菜根洗净放入砂锅内，加水 3 碗煎成 1 碗后，除去渣，喝其汁，代茶频饮。本品有促进外周血液循环，祛风解毒的作用。适用于体内有热。

4. 独味西瓜治高热[11]

制法：西瓜（最好用白皮、白瓤、白子的三白西瓜）。将西瓜取瓤、去子，用洁净纱布绞挤汁液，随量代水大量饮用。本品有清热解暑，生津利尿，降火除烦之功。可辅助治疗感染性高热、口渴、尿少等症。

5. 独味山藿香治发热[1]

制法：山藿香 45 克，清水煎，代茶频饮。本品有凉血止血，解毒消肿之功。适用于感冒发热。

6. 独味竹叶菜治发热[2]

制法：竹叶菜 200 克（本品药性平和，量大无弊），清水煎服，代茶频饮。本品有清凉解热，强心利尿，解毒之功。适用于各种感染发热、高热烦渴。

7. 独味鱼腥草治发热[2]

制法：鱼腥草 150～180 克，清水煎温服，代茶频饮。本品有清热解毒，消痈排脓，利尿通淋之功。适用于黄疸发热（包括胆囊炎等)。

使用注意:虚寒证及阴性外疡者忌服。内服不宜久煎。

8. 独味山药治发热[1]

制法:山药 60～120 克,煮汁饮服,或每日适量煮食之。本品有补脾养胃,生津益肺,补肾涩精之功。适用于肺病发热、咳喘,自汗心悸、便溏。

使用注意:山药养阴而兼涩性,能助湿,故湿盛中满或有积滞、大便秘结者不宜单独使用。

9. 独味菊花治发热[2]

制法:菊花 10 克,沸水冲泡,代茶频饮。本品有疏风散热,清肝明目之功。适用于邪犯肺卫所致的发热、微恶风寒、头痛、口微渴。

10. 独味牛蒡根治发热[2]

制法:牛蒡根适量,研滤取汁 100 毫升,粳米 60 克,煮粥食,分 1 日早晚 2 次。本品有疏散风热,宜肺透疹,清热解毒之功。适用于邪犯肺卫之发热、微恶风寒、头痛、咳嗽、口微渴。

使用注意:本品性冷而滑利,多服则中气有损,且更令表益虚矣,气虚而色白、脾虚泄泻、便溏者忌用。

11. 独味葛根治发热[2]

制法:干葛根 30 克,粳米 60 克,清水 1 500 毫升。用水煎干葛根,取汁去渣,然后下米煮粥食之,日早晚 2 次。本品有解肌退热,生津透疹,升阳止泻,补脾和胃之功。适用于邪犯肺卫、发热、微恶风寒、头痛、咳嗽、口微渴。

使用注意:无渴证不宜服,其性凉,易于动呕,胃寒者慎服。

12. 独味鲜薄荷治发热[2]

制法:鲜薄荷 1 株(约 50 克),沿根剪断,以净水去杂质,切寸段。置锅中,加水 300 毫升。煮沸离火、微温代茶频饮,取微汗。本品有发汗解表,疏风散热,清利头目之功。适用于重症发热。

使用注意:体虚自汗、阴虚发热、血虚眩晕者忌服。有耗真气、损心肺之弊,用量不宜大,亦不可久服,中病即止。

13. 独味鲜芦根治发热[2]

制法:鲜芦根 30 克,粳米 50 克,清水 1 500 毫升,煎芦根,取汁 1 000 毫升,纳米于汁中,煮粥食之。本品有清热生津,除烦止呕,利尿之功。适用于邪入气分,高热多汗,面赤心烦,渴喜凉饮。

使用注意:凡脾胃虚寒,或寒咳呕吐者忌服。

14. 独味石膏治发热[2]

制法:生石膏 120 克,粳米 50 克。以水 2 000 毫升,煮石膏取 1 000 毫升,去渣下米煮粥食。本品有清热泻火,除烦止渴,补脾和胃之功。适用于高热多汗、面赤心烦、渴喜凉饮。

使用注意:本品味辛、甘,性大寒,脾胃虚寒及阴虚内热、无实热者忌用。

15. 独味蚌肉治发热[1]

制法:蚌肉 120 克,粳米 50 克,煮粥如常法,分早晚 2 次服。本品有止渴除热,补脾和胃之功。适用于高热多汗、面赤心烦、渴喜凉饮。

16. 独味雪梨治发热[1]

制法:以甜水梨大者 1 枚,薄切,新汲凉水内浸半日,时时频饮。本品有养阴清热,润肺止咳之功。适用于温病后期,邪热已衰、津液亏耗、口渴喜饮无大热。

17. 独味菱角治发热[1]

制法:菱角粉 50 克,将粉加水打糊,放入沸水中熬熟,加糖食之。本品有清热解暑,益气健胃之功。适用于湿病后期,邪热已衰、津液亏耗、口渴喜饮而无大热。

18. 独味金银花治发热[2]

制法:金银花 15 克,加清水煮沸 3 分钟后,将药液澄出,兑入蜂蜜适量拌匀,饮服,发热重者,服 1 剂不退热者,可连续饮服 3 剂以上。本品有清热解毒,疏散风热,补中润燥,止痛解毒之功。适用于温病发热。

使用注意：脾胃虚寒及气虚者忌服。

19. 独味防风治发热[1]

制法：防风 12 克,去净灰渣,入砂锅内加清水,置中火上烧开,改用文火慢煎。取 2 次药汁,兑入煮至透心粳米共熬为粥,粥成时入葱白略煮,热服。本品有散寒解表,祛风止痛,胜湿止痛,补脾和胃之功。适用于外感风寒发热。

使用注意：本品有耗气伤血之弊,血虚动风、慢惊风、慢脾风、阴虚自汗、脾虚腹胀者慎用。

20. 独味丹参治发热[1]

制法：丹参 30 克,将丹参放入砂锅中清水煎,去渣,取药液约500 毫升,同粳米 80 克煮粥,待粥熟时,加入 2 根葱白丝,早晚佐餐服食,可长期服食。本品有活血祛瘀,凉血消痈,清心除烦,补脾和胃之功。适用于瘀血所致发热。

使用注意：本品苦寒清热,适用于瘀血兼有热证者。凡外感风寒、风伤生冷、脾胃虚弱、肾阳虚衰者不宜长期服用。

21. 独味绿豆治发热[1]

制法：绿豆 50 克,洗净、捣碎,放入砂锅内加水 1 200 毫升煮至 600 毫升。再加入绿茶叶 2～3 克煮沸,待温 2 次分服。本品有清热解毒,利水消肿,清利头目,除烦渴之功。适用于春夏季里有积热者。

使用注意：性寒凉之品,素体阳虚、脾胃虚寒、泄泻者慎用。

22. 独味白檀花治发热[1]

制法：白檀花 15 克,花最好为鲜品,鲜品量加倍,清水煎,日1 剂,分早中晚 3 次服。本品有清热解表,调气散结,祛风止痒之功。适用于因感受邪气所致高热不语、腹部冷痛、恶心呕吐、腹泻等症。

23. 独味九头狮子草治发热[1]

制法：九头狮子草 15 克,清水煎,日 1 剂,分 3～4 次服。本品有祛风清热,凉肝定惊,解毒消肿之功。适用于感冒发热、肺热咳喘。

24. 独味胜红蓟根治发热[1]

制法：胜红蓟根 60 克,清水煎,日 1 剂,分早中晚 3 次服。本品有清热解毒,止血,止痛之功。适用于感冒发热。

25. 独味龙葵根治发热[1]

制法：龙葵根 15 克,鲜品加倍,清水煎,日 1 剂,代茶频饮。本品有清热利湿,活血解毒之功。适用于内有实热者。

使用注意：凡虚寒而无实热者禁服。

⊙**友情提示**

发热过高或过久会使人体各个系统和器官的功能以及代谢发生严重障碍。发热时人体营养物质的消耗增加,加上食物的消化吸收困难,长期下去可引起人体消瘦,蛋白质及维生素缺乏,以及一系列的继发性变。由此可知,短期发热且体温不是特别高时,不必着急降温,这时要正确诊断,找出发热的原因,针对病因进行治疗。而过高过久的发热对人体是不利的,高热患者应及时采用退热措施,并立即就诊治疗。

十五、慢 性 胃 炎

慢性胃炎是指胃黏膜上皮在多种致病因子侵袭下发生持续性慢性炎症的胃病。本病患者无特异性临床症状,甚至无不适感,一般常见的症状有上腹痛或不适,胃脘部胀闷、胀痛、嗳气、反酸、食欲不振、恶心,甚至出血、贫血、消瘦等。

1. 独味蒲公英治慢性胃炎[11]

制法：蒲公英 15 克,酒酿 1 食匙,清水煎 2 次,混合,早、中、晚 3 次分服,饭后服。本品有清热解毒,消肿散结,利尿通淋之功。适用于慢性胃炎。

使用注意：苦寒清泄之品,如果用量过大,有导致腹泻之弊,宜慎之。

2. 独味槟榔治慢性胃炎[16]

制法：鲜槟榔 8 克，150 毫升水浸 1 小时，温火煎至 50～70 毫升，每日上午空腹口服 1 次，2 周为 1 个疗程。本品有杀虫破积，利气行水之功。适用于幽门螺杆菌感染所致慢性胃炎。

使用注意：下气破之力较强，能伤正气，气虚下陷、体弱者慎用。

3. 独味枸杞子治慢性胃炎[16]

制法：枸杞子（洗净、烘干打碎，分装）每日 20 克，分早晚 2 次，于空腹时嚼服。2 个月为 1 个疗程。本品有滋补肝肾，益精明目之功。适用于慢性萎缩性胃炎。

使用注意：外有表邪、内有实热以及脾湿滞肠滑者均忌用。

4. 独味黄连治慢性胃炎[16]

制法：黄连 6 克，用开水 100 毫升泡水代茶频饮，每日 1 次，连服 2 周为 1 个疗程。本品有清热燥湿，泻火解毒之功。适用于慢性胃炎。

使用注意：本品大苦大寒，过服久服易伤脾胃，脾胃虚寒者忌用。

5. 独味丹参治慢性胃炎[16]

制法：丹参 50 克，清水煎，日 1 剂，分早、中、晚 3 次服用，1 个月为 1 个疗程。本品有活血祛瘀，通经止痛，清心除烦，凉血消痈之功。适用于慢性胃炎。

使用注意：本品苦寒清热，适用于瘀血兼有热证者。凡外感风寒、内伤生冷、脾胃虚弱、肾阳虚衰者不宜长期服用。

6. 独味败酱草治慢性胃炎[16]

制法：取败酱草适量放入清水中洗净为止，再用凉开水洗一遍入盘中食用，每次 30 克，每日 3 次，一般连续食用 5 日为 1 个疗程。本品有清热解毒，消痈排脓，活血止痛之功。适用于慢性胃炎。

使用注意：久病脾胃虚弱者忌用，食少泄泻者忌服。

7. 独味草豆蔻治慢性胃炎[16]

制法：草豆蔻炒黄研末，每服 3 克，日服 3 次，10 日为 1 个疗程。本品有燥湿健脾，温胃和中之功。适用于慢性胃炎。

使用注意：阴虚血少、津液不足、无寒湿者慎用。有化燥生热、伤肺损目之弊，不宜久服。

8. 独味延胡索治慢性胃炎[14]

制法：延胡索适量，研细末，每次 2 克，每日早、中、晚 3 次。本品有活血化瘀，行气止痛之功。适用于慢性胃炎属气滞血瘀者，症见胃痛、胁肋胀痛或刺痛。

9. 独味威灵仙治慢性胃炎[4]

制法：威灵仙 30 克，清水煎，去渣取汁，加生鸡蛋 2 个（去壳后搅匀兑入），红糖适量，共煎成蛋汤，分 2 次温服。本品有祛风除湿，通络止痛，逐饮消积之功。适用于慢性胃炎胃寒痛偏寒者，症见胃痛、嗳气呕积，喜暖畏寒。

使用注意：气虚血弱、无风湿、痰壅滞者忌服，有耗散真气之弊，宜暂用，不宜久用。

10. 独味乌药治慢性胃炎[13]

制法：乌药 6～12 克，清水煎服，代茶频饮。本品有行气止痛，温肾散寒之功。适用于慢性胃炎属寒郁气滞者，症见脘腹胀痛，肋痛。

11. 独味栀子治慢性胃炎[14]

制法：栀子适量，炒焦，研细末，每服 3 克，温开水送服，日服早中晚 3 次。本品有泻火除烦，清热利尿，凉血解表之功。适用于慢性胃炎属热者，症见胃脘灼痛、口干。

使用注意：脾胃虚寒、食少便溏者宜慎用，苦寒之品，不宜常服，中病即止。

12. 独味白豆蔻治慢性胃炎[14]

制法：白豆蔻适量，研末，每服 3 克，黄酒适量送服，日早中晚

3 次。本品有行气化湿,温中止呕之功。适用于慢性胃炎属寒湿阻滞者,症见胃脘冷痛、脘腹胀满、呕吐、不思饮食等症。

使用注意:阴虚血燥而无寒湿者忌服。急性胃炎、急性肠炎、急性阑尾炎者忌大量内服。

13. 独味五味子治慢性胃炎[14]

制法:五味子适量,研细末,每服 3 克,温开水冲服,日早中晚 3 次,20 天为 1 个疗程。本品有收敛固涩,益气生津,补肾宁心之功。适用于慢性萎缩性胃炎。

使用注意:酸涩收敛之品,凡外有表邪束闭,内有实热结聚者均当慎用。

14. 独味肉苁蓉治慢性胃炎[14]

制法:肉苁蓉适量,晒干研细末,每服 5 克,日分早、中、晚 3 次。本品有补肾阳,益精血,润肠通便之功。适用于慢性浅表性胃炎,症见胃脘部灼热疼痛,纳少不知饥。

使用注意:本品温燥助阳,凡属肾虚火旺及脾虚便溏者忌用。

15. 独味三七治慢性胃炎[14]

制法:三七适量,研细粉,每次 3 克,开水冲服,日 3 次。本品有止血化瘀,消肿定痛之功。适用于慢性胃炎有血瘀者,症见胃脘刺痛、痛有定处、拒按等症。

使用注意:三七有散瘀耗血之弊,血虚或血证无瘀滞者宜慎用。

16. 独味荔枝核治慢性胃炎[14]

制法:荔枝核适量,烘干后研为细末,每服 6 克,温开水送服,每日早中晚 3 次。一般用药 2～4 次后即可止痛或治愈。本品有温中行气,散寒止痛之功。适用于慢性胃炎,症见胃寒气滞之胃脘疼痛。

使用注意:无寒湿滞气者勿服。

17. 独味煅牡蛎治慢性胃炎[14]

制法:煅牡蛎适量,研末,每服 3 克,饭前温开水送服,每日早中晚 3 次。本品有重镇安神,潜阳补阴,软坚散结,收敛固涩之功。适用于慢性胃炎,症见胃溃疡、胃酸过多、胃脘疼痛等症。

使用注意:多服、久服易致纳呆、腹胀和便秘,中病即止。

18. 独味明矾治慢性胃炎[14]

制法:明矾适量,将其打成豆子大小(约 1 克),每服 1 粒。每日 3 次,饭后温开水送服。本品有燥湿杀虫,祛痰止泻,制酸止痛之功。适用于慢性胃炎,症见时时作痛,对消化性溃疡胃酸过多效佳。

使用注意:脾胃虚弱、无湿热者忌用。多服损心肺、伤骨,一般中病即止。

19. 独叶艾叶治慢性胃炎[14]

制法:艾叶 3 克,研细末,白开水送下,也可用淡盐水略炒后,清水煎,代茶频饮。本品有温经止血,温里止痛之功。适用于慢性胃炎。症见胃痛久而不愈,痛时喜按,得热则痛减之症。

使用注意:艾叶性质温燥,有虚血热者慎用。

20. 独味仙人掌治慢性胃炎[11]

制法:仙人掌适量,去毛刺,切片晒干,研细末,空腹开水送服,每服 1 克,日服 3 次。本品有清热解毒,散瘀消肿,健胃止痛之功。适用于慢性胃炎之胃痛。

21. 独味葡萄干治慢性胃炎[11]

制法:葡萄干 30 克,餐前嚼服,日服 3 次,连服 30 日。本品有补气血,细筋骨,利小便,镇静,止呕,止痛之功。适用于慢性胃炎。

使用注意:无寒湿及体弱者忌用。

22. 独味岩白菜治慢性胃炎[16]

制法:岩白菜 10 克,清水煎汤,代茶频饮,日 1 剂。本品有化痰止咳,止血补虚之功。适用于慢性胃炎。

使用注意:虚弱人有外感发热者慎用。

◉**友情提示**

本病发病与不良的生活习惯有关,故应积极从事体育锻炼,以增强防病能力,加强自身保健,养成良好的生活规律和个人卫生习惯,每天作息、进食要有规律,老年人宜少食多餐,切忌过饱或过饥,进食时宜心情愉快,细嚼慢咽,少食多纤维和产气的蔬菜,避免食用肥甘辛辣之品。

十六、急 性 胃 炎

急性胃炎主要是指因食物中毒,化学品或药物刺激、腐蚀、严重感染等引起的胃黏膜急性病变。主要诱因有烈酒、浓茶、浓咖啡、辛辣食物、药物、物理因素(粗糙食物)、细菌等。在夏秋季易发,起病急。主要表现为发热、恶心、呕吐腹泻、腹痛、脱水、休克、脐周压痛等。有时与溃疡相似,应及时治疗。

1. 制香附治急性胃炎[16]

制法:制香附 120 克,高良姜 90 克,共研细末。每次服 3 克,早晚各一次。本品有疏肝解郁,理气调中,散寒止痛,温中止呕之功。适用于急性胃炎、脘腹冷痛。

使用注意:气虚无滞、阴虚、血热者慎用。

2. 独味竹茹治急性胃炎[16]

制法:竹茹 10 克,生姜 6 克,清水煎,代茶频饮,日 1 剂。本品有清热涤痰,开郁止呕,散寒解表,温中止呕之功。适用于急性胃炎。

使用注意:热症和阴虚患者慎用。

3. 砂仁治急性胃炎[16]

制法:砂仁、沉香各等份,研细末,混匀,装胶囊,每粒 0.3 克,每服 4 粒,日服 3 次。饭前服,7 日为 1 个疗程。本品有化湿行气,温脾止呕之功。适用于急性胃炎。

使用注意:阴虚血燥,火热内炽者慎用。

4. 独味寻骨风治急性胃炎[16]

制法:寻骨风根 9 克,煎服,每日 1 剂,代茶频饮,服至痊愈。

本品有祛风除湿,行气止痛之功。适用于急性胃炎。

使用注意:阴虚内热者、孕妇忌用。

5. 独味连翘治急性胃炎[16]

制法:连翘25克,清水煎,代茶频饮,日1剂,连服7日为1疗程。本品有清热解毒,消肿散结之功。适用于急性胃炎。

使用注意:脾胃虚弱、气虚发热者忌服。

6. 独味淡豆豉治急性胃炎[14]

制法:淡豆豉15克,先用温水浸泡15分钟,武火急煎取汁约100毫升,顿服。本品有消食健胃,止胃痛之功。适用于急性胃炎。

7. 独味山楂治急性胃炎[14]

制法:山楂15克,炒焦,清水煎,代茶频饮。本品有消食导滞,化瘀行滞之功。适用于伤食所致的脘腹胀满疼痛、呕吐,尤其对肉食所致者更为适宜。

8. 独味鸡内金治急性胃炎[14]

制法:鸡内金适量,将其焙干研细末,每服1~2克,白糖水送服,日3次,饭后服。本品有消食健胃之功。适用于食积胃脘痛,症见胃脘胀痛、嗳腐吞酸或呕吐不消化食物。

9. 独味橘皮治急性胃炎[14]

制法:橘皮70克,加清水900毫升,煮取300毫升,去渣,顿服,日1剂,分早、中、晚3次服。本品有理气健脾,和胃止痛之功。适用于急性胃炎,症见酒食所伤、中焦气滞、胃脘痞寒胀闷、呕吐吞酸或突然失声、声嘻不出。

使用注意:橘皮为辛散苦燥之品,能助热,故舌赤少津及内有实热者慎用。

10. 独味向日葵根治急性胃炎[14]

制法:向日葵根适量,洗净晒干,研成粉。日2次,每服3克,温开水冲服。本品有行气止痛,清热消滞之功。适用于急性胃炎、胃痛等症。

11. 独味白豆蔻治急性胃炎[14]

制法：白豆蔻 3 克,研细末,酒送服。本品有行气化湿,和中止呕之功。适用于急性胃炎属脾胃虚寒者,对胃寒湿阻气滞,症见胃寒呕吐、胸闷不畅、脘腹胀痛等症者尤其适宜。

使用注意：阴虚血燥、而无寒湿者忌用。

12. 独味木蝴蝶治急性胃炎[14]

制法：木蝴蝶 20～30 张,将其焙干研细末,每服 2 克,黄酒送服,日服 2 次。本品有疏肝理气,和胃止痛之功。适用于急性胃炎症见肝胃气痛、腹胀、痞满等症。

13. 独味蒲公英治急性胃炎[14]

制法：蒲公英全草 15 克,清水煎 2 次,入酒酿 1 匙,混合后分 3 次服完。或将其炒黄研末,每服 3 克。本品有清热解毒,散滞健胃之功。适用于急慢性胃炎、消化性溃疡有热者。

使用注意：苦寒清泄之品,如果用量过大有导致腹泻之弊,宜慎之。

14. 独味佛手治急性胃炎[14]

制法：佛手 6 克(鲜品 12～15 克),清水煎,代茶频饮。本品有疏肝行气,和胃止痛之功。适用于急慢性胃炎属肝胃气滞者,症见脘腹胀满、胃痛纳呆、胁痛等症。

使用注意：阴虚有火、无气滞者慎用。

15. 独味金橘治急性胃炎[14]

制法：金橘饼 2～3 个,将其用清水煎,代茶频饮,日 1 剂。本品有疏肝行气,和胃止痛,消食化痰之功。适用于胃气滞所引起的胃脘胀痛、胁痛、嗳气以及食滞胃痛。

16. 独味沉香治急性胃炎[14]

制法：沉香细粉 2 克,将其用黄酒 80 毫升煎煮,1 次顿服。本品有行气止痛,温中止呕之功。一般胃痛均有良效,对胃寒气滞者尤其适宜。

使用注意：湿热及阴虚胃痛者禁用。

17. 独味木香治急性胃炎[14]

制法：广木香适量，将其用温水磨浓汁，入热酒调服。本品有行气止痛、健脾消食之功。适用于急性胃炎、脾胃气滞、脘腹胀痛。

使用注意：温燥辛散之品，气虚、阴虚者慎用。

18. 独味枳实治急性胃炎[14]

制法：枳实6～9克，将其炒至微黄，清水煎服，日1剂，代茶频饮。本品有行气除痞，化痰消积之功。适用于饮食积滞或胃肠气滞所致的胃脘胀痛。

使用注意：破气力强，能伤人正气，耗散真气、无气聚邪实者忌用，体虚和孕妇宜慎用。

⊙友情提示

平时注意饮食规律，定时定量，避免暴饮暴食。避免各种刺激性食物如烈性酒、浓茶生蒜等。同时避免食过硬、过辣、过冷、过热、过于粗糙的食物。进食时要细嚼慢咽。食物宜营养丰富、富含多种维生素，宜少食糖类和蛋白质，应避免酸性食物。

十七、胃　　痛

胃痛又称胃脘痛。是指以上腹胃脘部位近心窝处疼痛为主症的病证。可兼有腹胀、呕吐、便秘、食欲减退等症状，故又称"心口痛"或"肝胃气痛"，主要由外邪犯胃、饮食伤胃、情志不畅和脾胃素虚等，导致胃气郁滞、胃失和降，"不通则痛"。

1. 独味威灵仙治胃痛[11]

制法：威灵仙30克，清水煎去渣，加鸡蛋（去壳搅匀），红糖适量共煮熟温服，日1剂，日3次分服。本品有祛风除湿，通络止痛，逐饮消积，补益五脏，治脾虚弱之功。适用于胃痛。

使用注意：气虚血弱、无风湿、痰壅滞者忌用。有耗散真气之弊，宜暂用，不宜久服。

2. 独味生姜治胃痛[13]

制法：鲜生姜适量，香油适量，将鲜生姜洗净，切成薄片，带汁放在绵白糖里滚一下，放入烧至六七成熟的香油锅内，待姜片颜色变深，轻翻再稍炸一下，即可出锅，每次吃 2 片，饭前吃（热吃），每日 2～3 次。一般 10 日左右见效，半个月可痊愈。本品有温中止呕，温肺止咳，散寒解表，滋润胃肠，补益肝肾之功。适用于寒邪犯中焦或脾胃虚寒之胃痛。

使用注意：热证和阴虚患者慎用。久服损阴伤目，不宜多服久服。

3. 独味八角莲治胃痛[2]

制法：八角莲 6 克研细粉，温开水冲服，日 3 次。本品有解毒散瘀，消肿止痛之功。适用于胃痛。

使用注意：孕妇忌服。

4. 独味一支箭治胃痛[2]

制法：一支箭 15 克，清水煎服，日 1 剂，每日 3 次。或用一支箭干粉 3 克，温开水送服，每日 3 次。本品有清热解毒，活血散瘀，消肿止痛之功。适用于胃热痛。

5. 独味山蒌治胃痛[2]

制法：鲜山蒌 30 克，鸡蛋 1 只，清水煎，日 1 剂，每日 3 次，吃蛋喝汤。本品有祛风湿，强腰膝，止喘咳，行气止痛，补益五脏之功。适用于胃痛。

6. 独味广山楂根治胃痛[2]

制法：广山楂根 30 克，清水煎，代茶频饮，日 1 剂。本品有祛风止痛之功。适用于胃痛。

7. 独味广东土牛膝治胃痛[2]

制法：广东土牛膝 15 克，清水煎冲红糖适量，日 1 剂，分 3 次服。本品有清热解毒，凉血利咽之功。适用于胃痛等症。

使用注意：孕妇忌服，茎叶有毒，以叶的毒性最大，不宜多服久服，中病即止。

8. 独味凤尾草治胃痛[2]

制法：鲜凤尾草 150 克,捣烂绞汁,冲蜂蜜 15 克顿服,日 2 剂。本品有清热利湿,凉血止血,解毒之功。适用于胃痛。

9. 独味羊耳菊治胃痛

制法：羊耳菊 30 克,清水煎,日 1 剂,3 次分服。本品有散风清热,解毒消肿,健脾消积之功。适用于胃脘痛。

10. 独味两面针治胃痛[11]

制法：鲜两面针根 30 克,清水煎,代茶频饮,日 1 剂。本品有行气止痛,活血散瘀,祛风除湿之功。适用于胃脘痛、痞块。

使用注意：孕妇忌服。

11. 独味岗松根治胃痛[2]

制法：岗松根 30 克,清水煎,代茶频饮,日 1 剂。本品有清热利湿,杀虫止痒之功。适用于胃痛腹胀等症。

12. 独味鸡矢藤治胃痛[2]

制法：鸡矢藤根 60 克,清水煎,日 1 剂,早中晚 3 次分服。本品有除湿消食,止痛解毒之功。适用于胃痛。

13. 独味青木香治胃痛[2]

制法：青木香醋炒,研细粉,每服 10 克,分早晚 2 次,温开水送服。本品有清肺降气,止咳平喘之功。适用于胃痛。

14. 独味玫瑰花治胃痛[2]

制法：玫瑰花 10 克,清水煎,代茶频饮,日 1 剂。本品有理气解郁,和血止痛之功。适用于肝气犯胃型胃痛。

15. 独味金线风治胃痛[2]

制法：金线风 10 克,咀嚼去渣吞汁,或研细粉吞服。本品有清热解毒,祛风止痛,利尿之功。适用于胃痛。

16. 独味徐长卿治胃痛[2]

制法：徐长卿根研细粉,每服 6 克,日服,早晚 2 次,温开水送服。本品有祛风化湿,止痛止痒,活血解毒之功。用于胃腹胀痛。

使用注意：孕妇慎服。

17. 独味海螵蛸治胃痛[2]

制法：海螵蛸适量，研细粉，每服 3 克，日服 3 次，温开水送服或温黄酒送服。本品有和胃制酸，收敛止血之功。适用于胃酸过多所致胃痛。

18. 独味黄皮根治胃痛[2]

制法：黄皮根 60 克，清水煎，代茶频饮，日 1 剂。本品有健胃祛风，消肿止痛之功。适用于胃痛。

19. 独味黄荆子治胃痛[2]

制法：黄荆子 180 克，研细粉，每服 6 克，日服 3 次，温开水送服。本品有清热止咳，理气止痛，化痰祛湿之功。适用于胃肠绞痛，手术后疼痛。

使用注意：胃溃疡患者慎用。

20. 独味盘龙参治胃痛[2]

制法：盘龙参 6 克，大蒜 2 瓣（捣烂），开水冲服，日 2 次。本品有滋阴清热，润肺止咳，益气生津之功。适用于胃痛。

21. 独味芭蕉花治胃痛[4]

制法：芭蕉花 20 克，粳米 100 克，将芭蕉花研为细末，粳米入锅内加水煮粥，粥成后调入花末候温服食。日 1 剂，早晚 2 次分服。本品有平肝降气，化痰软坚，补脾和胃之功。适用于胃痛，症见胸膈饱胀、脘腹痞疼、吞酸反胃等。

22. 独味韭菜子治胃痛[4]

制法：韭菜子 250 克（炒黄研粉末），红糖 250 克，将韭菜子与红糖和匀。日服 3 次，每次 10 克，温开水送服。本品有温补肝肾，止血止痛之功。适用于胃脘疼痛。

使用注意：阴虚内热及疮疡、目疾者忌服。

23. 独味莱菔子治胃痛[4]

制法：莱菔子 9 克，炒为细末，开水冲服，日 3 次。本品有消食除胀，降气化痰之功。适用于食积胃痛。

使用注意：属耗气之品，气虚而无食积、痰滞者慎用。

24. 独味棉花子治胃痛[4]

制法：棉花子 21 克，用水 3 杯，煎成 1 杯，加黄酒半匙温服，日 1 次。本品有强壮补虚之功。适用于胃痛。

⊙ **友情提示**

胃痛者，应忌酒及辛辣刺激性食物，湿热证者，应忌油腻、甜食；寒证者，多热食；胃阴虚者，多饮水、果汁。疼痛发作时，可根据自身情况选择一些止痛方法，但不要滥用止痛药。寒证者，可用热水袋热敷胃部。若胃痛突然加剧，或伴有寒战、高热，或全腹硬满而痛拒按，或出现面色苍白、四肢发冷等情况，应立即请医生诊治，及时处理。

十八、呃　逆

呃逆是指胃气上逆动膈，气逆上冲，喉间呃呃连声，声短而频，不能自制为主要表现的病证。多由饮食不当，情志失调，寒邪蕴蓄，燥热内盛，气郁痰阻，或脾胃虚弱，正气亏虚等所致。

1. 独味山楂治呃逆[11]

制法：生山楂适量，将其榨汁口服。每次 15 毫升，日服 3 次，一般服 2～3 日可愈。本品有消食健胃，宽膈止呃之功。适用于顽固性呃逆。

2. 独味荔枝治呃逆

制法：荔枝连皮核 7 个，将其烧存性、研细末，白开水送服。本品有理气散寒，止呃逆之功。适用于寒凝气滞所致的呃逆不止。

3. 独味生铁落治呃逆[14]

制法：生铁落 60 克，将无锈生铁落置瓦片上烧红，倒入瓷碗中，加入食醋 15 毫升，待食醋蒸气升腾后，加温开水 200 毫升，趁热 1 次顿服。本品有平肝镇惊之功。适用于顽固性呃逆。

使用注意：元气衰败者忌用。

4. 独味韭菜子治呃逆[11]

制法：韭菜子 100 克，炒熟，研成细末。每服 5 克，日服 3 次，温开水送服。本品有温补肝肾，壮阳固精之功。适用于呃逆实证。

5. 独味砂仁治呃逆[11]

制法：砂仁 2 克，将砂仁慢慢细嚼。嚼碎的药末随唾液咽下。每天嚼 3 次，每次 2 克左右。本品有温暖脾肾，下气止痛，宽胸脯，疏气滞，化宿食，除呕逆之功。适用于呃逆实证。

6. 独味橘皮治呃逆[14]

制法：橘皮 10～30 克，清水煎代茶频饮，日 1 剂。本品有理气健脾，燥湿化痰，和胃止呕之功。适用于寒湿中阻、胃气上逆之呃逆。

使用注意：橘皮辛散苦燥，温能助热，舌赤少津及内有实热者慎用，无气滞者勿用。

7. 独味大蒜汁治呃逆[14]

制法：大蒜瓣 1～2 个，将其去皮，放口中嚼烂成汁，吞服。本品有暖脾胃，镇静之功。适用于呃逆，轻症者不必咽下，即可见效。

8. 独味人参治呃逆[14]

制法：人参 15 克，研细末，分 3 次用温开水送服。日 1 剂。本品有补脾益肺，生津止渴，大补元气之功。适用于气虚呃逆。

使用注意：人参甘温性升，如肝阳上亢、肺热痰多、火郁内热及湿阻热盛者均忌用。

9. 独味威灵仙治呃逆[14]

制法：威灵仙 30 克，将其与蜂蜜 30 毫升，清水适量煎，日 1 剂，代茶频饮，胃酸过少者可加入食醋少许。本品有通络止痛，逐饮消积，润肺止咳之功。适用于呃逆。

使用注意：脾虚便溏、中满腹胀、痰饮水肿者慎用或忌用。气虚血弱，无风湿、痰壅滞者忌用。

10. 独味生姜治呃逆[14]

制法：取新鲜多汁生姜 1 块，将其洗净，切成薄片，放入口中咀嚼,边嚼边咽姜汁。一般嚼 1～3 片后呃逆可止。本品有温中止呕,健胃散寒之功。适用于寒性呃逆。

使用注意:阴虚内热、热证出血、温热火毒证者忌用。伴有急性口腔炎、咽喉炎者慎用。

11. 独味柿蒂治呃逆[14]

制法:柿蒂 4 个,将其加适量清水煮沸 5～10 分钟,放置温凉后代茶频饮,日 1 剂。本品有降逆止呃之功。适用于胃气上逆之呃逆、呕哕。一般在服药后 3～12 小时内呃逆停止。

使用注意:本品不可与蟹及酒同食。

12. 独味丁香治呃逆[14]

制法:丁香 10～15 粒,将其细嚼,嚼时有大量唾液分泌徐徐咽下,待药味尽,将口内药渣咽下。本品有温中降逆,散寒止痛之功。适用于虚寒性呃逆。

使用注意:阳热诸证及阴虚内热者禁服。

13. 独味连翘心治呃逆[14]

制法:连翘心适量,将其炒焦清水煎服,或研细末,每次 10 克,日 3 次。本品有清热解毒,清心火,止呃逆之功。对各种原因所致呃逆均有良效。

使用注意:脾胃虚弱、气虚发热、痈疽已溃、脓稀色淡者忌服。

14. 独味刀豆治呃逆[14]

制法:刀豆适量,将其烧灰存性,研为细末,每服 6～9 克,温开水送服,日服 2 次。亦可用老刀豆(或刀豆壳)30 克,清水煎,代茶频饮。本品有温中下气,益肾补元,利肠胃,止呃逆之功。适用于虚寒性呃逆。

15. 独味芦根治呃逆[2]

制法:鲜芦根 100 克,冰糖 50 克,将芦根洗净切段,与冰糖一同水煎取汁,候冷,代茶频饮,日 1 剂。本品有清热生津,除烦止呕,补脾缓中之功。适用于胃热呃逆。

使用注意:凡脾胃虚寒或寒咳吐呕者忌服。

16. 独味枇杷叶治呃逆[2]

制法：枇杷叶 30～90 克，刷去毛，以清水浓煎 1 碗倒出，再将清水煎 20 分钟，将 2 次汁液混合分 2 次服，日 1 剂。本品有清肺止咳，和胃降逆之功。适用于胃热呃逆。

使用注意：胃寒呕吐、寒证咳嗽者不宜用。

17. 独味何首乌治呃逆[1]

制法：制首乌 30 克，鸡蛋 1 只，将何首乌放在砂锅内，加水 600 毫升，煎至 300 毫升，去渣后打入鸡蛋，日 2 次，服药吃蛋，连用 3 日。本品有补益精血，滋阴清热，熄风安神之功。适用于顽固性膈肌痉挛所致的呃逆。

使用注意：炮制及煎煮时忌铁器，服药期间忌食无鳞鱼、萝卜、葱、蒜、猪羊血。

18. 独味韭菜治呃逆[11]

制法：鲜韭菜 200 克，洗净，捣烂，取汁加入牛乳半杯。煮沸后，待温缓缓咽下，日数次。本品有强壮健胃，提神温暖之功。适用于呃逆。

19. 独味生山楂治呃逆[14]

制法：生山楂 500 克，压碎、绞汁，每服 15 毫升，日服 3 次。本品有消食化积，行气散瘀之功。适用于食积所致的呃逆。

20. 独味皂角治呃逆[1]

制法：取干燥皂角 10 克，放在药臼中，嘱患者自己动手将其反复捶捣。在此过程中，患者鼻孔对准药臼，使因用力捣臼而飞扬起来的皂角粉末及其辛窜之气吸入鼻腔内，即可引起连续打喷嚏，呃逆也就会随之而立刻停止。本品有祛痰止咳，开窍通闭之功。用少许新研细的皂角粉末直接吸入鼻腔内，亦可收到同样止呃逆的效果。

21. 独味壁虎治呃逆[1]

制法：壁虎（即守宫）2 克，将鸡蛋一头打开装入壁虎，仍封固蒸熟。每日服 1 个。连服数个，如见症状减轻，可再服。本品有祛风定惊,解毒散结,补气养血之功。适用于呃逆。

使用注意:阴虚血少,津伤便秘者慎服。

22. 独味蝼蛄治呃逆[1]

制法:蝼蛄 3 克(焙研),牛乳 1 匙,沸水冲服,日 3 次。本品有利水通淋,消肿解毒,补胃之功。适用于呃逆。

使用注意:体虚者慎服,孕妇禁服。

⊙**友情提示**

顽固性呃逆发作时一定要卧床休息,并积极治疗。慢性虚衰后期出现呃逆者,多为病情恶化,胃气将绝,元气欲脱的危象。平时应注意对本病的预防和调护,患者应保持精神舒畅,避免过喜、暴怒等情志刺激,注意防寒保暖,避免外邪侵袭,饮食宜清淡,忌食生冷、辛辣、肥腻,避免饥饱失常。

十九、呕　吐

呕吐是指胃内容物经口吐出体外的一种复杂的反射性动作。其中可将有害物质排出,具有一定的保护性作用,但剧烈持久的呕吐可以引起电解质紊乱及代谢性碱中毒、营养障碍等。一般以有物有声谓之呕,有物无声谓之吐,无物有声谓之干呕。

1. 独味代赭石治呕吐[18]

制法:代赭石 120 克,打碎、清水煎 20 分钟左右,用 3 层纱布过滤,去渣取汁,将药液 1 次服完。本品有平肝潜阳,重镇降逆之功。适用于呕吐。

使用注意:孕妇、脾虚腹胀、纳呆便溏和中气下陷者慎用。

2. 独味柿饼治呕吐[1]

制法:干柿饼 60 克,捣成泥状,每服 10 克,温开水送服,日 3 次。本品有清热生津,健脾开胃之功。适用于反胃呕吐。

使用注意:本品不可与蟹及酒同食,凡外感咳嗽、中寒腹痛及脾虚下痢者均不宜食柿。

3. 独味乌梅治呕吐[18]

制法：乌梅12克,将乌梅与冰糖用清水煎服,代茶频饮,日1剂。本品有敛肺涩肠,和胃安蛔,补脾缓中之功。适用于蛔厥呕吐。

使用注意：表邪未解者忌用,多食损齿伤骨,蚀脾胃令人发热。

4. 独味芦根治呕吐[2]

制法：将50克的芦根,用适量的水煎浓汁。代茶频饮,日1剂。本品有清热生津,除烦止呕之功。适用于胃热呕吐。

使用注意：凡脾胃虚寒、寒咳呕吐者忌服。

5. 独味伏龙肝治呕吐[2]

制法：伏龙肝60克,清水煎,取汁1次服下,日1剂。本品有温经止血,温中止呕之功。适用于胃寒呕吐、妊娠呕吐。

使用注意：出血呕吐、腹泻属热证者忌用。

6. 独味姜半夏治呕吐[2]

制法：姜半夏15克,清水煎汤,日1剂,每日服2次。本品有燥湿化痰,降逆止呕,消痞散结之功。适用于反胃呕吐。

使用注意：本品有毒,肝肾功能不全者及孕妇忌用。阴虚燥咳、咯血、吐血、内热津伤者忌用。

7. 独味灯台树根治呕吐

制法：灯台树根9克,蜂蜜15克,将灯台树根洗净蘸蜂蜜吃,日服2次,每日1剂。本品有滋阴养胃,止呕除秽之功。对因胃火上炎引起的恶心或呕吐有良效。

8. 独味生姜治呕吐[18]

制法：生姜15克,清水煎,温热服,日1剂,日服2次。本品有散寒解表,温中止呕之功。适用于胃寒呕吐。

使用注意：热证和阴虚患者慎用。

9. 独味橘皮治呕吐[4]

制法：橘皮10克,清水煎,姜汁适量冲服,日1剂,每日2次。

本品有理气健脾,燥湿化痰,温中止呕之功。适用于脾胃不和、胃失和降之呕吐。

使用注意:辛散苦燥、温能助热,故舌赤少津及内有实热者,慎用。

10. 独味藿香治呕吐[4]

制法:藿香 15 克,将藿香制为粗末,放入杯中,冲入沸水,加盖焖 15～20 分钟,代茶频饮,日 1 剂。本品有行气化湿,和中止呕之功。适用于寒湿困脾、胃失和降之呕吐证。

使用注意:本品温散,有助热升火之力。胃热呕吐、脾胃虚极呕吐者忌服。

11. 独味鱼腥草治呕吐[4]

制法:鱼腥草 120 克,用箬壳包好,置炭火中煨熟后,水煎去渣,冲入红糖,代茶频饮。日 1 剂。本品有清热解毒,利尿通淋之功。适用于胃热呕吐。

使用注意:虚寒证及阴性外疡者忌服。

12. 独味刀豆壳治呕吐[11]

制法:刀豆壳 30 克,清水煎,加适量红糖待温服,日 2 次,每日 1 剂。本品有温中下气,利肠胃,止呕逆之功。适用于胃寒呕吐。

13. 独味花椒治呕吐[11]

制法:花椒 9 克,清水煎,日 2 次,每日 1 剂。本品有温中止痛,解毒杀虫之功。适用于胃寒腹痛致呕吐。

使用注意:阴虚火旺者禁用。孕妇忌用。

14. 独味莱菔子治呕吐

制法:莱菔子 10 克,打碎,清水煎,代茶频饮,日 1 剂。本品有消食除胀,降气化痰之功。适用于胃失和降致呕吐。

15. 独味白豆蔻治呕吐[11]

制法:白豆蔻 10 克,清水煎,待温服,日 1 剂,每日 2 次。本品有行气化湿,和中止呕之功。适用于寒湿困脾致呕吐。

使用注意：阴虚血燥、津液不足、无寒湿者慎用。

16. 独味羊奶治呕吐[13]

制法：鲜羊奶适量，将羊奶煮沸，每次饮1杯，日2次。本品有滋阴养胃，补虚损，润五脏之功。适用于阴虚所引起的反胃、干呕等症。

17. 独味枇杷叶治呕吐[13]

制法：枇杷叶20片，醋适量，将枇杷叶洗净阴干四五日，将枇杷叶放入约750毫升的广口瓶中，加满醋后盖好盖子，保存2个月即可饮用。冬天每2日喝1次，夏天每日喝1次，每次30毫升。本品有降逆止泻，解毒和胃之功。适用于因胃病而引起的恶心、呕吐等症。

使用注意：寒嗽及胃寒呕逆者慎用。

18. 独味梵天花治呕吐[4]

制法：鲜梵天花根60～90克，加红糖15克，冲开水炖服。日1剂，2次分服。本品有健脾利湿，活血解毒，缓中之功。适用于因跌打损伤、呕吐不能食或食入即吐。

使用注意：孕妇慎服。

19. 独味木槿花治呕吐[2]

制法：木槿花6克，研末，用糯米汤送服，每日服2次。本品有清湿热，凉血润燥之功。适用于反胃呕吐。

20. 独味鸡内金治呕吐[2]

制法：鸡内金10克，炒黄研细粉，温黄酒，适量送服，每日2次。本品有健胃消食，涩精止遗之功。适用于反胃呕吐、食滞胀满。

使用注意：脾虚无积者慎服。

⊙友情提示

呕吐时，家属应轻拍患者背部，切勿把呕吐物咽下，吐后要用温开水漱口，呕吐后患者不能立即进食，应间隔一段时间后，给予清淡饮食,意识不清患者及小儿呕吐时,应将头转向一侧,以免吸入气管引起窒息。

二十、消化性溃疡

消化性溃疡是指发生在胃和十二指肠的慢性溃疡,因溃疡形成与胃酸胃蛋白酶的消化作用有关而得名。

1. 独味生姜治消化性溃疡[14]

制法:鲜生姜 250 克,猪肚 1 只,将猪肚洗净,纳入切成片的生姜两头扎好,放天砂锅内用文火煨熟,去姜不用,猪肚切丝,蘸酱油佐餐食用,汤亦同饮。3 日 1 剂,连服 10 剂。本品有温中散寒,补脾和胃之功。适用于脾胃虚寒型胃、十二指肠溃疡。

2. 独味白鲜皮粉治消化性溃疡[14]

制法:白鲜皮适量,将其研为细粉,每服 5 克,日服 2 次。本品有清热燥湿,祛风解毒之功。适用于消化性溃疡属热者。

使用注意:本品苦寒,虚寒患者慎用。

3. 独味砂仁治消化性溃疡[14]

制法:砂仁适量,将其研为细末,每服 1 克,日服 2 次,连服 7 天为 1 疗程。停药 1 天,从第 9 天开始,每次 1.5 克,日服 1 次,连服 7 天,为第 2 疗程,一般 2 个疗程病即告痊愈。本品有行气化湿,温脾和胃之功。对寒湿气滞所致的胃、十二指肠溃疡的胃脘痛、腹胀嗳酸症状有显效。

使用注意:辛香宜散之品,阴虚血燥、火热内炽者慎用。

4. 独味地龙粉治消化性溃疡[14]

制法:地龙适量,将其焙干研粉,每服 2 克,日服 3 次,饭后 1 小时服用。本品有清热定惊,通络平喘,利尿通淋之功。适用于消化性溃疡。

使用注意:脾胃虚弱、大便溏泻者宜慎用。

5. 独味蚤休治消化性溃疡[14]

制法：蚤休 20 克，将其切碎，用冷水浸透，塞入洗净的猪肚内煲熟，去药渣，吃猪肚，1 剂分 2 天服食。每隔 4 天服 1 剂，一般服用 3 剂，严重病情者服 4～5 剂即告痊愈。本品有清热毒，消痈肿，补虚损，健脾胃之功。适用于消化性溃疡属热症者。

使用注意：气虚、血虚、阴证疮疡、妊娠等皆当慎用。

6. 独味饴糖治消化性溃疡[14]

制法：饴糖 1～2 匙，用温开水冲服，日 2 次。本品有缓中补虚，健脾和胃之功。适用于脾胃虚寒型消化性溃疡疼痛。

7. 独味地榆治消化性溃疡[14]

制法：地榆 20 克，清水煎，日 1 剂，3 次分服，20 天为一疗程。本品有凉血止血，解毒敛疮之功。适用于消化性溃疡和慢性胃炎属热证者。

使用注意：收涩凉血之品，虚寒血症及出血有瘀者忌用。

8. 独味吴茱萸治消化性溃疡[14]

制法：吴茱萸 3～6 克，将其研细末，生姜汤送服，日 1 剂。本品有散寒止痛，降逆止呕之功。适用于寒气凝滞之胃溃疡、胃脘痛。

使用注意：无寒湿滞气及阴虚火旺者禁服。

9. 独味延胡索治消化性溃疡[14]

制法：延胡索 9 克，研末，日 1 剂，每日 3 次，每次 3 克，温黄酒送服。本品有活血化瘀，行气止血之功。适用于胃、十二指肠溃疡属气滞血瘀者，症见胃脘部钝痛或刺痛拒按。

使用注意：孕妇忌用，气虚、血虚致诸痛者慎用。

10. 独味黑胡椒治消化性溃疡[14]

制法：黑胡椒 7 粒，研细末，取鸡蛋 1 枚，磕入碗中，与药末搅匀，用沸水将鸡蛋冲熟饮服，每日清晨空腹 1 剂，病重者临睡前加服 1 剂，1 个月为 1 疗程。本品有温中散寒止痛之功。适用于胃、十二指肠溃疡属虚寒型者，症见胃脘痛、喜温喜按。

11. 独味白芷治消化性溃疡[14]

制法：白芷 10 克,将其加清水 750 毫升,煎 20 分钟,代茶频饮,每日 2～3 次,连服 15～30 日。本品有散风除湿,通窍止痛,消肿排脓之功。适用于消化性溃疡,预防溃疡复发。

使用注意：本品辛散温燥,能耗气散气,故阴虚血热者忌服。

12. 独味肉桂治消化性溃疡[14]

制法：肉桂适量,研细末,每次 1.5～3 克,温开水送服,每日 3 次。本品有补火助阳,散寒止痛,温经通脉之功。适用于胃、十二指肠溃疡属虚寒型者,症见胃脘痛、喜温喜按。

使用注意：阴虚火旺、里有实热、血热妄行、出血及孕妇均禁服。

13. 独味侧柏叶治消化性溃疡[11]

制法：侧柏叶 25 克,加水 400 毫升,煎至 200 毫升,顿服,日 3 次。本品有凉血止血,清热平肝之功。适用于消化性溃疡所致的吐血。

使用注意：苦寒性涩,出血而有瘀血者慎用。

14. 独味鸡内金治消化性溃疡[11]

制法：鸡内金适量,微炒、研细末,每次 6 克,温开水加入适量蜂蜜,早晚餐前 1 小时服,每日 2 次。本品有消食健胃,涩精止遗之功。适用于消化性溃疡致脘腹胀满。

15. 独味朱砂根治消化性溃疡[11]

制法：朱砂根 0.3～0.6 克,每晚生嚼吃。本品有祛风除湿,活血散瘀,消炎止痛之功。适用于消化性溃疡。

使用注意：孕妇慎用。

16. 独味水田七治消化性溃疡[11]

制法：水田七 10 克,清水煎,日 1 剂,3 次分服。本品有凉血散瘀,消炎止痛之功。适用于胃、十二指肠溃疡。

使用注意：孕妇忌用。

17. 独味水三七治消化性溃疡[11]

制法：水三七适量,切片焙干,研成细粉吞服,每次 3 克,日服

3次。本品有清热解毒,止咳祛痰,理气止痛之功。对于胃溃疡引起疼痛及溃疡愈合,均有独特疗效。

使用注意:孕妇禁服,有毒之品,服用过量易致吐泻,严重者会引起大量出血。

18. 独味牡荆子治消化性溃疡[11]

制法:牡荆子9克,清水煎,日1剂,每日3次。本品有化湿祛痰,止咳平喘,理气止痛之功。适用于胃、十二指肠溃疡。

19. 独味椿皮治消化性溃疡[11]

制法:椿皮15克,清水煎,日1剂,每日3次。本品有清热燥湿,止血,杀虫之功。适用于消化性溃疡。

使用注意:泻痢初起及脾胃虚寒者慎服。

20. 独味石仙桃治消化性溃疡[11]

制法:石仙桃全草30克,清水煎,日1剂,每日3次。本品有养阴清热,利湿,散瘀之功。适用于胃、十二指肠溃疡。

⊙**友情提示**

有消化性溃疡的患者,应尽量避免外界一切不良刺激,戒烟酒,建立乐观情绪,保持精神愉快,养成合理的工作和生活规律。患者在活动期要适当休息,保证充足的睡眠,注意劳逸结合,尽量减少各种不良刺激和剧烈运动。饮食要卫生有规律,以少量多餐,定时定量为原则,以易消化食物为主,避免生冷及刺激性食物,并发胃大量出血或胃穿孔时,应暂时禁食,及时就医。

二十一、胃 下 垂

胃下垂下指人在站立时胃全部(包括胃大弯和胃小弯)下降至不正常的位置,胃的下缘垂坠于盆腔,胃小弯弧线的最低点降至髂嵴连线(约在肚脐水平线)以下。患者平素身体瘦弱,胸廓狭长,以及经常压迫胸部和上腹部也容易患胃下垂。平素体肥胖但因某种原因骤然消瘦,妇女生育后,腹压突然下降,以及长期从事站立工作或卧床少动的人也容易患胃下垂。

1. 独味苍术治胃下垂[14]

制法:苍术 20 克,清水煎,代茶频饮,日 1 剂。本品有燥湿健脾,祛风散寒之功。适用于胃下垂。

使用注意:阴虚火旺、吐血衄血、气虚多汗者忌用。

2. 独味黄芪治胃下垂[14]

制法:黄芪适量,研为细末,每次 10 克,每日 3 次,饭前 1 小时,温开水送服。本品有补气升阳,生津养血,行滞通痹,敛疮生肌之功。适用于胃下垂。

使用注意:黄芪升阳助火,内有实热、肝阳上亢、气火上冲或湿热气滞、或表实邪盛者忌用。

3. 独味枳壳治胃下垂[16]

制法:枳壳 20 克,清水煎,日 1 剂,每日 3 次,连用 2 周为 1个疗程。本品有破气除痞,化痰消积之功。适用于胃下垂。

使用注意:枳壳为破气之品,能伤人正气,耗散真气,无气聚邪实者忌用,体虚和孕妇宜慎用。服药期间忌食辛辣刺激性食物。

4. 独味龙眼肉治胃下垂[14]

制法:龙眼肉 120 克,猪膀胱洗净,将龙眼肉塞入猪膀胱内,隔水炖烂,食肉饮汤。日 1 剂,分次服食。本品有健脾益胃,升补中气之功。适用于脾胃虚弱所致的胃胀痛、胃下垂。

5. 独味韭菜子治胃下垂[14]

制法:韭菜子 60 克,捣烂,加蜂蜜 120 克,开水冲服,日 1～2次。本品有补益肝肾,壮阳固精,补中润燥之功。适用于胃下垂。

使用注意:脾虚便溏、中满腹胀、痰饮水肿慎用或忌用。

6. 独味仙人掌治胃下垂[14]

制法:仙人掌(或仙人球)60 克,去刺,与猪瘦肉 30 克,同剁为肉泥,加清水炖熟,睡前服食,每日 1 剂,30 天为 1 疗程。本品有行气活血,健胃止痛之功。适用于胃下垂。

7. 独味丝瓜络治胃下垂[14]

制法：丝瓜络 120 克，猪肚 1 只，洗净，加入干丝瓜络 60 克，煎煮 90 分钟，至猪肚烂熟为度，去丝瓜络，取余下的干丝瓜络 60 克研细粉与猪肚一起分 3 天作 9 次服，每次饭前 30 分钟加热温服，6 天为 1 疗程，每疗程间隔 2 天。本品有养胃健脾，通络活血之功。适用于胃下垂。

使用注意：风湿痹痛偏于寒湿者不宜服用。

8. 独味紫河车治胃下垂[14]

制法：紫河车(健康产妇的胎盘)1 具，焙干研细末，每次 1.5 克，日服 3 次。本品有温肾补精，益气养血之功。适用于气血虚弱之胃下垂。

使用注意：峻补之品，有实邪、身体壮实者忌服。

9. 独味白术治胃下垂[14]

制法：白术 250 克，先将鲜猪肚 1 只洗净，正面朝外，再将用水浸透白术放入猪肚内，两端用线扎紧，放入大瓦罐内(罐内须用洗净碎瓦片垫在底上，以免猪肚粘在罐底上)，加水令满，置火上，煮 1 日，将猪肚内白术取出晒干，焙枯、研成极细末，每次 3 克，每日 3 次，空腹时用米汤送下，开水亦可(猪肚可切细脍食)。服完 1 剂后，可继续按上法配制，5 剂为一疗程。本品有养胃健脾，补虚损之功。适用于脾胃虚弱致胃下垂者。轻者一疗程可愈，重症者可连用 3 个疗程。

使用注意：本品甘补苦燥而性温，对实邪内壅、阴虚内热、津液不足者皆忌用。

10. 独味蚕蛹治胃下垂[14]

制法：蚕蛹适量研细粉，每次 3 克，白开水送服，每日分早晚 2 次服。本品有杀虫疗疳，生津止渴之功。适用于胃下垂。

11. 独味白胡椒治胃下垂[14]

制法：白胡椒 9～15 克，将其用纱布包裹，放入洗净的猪肚内，炖烂熟，饮汤食肉。本品有温中散寒，健脾和胃之功。适用于胃下垂属中焦虚寒者。

12. 独味小茴香治胃下垂[14]

制法：小茴香适量，研细末，每服3～5克，每日3次。本品有散寒止痛，理气和胃之功。适用于胃下垂属虚寒者。

使用注意：辛温能助阳动火，热证、阴虚火旺者忌用。

13. 独味柴胡治胃下垂[5]

制法：醋柴胡20克，清水煎，文火煮沸后，代茶频饮。日1剂。一般需连续服用1～3个月。本品有升阳举陷，舒肝清热之功。适用于胃下垂。

14. 独味鸡内金治胃下垂[4]

制法：在锅内放入米糖（米糠∶鸡内金＝10∶1），在火上炒至黄褐色，然后放入鸡内金再炒，炒至鸡内金像虾片似的胀起来时，将锅从火上拿下，稍冷却后，筛去米糠，将鸡内金研成细粉末状。成人服1～2克，小儿每服0.5克，日服3次，使用的鸡内金一定要附有黄的薄膜。本品有消食健胃，涩精止遗之功。适用于胃下垂。

使用注意：脾虚无积者慎服。

15. 独味蛋壳治胃下垂[1]

制法：蛋壳放锅内炒烤至咖啡啡色后，研成粉末，每服5克，每日3次，可加水调匀后服用，饭前1小时服，一般服用半个月即可见效。本品有补益五脏，健脾和胃之功。适用于胃下垂。

⊙**友情提示**

胃下垂是气虚下陷，治疗宜补中益气，故宜食用易消化而富含营养的食品，如糯米粥、蛋、奶、瘦肉、鱼、家禽、猪肝、蔬菜等。酵母类食物尤为相宜。饭后不要立即做剧烈运动或强体力劳动。最好能平卧片刻，加强体育锻炼以提高腹肌力量，有利于胃的韧带重新将胃恢复到原位。

二十二、腹　泻

腹泻是指每日排便次数超过 3 次,粪质稀薄(含水量>85％),或含未消化食物或脓血、黏液。临床分急性腹泻和慢性腹泻。急性腹泻发病急剧,病程在 2～3 周之内。腹泻超过 4 周者为慢性腹泻。

1. 独味山楂治腹泻[14]

制法:山楂(炒焦)适量,研细末,白糖水冲服,成人 9 克,患儿 6 克,日服 3 次。本品有消食导滞,化瘀行滞之功。适用于湿热壅滞型腹泻。

2. 独味炮姜治腹泻[14]

制法:炮姜适量,研细末,每次 6 克,每日 2 次,米饮调服,空腹时服。本品有温中止泻之功。适用于脾胃虚寒所致的腹泻。

3. 独味诃子治腹泻[14]

制法:诃子(煨)适量,研细末,每服 6 克,每日 3 次。本品有涩肠止泻之功。适用于虚寒性腹泻。

使用注意:凡外邪未解、内有湿热痰火而正不虚者忌用。

4. 独味鸡蛋治腹泻[14]

制法:鸡蛋 2 只,将鸡蛋煮熟,趁热时剥壳,置于碗中,加食醋 50 克,将蛋捣开一并服下,在晚饭前服,日 1 剂。本品有补气养血,解毒和胃,涩肠止泻之功。适用于五更泻。

使用注意:胸腹有痰积、食滞、脾胃湿盛、痿痹、筋脉拘急及外感初起者应慎用。

5. 独味青皮治腹泻[14]

制法:青皮适量,焙干研细末,每次 10 克,以米饮送服,每日 2 次。本品有疏肝破气,消积化滞,止泻抗菌之功。适用于食滞腹泻。

使用注意:青皮性烈耗气,久用过用伤伐正气,气虚忌用,宜慎。

6. 独味荷叶蒂治腹泻[14]

制法：荷叶蒂(或荷梗)，30～60 克，清水煎，兑饴糖适量，日 1 剂，每日 3 次。本品有升发清阳，止血止泻之功。适用于久泻久痢。

7. 独味莲子治腹泻[14]

制法：莲子适量，研为细末，每次 6 克，每日 3 次，米汤送。本品有补脾涩肠，益肾涩精之功。适用于脾气虚弱所致的久泻。

使用注意：凡由湿热、实邪所致的泄泻者慎用。

8. 独味薏苡仁治腹泻[14]

制法：薏苡仁 30～60 克，将其用文火炒至微黄，清水煎，日 1 剂，2 次分服。本品有健脾利湿止泻之功。适用于脾虚久泻。

9. 独味黄连治腹泻[14]

制法：黄连 250 克，将其放入黄酒 2 000 毫升中浸泡，以瓦器置甑上蒸烂，取出晒干，为末滴水为丸，每次 50 丸，食前温水送服，每日 2 次。本品有清热利湿，泻火解毒之功。适用于湿热壅滞所致的腹泻。

使用注意：阴虚烦躁、脾虚泻泄、五更肾泻、产后血虚、痘疹气虚作泄当慎用或忌用。

10. 独味干荔枝治腹泻[14]

制法：干荔枝 12～24 枚，清水煎，日 1 剂，喝汤食荔枝。本品有健脾生津，和胃益气之功。适用于脾虚泄泻。

11. 独味黄芪治腹泻[14]

制法：黄芪 50 克，清水煎，日 1 剂，代茶频饮。本品有补气升阳，行滞通痹之功。适用于中气虚损所致的慢性腹泻。

使用注意：黄芪升阳助火，内有实热、肝阳上亢、气火上冲或湿热气滞者均当忌用。

12. 独味苹果治腹泻[14]

制法：苹果 1～2 个。将其隔水炖熟，去皮，每次服 1～2 个，日服 2 次。另法，用苹果干燥粉剂 15 克，空腹时温开水调服，日 3

次。本品有健脾益胃,生津润燥,涩肠止泻之功。适用于慢性腹泻、神经性结肠炎、肠结核初期。

13. 独味苦参治腹泻[19]

制法:苦参 20 克,清水煎,去渣,顿服,日 1~2 剂。本品有清热燥湿,杀虫利尿之功。适用于湿热壅滞所致的腹泻。

使用注意:脾胃虚寒者忌服,胃弱者慎用。

14. 独味扁豆花治腹泻[19]

制法:扁豆花适量,焙炒研末,每服 3 克,以米汤送服,日服 3 次。本品有清暑湿,和脾胃之功。适用于暑湿内伤所致的腹痛腹泻。

使用注意:不宜多食,以免壅气伤脾而致脘腹胀满。

15. 独味艾叶治腹泻[19]

制法:鲜艾叶 500 克,清水煎,候温浸洗脚 20 分钟左右,每晚 1 次。本品有散寒止痛,温经止血之功。适用于脾胃虚寒所致的腹泻。

16. 独味茅莓根治腹泻[19]

制法:茅莓根适量,研极细末,每次 3 克,日服 3 次。本品有活血消肿,清热解毒之功。适用于湿热所致的腹泻。

17. 独味仙鹤草治腹泻[18]

制法:仙鹤草 15 克,清水煎,日 1 剂,代茶频饮。本品有收敛止血,补虚止痢之功。适用于伤食腹泻。

使用注意:外感初起、泄泻发热者忌用。

18. 独味生姜治腹泻[18]

制法:生姜 60 克,捣汁,冲黄酒热服,日 2 剂。本品有散寒解表,温中止呕之功。适用于脾胃虚寒食面类而致的腹泻。

19. 独味吴茱萸治腹泻[11]

制法:吴茱萸 9 克,清水煎,加少许盐,日 1 剂,每日 2 次。本品有散寒止痛,助阳止泻之功。适用于肝郁乘脾所致的脾虚腹泻。

使用注意:不宜多服久服,阴虚火旺者忌用,孕妇慎用。

20. 独味胡颓子果治腹泻[11]

制法：胡颓子果 15 克,清水煎,日 1 剂,日服 2 次。本品有补脾胃之功,适用于脾虚腹泻,不思饮食。

21. 独味木半夏治腹泻[11]

制法：木半夏根 30 克,清水煎去渣,加红糖少许,日 1 剂,一日分 2 次服。本品有收敛消肿,平喘止泻之功。适用于慢性腹泻。

22. 独味槐花治腹泻[11]

制法：槐花 10 克,清水煎,日 1 剂,代茶频饮。本品有清热凉血之功。适用于湿热腹泻。

使用注意：脾胃虚寒者慎服。

23. 独味厚朴治腹泻[11]

制法：厚朴 3 克,清水煎,日 1 剂,每日 3 次。本品有行气化湿,导滞除痞之功。适用于脾胃不和所致的腹泻。

使用注意：内热伤津、脾胃虚弱者及孕妇慎用,气喘胸满因虚者忌用。

24. 独味海金沙治腹泻[11]

制法：鲜海金沙 30 克,炒白米少许,共捣烂,以温开水 500 毫升冲服。本品有利尿通淋,止痛之功。适用于湿热所致的腹泻。

使用注意：凡外感风寒、内伤生冷、脾胃虚寒、肾阳虚衰等证不宜单味药大量长期服用。

25. 独味穿心莲治腹泻[11]

制法：穿心莲适量,研细末,每次 2 克,每日 3 次。本品有清热解毒,凉血消肿之功。适用于热泻日久。

26. 独味山药治腹泻[11]

制法：山药适量,烘干,研细末,每次 30 克,日服 3 次,连服 3～5 日显效。本品有补脾养胃、补肾涩精之功。适用于脾虚食少,久泻不止。

使用注意：本品养阴而兼涩性,能助湿,故湿盛中满或有积滞、大便秘结者不宜服用。

27. 独味玉米芯治腹泻[11]

制法：玉米芯适量，煅存性，研细末，每服 15 克，每日 3 次。本品有调中开胃、利尿之功。适用于肠炎腹泻。

28. 独味豨莶草治腹泻[11]

制法：豨莶草 15 克，清水煎，日 1 剂，每日 3 次。本品有清热解毒、祛风通络之功。适用于湿热腹泻。

使用注意：外感风寒、内伤生冷、脾胃虚寒、肾阳虚衰等证忌单味药大量服用。

◉友情提示

本病在预防调护方面，患者应起居有常，增强体质，防止风寒湿邪侵袭，调畅情志，饮食有节，以清淡、富营养、易消化食物为主。避免进食生冷不洁及难消化或清肠润滑食物，注意观察患者粪便的颜色、性状、气味和量，可协助诊断。同时还应观察腹泻的伴随症状如发热、恶心、呕吐、口渴，皮肤弹性减弱等。

二十三、便　　秘

便秘是指类便在肠道内滞留过久，秘结不通，排便周期延长，或周期不长但粪质干结，排出艰难，或粪质不硬，虽有便意但便而不肠的病证，一般来说，排便次数≤3 次/周或 25% 以上时间粪质软硬或呈硬球状，可诊断为便秘。

1. 独味番泻叶治便秘[14]

制法：番泻叶 3 克，用沸水冲泡，日 1 剂，代茶频饮。本品有泻下通便之功。适用于热结便秘。

使用注意：番泻叶属苦寒泻下之品，用量不宜过大，泡服力强，作丸则缓，体虚中寒泄泻以及孕妇皆忌用。

2. 独味胡桃肉治便秘[14]

制法：胡桃肉 5 枚，每晚临睡前服用，温开水送下，便通后可以每天食3～5枚,连服1～2个月。本品有补肾温阳,润肠通便之功。适用于肾阳虚所致的习惯性便秘。

使用注意:本品为温补助阳之品,凡痰火积热或阴虚火旺者忌用。

3. 独味决明子治便秘[14]

制法:决明子15克,清水煎,代茶频饮,日1剂。本品有清热明目,润肠通便之功。适用于湿热蕴结所致的便秘。

使用注意:脾虚便溏、中气下陷、脾肾阳虚者忌用。

4. 独味鲜桑椹治便秘[14]

制法:鲜桑椹绞汁,每服15克,日服3次。本品有滋阴补血,生津润燥之功。适用于肠燥便秘。

使用注意:质润主降,对脾虚便溏及肾虚无热者忌用。

5. 独味芦荟叶治便秘[16]

制法:芦荟叶(新鲜)25克,捣碎、过滤取汁,日2次,每次10毫升内服。连服2～3日见效。本品有泻热导滞,消疳杀虫,清热凉肝之功。适用于顽固性便秘。

使用注意:脾胃虚寒、肠胃无积滞、实火,孕妇均忌用。

6. 独味肉苁蓉治便秘[16]

制法:肉苁蓉18克,清水煎,日1剂,每日3次分服。本品有补肾益精,润肠通便之功。适用于肾阳不足、精血亏损之肠燥便秘。

使用注意:本品温燥,凡属肾虚火旺、肠胃实热、大便秘结者忌服。

7. 独味生地黄治便秘[16]

制法:生地黄30克,清水煎,日1～2剂,代茶频饮。本品有清热凉血,养阴生津之功。适用于习惯性便秘。

8. 独味草决明治便秘[14]

制法:草决明30克,清水煎,日1剂,2次分服。本品有润肠通便之功。适用于习惯性便秘。

9. 独味柏子仁治便秘[14]

制法：柏子仁10克，将柏子仁研细末，用沸水冲服，每日清晨空腹服下。本品有润肠通便之功。适用于习惯性便秘及老年性便秘。

10. 独味香蕉治便秘

制法：香蕉2只，每日清晨空腹食下。本品有滋养润肠之功。适用于习惯性便秘。

11. 独味火麻仁治便秘[16]

制法：火麻仁15克，捣烂，冰糖15克，清水煎，日1剂，每日3次分服。本品有清热生津，润燥滑肠之功。适用于脾阴弱而致的肠胃燥热，老年性便秘。

使用注意：脾虚便溏，阴虚滑泻者忌用。用量过大可发生中毒，当注意。

12. 独味木耳治便秘

制法：黑木耳20克，蜂蜜30毫升，将黑木耳用温水泡发，去杂洗净，入锅加水煎汤。熟后倒入蜂蜜调服，日1剂，2次分食。本品有养阴润燥，益气活血之功。适用于习惯性便秘。

13. 独味红薯治便秘[16]

制法：红薯400克，白糖30克，将红薯洗净去皮，切成小块，加水煮熟，投入白糖即成，日1剂，2次分服。本品有益气和血，润燥宽肠之功。适用于习惯性便秘。

使用注意：生了黑斑的红薯有毒不可食用。

14. 独味鱼腥草治便秘[16]

制法：鱼腥草15克，沸水冲泡12～15分钟，代茶频饮，日1剂。本品有清热解毒，利尿通淋之功。适用于习惯性便秘。

使用注意：虚寒证及阴性外疡者忌服。

15. 独味大黄治便秘[14]

制法：大黄10克，沸水冲泡12～15分钟，代茶频饮，日1剂。本品有泻下攻积，清热泻火，凉血解毒之功。适用于积滞便秘、实热便秘。

使用注意：凡年老体虚、无实热积滞瘀结者以及胎前产后均宜慎用。

16. 独味枳实治便秘[16]

制法：枳实9克，清水煎，日1剂，分3次服。本品有行气消积，消痰除痞之功。适用于老年人习惯性便秘。

使用注意：枳实破气力强，能伤人正气，耗散真气。无气聚邪实者忌用，体虚和孕妇宜慎用。

17. 独味红薯叶治便秘[16]

制法：鲜红薯叶500克，花生油15毫升，将红薯叶炒熟，加少量食盐，日1剂，分2次食用。本品有补脾和胃，润燥宽肠之功。适用于习惯性便秘、老年性便秘。

18. 独味槟榔治便秘[16]

制法：槟榔10～15克，粳米100克，蜂蜜20克，先将槟榔片煎汁去渣，汁与粳米煮粥，粥成后调入蜂蜜食，日1剂，2次分服。本品有杀虫消积，补脾和胃，补中润燥之功。适用于气秘之便秘。

使用注意：槟榔下气破积之力较强，能伤正气，气虚下陷、体弱者慎用。

19. 独味莱菔子治便秘[14]

制法：炒莱菔子10克，用沸水冲泡，日1剂，代茶频饮。本品有消食除胀，降气通便之功。适用于老年性便秘、顽固性便秘。

使用注意：莱菔子属耗气之品，气虚而无食积、痰滞者慎用。

20. 独味白术治便秘[14]

制法：生白术30～60克，清水煎，日1剂，3次分服。本品有健脾益气，通便之功。对气虚秘有良好的通便作用，服药后要多饮开水。一般服药8～14小时后即可通便。

使用注意：白术甘补苦燥而性温，对实邪内壅、阴虚内热、津液不足者皆忌用。

21. 独味胖大海治便秘[14]

制法：胖大海 3 枚,沸水泡发,待体积增大,酌加冰糖后连肉带水服下(去皮核)。本品有润肠通便,清热润肺之功。适用于肺热肠燥而致的便秘。

使用注意：脾胃虚寒、便溏、寒积便秘、肺寒咳嗽者忌用。

22. 独味郁李仁治便秘[14]

制法：郁李仁 10 克,将其捣烂,清水煎,日 1 剂,代茶频饮。本品有润肠通便,利水消肿之功。适用于血虚而致津枯肠燥之大便艰难者。

使用注意：中气不足、脾肾阳虚、肝肾阳虚津于液耗者忌用。

23. 独味蔓荆子治便秘[14]

制法：蔓荆子 60～150 克,清水煎,200 毫升,日 1 剂,分 3 次口服。本品有清热润肠之功。适用于习惯性便秘。

使用注意：脾胃虚弱及阴虚火旺者忌用。

24. 独味苏子治便秘[14]

制法：苏子 10 克,炒焦碾碎,加蜂蜜 30 克,清晨空腹用温开水送服,连服 10 天。本品有降气化痰,润肠通便之功。适用于习惯性便秘,尤其对兼有咳嗽、咳痰者适宜。

25. 独味当归治便秘[14]

制法：当归 50 克,清水浓煎,代茶频饮,日 1 剂。本品有补血活血,润肠通便之功。适用于产后、年老以及久病血虚之肠燥便秘。

使用注意：当归补血且润,能助湿滑肠,凡湿盛中满、大便滑泄者均当慎用。

26. 独味白芍治便秘[14]

制法：白芍 90 克,清水煎,代茶频饮,日 1 剂。本品有养血敛阴之功。适用于老年人阴分渐亏、燥气过盛、津伤便秘证。

使用注意：白芍阴柔寒凉,凡阳衰阴寒内盛、中满者皆当忌用。

27. 独味白木耳治便秘[14]

制法：白木耳 30 克，清水煎，烂熟，加蜂蜜适量，日 1 剂，2 次分服。本品有养血益阴，滋养益胃。适用于老人阴分渐亏、燥气过盛、津伤大肠失润之"燥秘"。

28. 独味熟地黄治便秘[14]

制法：熟地黄 100 克，清水煎浓液 500 毫升，每晚顿服，连服 3 天。本品有补血滋阴，益精填髓之功。适用于药源性便秘属阴津亏虚。

使用注意：熟地性质黏腻，有碍消化，凡气滞痰多、脘腹胀痛、食少便溏、舌苔厚腻者忌服。

29. 独味鸡血藤治便秘[14]

制法：鸡血藤 60 克，清水煎取汁，日 1 剂，早晚 2 次分服。本品有补血活血，疏通经络之功。适用于阴血不足致肠燥便秘，兼有筋骨麻木、风湿痹痛者，老人妇女尤为适宜。

使用注意：其性偏温，阴虚内热者忌用。

⊙友情提示

早期预防和合理治疗便秘，应先要弄清原因：若系器质性便秘，要做针对性的治疗；对于一般性的便秘，可采用对症治疗，平时要养成良好的排便习惯，无论有无便意皆应按时如厕排便。养成正确的饮食习惯，摄取有益于排便的饮食，定时进餐。切勿暴饮暴食。避免夜间进食，不偏食，摄取均衡之营养，宜食含粗纤维多的蔬菜、水果等食物。

二十四、肝 硬 化

本病通常隐匿，病程发展缓慢，代偿期症状较轻，缺乏特异性，往往以乏力和食欲减退较早出现，可伴有腹痛不适、恶心、上腹隐痛、轻微腹泻等。失代偿期症状显著，多系统受累，临床上以肝功能损害和门静脉高压为主要表现,晚期常出现消化道出血、肝性脑病、继发感染、癌变等并发症。

1. 独味萹蓄草治肝硬化[14]

制法:鲜萹蓄草 60～90 克,清水浓煎成 1 碗,每服 1 小杯,1 日 4～5 次。本品有利湿通淋之功。适用于肝硬化腹水。

2. 独味陆英治肝硬化[16]

制法:陆英 30 克,清水煎汤,日 3 剂,3 次服。另有陆英颗粒(每包含药 31 克),每次 1 包,日服 3 次,2 个月为 1 个疗程。本品有祛风湿,壮筋骨,活血祛瘀,利尿消肿之功。适用于晚期血吸虫病致肝硬化。

使用注意:孕妇慎服。

3. 独味赤小豆治肝硬化[16]

制法:赤小豆 100～150 克,鲤鱼 1 条(500 克左右),去内脏杂质,清水煎为 2 碗,吃鱼喝汤,日 1 剂,分 2 次服用。本品有利水消肿,解毒排脓之功。适用于晚期肝硬化体弱患者。

4. 独味紫河车治肝硬化[16]

制法:紫河车干粉每次 6 克,每日 2 次,30 日为 1 疗程,根据病情连续应用 2～3 个疗程。本品有温肾补精,益气养血之功。适用于肝硬化肾阳虚症。

使用注意:紫河车为峻补剂,内有实邪者忌用。

5. 独味桃仁治肝硬化[16]

制法:桃仁 15 克,清水煎,日 1 剂,分 2 次或 3 次服。本品有活血祛瘀,润肠通便之功。适用于肝硬化血瘀征象明显,伴有肠燥便秘,肝区刺痛等患者。

使用注意:孕妇忌用,脾虚便溏者慎用。有伤气耗血之弊,不可过用,中病即止。

6. 独味冬虫夏草治肝硬化[16]

制法:冬虫夏草 15 克,清水煎汤内服,或用虫草菌丝胶丸,每次 5 丸,分 3 次服,一个疗程为 3～4 个月。本品有补肾益肺,止血化痰之功。适用于肝硬化致肾阳虚证。

使用注意：冬虫夏草功专滋补，外有表邪、风寒咳嗽者忌用。

7. 独味汉防己治肝硬化[16]

制法：汉防己 15 克，清水煎，日 1 剂，每日服 3 次，3～6 个月为 1 个疗程。本品有祛风止痛，利水消肿之功。适用于肝硬化腹水。

使用注意：气虚、阳虚水肿、脾肾虚寒者慎用，食欲缺乏及阴虚无湿热者不可服用。

8. 独味茯苓治肝硬化[16]

制法：茯苓 20 克，清水煎，日 1 剂，代茶频饮。本品有利水消肿，渗湿健脾之功。适用于肝硬化脾气虚弱所致的水肿胀满。

使用注意：本品为甘淡渗湿之品，对于虚寒精滑、气虚下陷者慎用。

9. 独味爵床治肝硬化[11]

制法：爵床 20 克，与猪肝适量，清水煎，弃渣，分 2 次服食，吃肝饮汤，日 1 剂。适用于肝硬化。

10. 独味六棱菊治肝硬化[11]

制法：六棱菊根 50 克，清水煎，代茶频饮，日 1 剂。本品有祛风利湿，活血解毒，消肿止痛之功。适用于肝硬化腹水。

11. 独味莱菔子治肝硬化[11]

制法：莱菔子 50 克，微炒，清水煎服，日 1 剂，分 3 次饮。本品有消食除胀，降气祛痰之功。适用于肝硬化。

使用注意：莱菔子属耗气之品，气虚而无食积，痰滞者慎用。

12. 独味黄荆茎治肝硬化[11]

制法：黄荆茎 30 克，清水煎，白酒少量兑服，日 1 剂，每日 3 次。本品有清热止咳，理气止痛，祛风通脉，化痰湿之功。适用于肝硬化。

使用注意：胃溃疡患者慎用。

13. 独味桑白皮治肝硬化[11]

制法：桑白皮适量研细末，日服 2 次，每次 10 克，温开水送服。本品有利水消肿之功。适用于肝硬化腹水。

使用注意：肺虚无火、风寒咳嗽、小便频数及无实邪壅遏者忌用。

14. 独味山豆根治肝硬化[11]

制法：山豆根适量，研细末，每次服 6 克，每日服 2 次。本品有清热解毒，消肿利咽之功。适用于肝硬化。

使用注意：脾胃虚寒泄泻者忌服，脾虚食少而泻者勿用。

15. 独味楤木根治肝硬化[11]

制法：楤木根 120 克，与猪瘦肉 150 克，隔水炖烂，分 3 次服，食肉喝汤，日 1 剂，隔日 1 剂。本品有祛风除湿，利尿消肿，散瘀止痛之功。适用于肝硬化腹水。

使用注意：孕妇慎服。

16. 独味白英根治肝硬化[11]

制法：白英根 60 克，与猪肝 100 克，隔水炖烂，食肝喝汤，日 1 剂，2 次分服。本品有清热利湿，解毒消肿之功。适用于肝硬化腹水。

使用注意：体虚无湿热者忌用。

17. 独味半枝莲治肝硬化[11]

制法：半枝莲 30 克，清水煎，日 1 剂，代茶频饮。本品有清热解毒，活血化瘀，利尿之功。适用于肝硬化。

使用注意：孕妇和血虚者慎服。

18. 独味马鞭草治肝硬化[11]

制法：马鞭草 50 克，清水煎，日 1 剂，日服 3 次。本品有清热解毒，活血通经，利水消肿之功。适用于肝硬化腹水。

使用注意：孕妇忌服。

19. 独味泽漆治肝硬化[11]

制法：泽漆 6 克，清水煎，日 1 剂，分 3 次服。本品有利水消肿，化痰止咳，解毒杀虫之功。适用于肝硬化腹水。

使用注意：气血虚弱和脾胃虚者慎用。

20. 独味柽木治肝硬化[11]

制法：柽木 30 克,清水煎,日 1 剂,代茶频饮。本品有祛风清热,利水消肿,止血生肌之功。适用于肝硬化腹水。

21. 独味荠苧治肝硬化

制法：荠苧 15 克,清水煎,日 1 剂,代茶频饮。本品有利水消肿,和胃制酸之功。适用于肝硬化腹水。

22. 独味梓实治肝硬化[11]

制法：梓实 15 克,清水煎,日 1 剂,餐前空腹 2 次分服。本品有行水消肿之功。适用于肝硬化腹水。

23. 独味腹水草治肝硬化[11]

制法：腹水草 30 克,清水煎,日 1 剂,餐前空腹 2 次分服。本品有行水消肿,散瘀解毒之功。适用于肝硬化腹水。

24. 独味地胆草治肝硬化[11]

制法：鲜地胆草 60 克,同猪瘦肉 250 克,隔水炖服,日 1 剂,吃肉饮汤。本品有清热解毒,利水消肿之功。适用于肝硬化腹水。

使用注意：孕妇及脾胃虚寒者慎用。

25. 独味大戟治肝硬化[11]

制法：大戟 15 克,大枣 50 枚,同煎后去渣饮用。每次 5 枚逐递增至 10 枚,隔天 1 次。本品有泻下逐饮,消痈散结之功。适用于肝硬化腹水。

使用注意：体虚气弱、阴津亏损、脾胃虚寒、肾阳不足,孕妇禁用。中病即止,不可久服。

⊙友情提示

肝脏与精神情志的关系非常密切,患者应保持乐观情绪,振作精神,消除思想负提,肝硬化代偿功能减退并发腹水或感染时,应绝对卧床休息,在代偿功能充沛,病情稳定期可做些轻松工作或适当活动。进行有益的体育锻炼,如散步、保健操、太极拳、气功等,活动量以不感觉到疲劳为度,宜戒烟忌酒,饮食以低脂肪、高蛋白质、高维生素和易于消化为宜,做到定时、定量、有节制,早期可多吃豆制品、水果、新鲜蔬菜,适当进食糖类、鸡蛋、鱼类、瘦肉等。

二十五、胆 囊 炎

胆囊炎系因胆汁滞留或细菌感染及代谢障碍所致的胆囊炎症性疾病。有急、慢性之分,临床表现为右上腹疼痛涉及左侧肩背,进食油腻后加重或伴有嗳气、恶心欲吐等症。本病属中医学"胁痛""黄疸"范畴。

1. 独味蒲公英治胆囊炎[4]

制法:蒲公英90克,清水煎,去渣,顿服,日2剂。本品有清热解毒,消肿散结,利尿通淋之功。适用于急性胆囊炎。

使用注意:阳虚外寒、脾胃虚弱者忌用。蒲公英为苦寒清泄之品,如果用量过大,有导致腹泻之弊,宜慎之。

2. 独味泥鳅治胆囊炎[8]

制法:泥鳅适量,焙干,研细末,每次冲服9克,每日3次。本品有滋阴清热,祛湿解毒之功。适用于急性胆囊炎、腹痛、呕吐。

3. 独味威灵仙治胆囊炎[16]

制法:威灵仙30克,清水煎,分2次服,日1剂,连服10日为1个疗程。本品有祛风除湿,通络止痛,逐饮消积之功。适用于慢性胆囊炎。

使用注意:气虚血弱、无风湿、痰壅滞者忌用,有耗散真气之弊,宜暂用,不宜久服。

4. 独味黄连治胆囊炎[16]

制法:黄连10克,清水煎,3次分服,日1剂。本品有清热燥湿,泻火解毒之功。适用于慢性胆囊炎。

使用注意:本品大苦大寒,过服久服易伤脾胃,脾胃虚寒者忌用。

5. 独味乌梅治胆囊炎[16]

制法：干乌梅 500 克,用曲醋 1 000 毫升浸泡 24 小时以后,每次服 10～20 毫升,日服 3 次。本品有敛肺涩肠,和胃安蛔之功。适用于慢性胆囊炎。

使用注意：表邪未解者忌用。

6. 独味金钱草治胆囊炎[16]

制法：金钱草 60 克,清水煎,日 1 剂,日 3 次分服。本品有除湿利胆,利水通淋,清热解毒之功。适用于慢性胆囊炎。

使用注意：性寒,凡外感风寒,内伤生冷,脾胃虚寒,肾阳虚衰等证不宜单味药长期服用。

7. 独味茵陈治胆囊炎[16]

制法：茵陈 30 克,清水煎,日 1 剂,日 3 次分服。连服 15 日为 1 个疗程。本品有利湿退黄,燥湿祛风之功。适用于慢性胆囊炎。

使用注意：茵陈燥湿利水力强,非湿热发黄者当慎用。

8. 独味玉米须治胆囊炎[8]

制法：玉米须 50 克,清水煎,代茶频饮,日 1 剂。本品有利水通淋,利胆利尿之功。适用于胆囊炎属湿热者。

9. 独味马蹄金治胆囊炎[4]

制法：马蹄金 30～120 克,清水煎,代茶频饮,日 1 剂。本品有清热除湿,利胆退黄之功。适用于急性胆囊炎。

10. 独味山楂治胆囊炎

制法：山楂适量,研为细粉,每次 6 克,温开水送服,日服 3 次。本品有消食健胃,行气散瘀之功。适用于慢性胆囊炎。

使用注意：生用多食,令人嘈烦易饥,损齿龋齿者慎用。

11. 独味龙胆草治胆囊炎[2]

制法：龙胆草 15 克,清水煎,代茶频饮,日 1 剂。本品有清热燥湿,泻肝胆火之功。适用于急性胆囊炎。

⊙**友情提示**

　　急性胆囊炎患者宜多饮水,多活动,适当参加一些体育锻炼,增强体质,避免过度劳累及经常熬夜,保持平静的心态,避免烦躁易怒,注意饮食。保持大便畅通,六腑以通为用,肝胆湿热,大便秘结时,症状加重,故保持大便畅通很重要。

二十六、胆　石　症

　　胆石症是指胆囊或肝内外胆管任何部位发生结石的一种疾病。胆石形成与代谢紊乱、胆汁淤滞引致胆汁成分异常和胆管系统感染有关,胆石按成分可分为纯胆固醇,胆色素钙盐及混合性三类。我国以胆色素结石最多见,可呈单个、多个或泥沙样。常伴有胆囊炎及胆管炎,两者互为因果,平时无症状。

　　1. 独味萆草治胆石症[4]

　　制法:鲜萆草 500 克,清水煎成 500～600 毫升,日 1 剂,分 4～6 次服完。本品有清热利湿,消瘀解毒之功。适用于胆石症。

　　2. 独味虎耳草治胆石症

　　制法:虎耳草 30 克,以米酒与水各半煎服,日 1 剂,分早晚 2 次服。本品有清热解毒,利胆排石之功。适用于胆结石、胆囊炎。对结石小于 10 毫米者效佳。

　　3. 独味大黄治胆石症[16]

　　制法:生大黄 15 克,沸水冲泡,每次不少于 250 毫升,隔日 1 次,连服 5 次,首次用量加倍。本品有攻积导滞,泻火解毒,活血消瘀之功。适用于胆石症。

　　使用注意:凡年老体虚,无实热积滞瘀结以及胎前产后均宜慎用。

　　4. 独味芒硝治胆石症[16]

　　制法:芒硝 20～30 克,开水溶化后服,代茶频饮。本品有泻下攻积,润燥软坚,清热消肿之功。适用于胆石症,胆绞痛等症。

使用注意:胃肠无实热燥屎以及孕妇皆忌用。败脾胃,正气不足、脾胃虚弱者慎用。

5. 独味连钱草治胆石症[16]

制法:连钱草鲜品 100～150 克,清水煎,日 1 剂,代茶频饮。本品有利湿通淋,清热解毒,散瘀消肿之功。适用于胆结石、肾结石等。

使用注意:孕妇慎用。

6. 独味佛手治胆石症[16]

制法:佛手的酒浸剂,适量内服。本品有疏肝解郁,行气止痛,祛风通脉之功。适用于胆石症引起的胆绞痛。

使用注意:阴虚有火、无气滞者慎用。

7. 独味金钱草治胆石症[14]

制法:金钱草 60 克,清水煎,日 1 剂,每日 3 次分服,30 日为 1 个疗程。本品有利湿退黄,利尿通淋,解毒消肿之功。适用于胆石症。

使用注意:凡外感风寒、内伤生冷、脾胃虚寒、肾阳虚衰等证不宜单味药大量长期服用。

8. 独味威灵仙治胆石症[14]

制法:威灵仙 60 克,清水煎,日 1 剂,早晚 2 次分服。本品有祛风除湿,通络止痛,逐饮消积之功。适用于胆石症。

使用注意:气虚血弱、无风湿、痰壅滞者忌用,有耗散真气之弊,宜暂用,不宜久服。

9. 独味番泻叶治胆石症[16]

制法:番泻叶粉,口服,每次 1 克,每日 3 次,24 小时内不解大便者再服 1 次。本品有泻热导滞之功。适用于胆石症绞痛。

使用注意:妇女哺乳、月经期及孕妇忌用。

10. 独味虎杖治胆石症[14]

制法:虎杖 30 克,清水煎,日 1 剂,代茶频饮。本品有利湿退黄,散瘀止痛,清热解毒之功。适用于胆石症。

使用注意:凡外感风寒,内伤生冷,脾胃虚寒,肾阳虚衰等证不宜单味药大量长期服用。孕妇禁用。

11. 独味茵陈治胆石症[14]

制法:茵陈 30 克,清水煎,日 1 剂,早晚 2 次分服。本品有利湿退黄,燥湿祛风之功。适用于胆石症。

使用注意:凡蓄血发黄,热甚发黄及血虚萎黄者忌单味药大量服,无湿气者禁用。

12. 独味刺苋治胆石症[2]

制法:鲜刺苋 200 克,猪小肠 1 段,清水煎,日 1 剂,肠汤 1 次服完。需连续服用 1 周,为 1 个疗程。本品有清热利湿,解毒消肿,凉血止血之功。适用于胆石症。

使用注意:孕妇忌用。

13. 独味核桃仁治胆石症[1]

制法:核桃仁 10 个连食 1 个月,如症状已消失可减为每天 7 个,2 个月如未发病再减为每天 4 个,连食 3 个月病即告痊愈。本品有补肾温肺,润肠通便之功。适用于慢性胆结石。

使用注意:本品为温补助阳之品,凡痰火积热或阴虚火旺者忌用。

14. 独味蚬肉治胆石症[1]

制法:蚬肉 150 克,茵陈 30 克,先将茵陈清水煎去渣,再入蚬肉煮汤,食盐调味即成,日 1 剂,分 2 次食蚬肉饮汤。本品有清热解毒,祛湿利胆之功。适用于胆石症、胆囊炎。

15. 独味山楂治胆石症[1]

制法:生山楂 30 克,粳米 100 克,先将山楂洗净(去核),粳米淘净,一起入锅中,加入清水适量,用文火煮成稀粥,粥成后随量服食,日 1 剂,分早晚 2 次服用。本品有理气化瘀,排石止痛之功。适用于胆石症。

使用注意:生食多令人嘈烦易饥,损齿龋齿者尤不宜。

⊙**友情提示**

胆石症患者,忌刺激性或产气食品,如萝卜,洋葱等。采取少食多餐的饮食方式,宜多饮水注意维生素摄入,尤应注意脂溶性维生素 A、维生素 D、维生素 E、维生素 K 的补充。限制胆固醇摄入,胆固醇摄入每日应少于 300 毫克,限制动物脂肪及含胆固醇高的食物,如内脏以及鱼子、蛋黄等。可以选用鱼肉、瘦肉、蛋清等。主张植物油烹调。

二十七、上消化道出血

上消化道出血是指屈氏韧带以上的食管,胃、十二指肠和胰胆等病变引起的出血。上消化道疾病和全身性疾病均可引起,而最常见的病因是消化性溃疡,食管胃底静脉曲张破裂,急性糜烂出血性胃炎和胃癌。临床主要表现为急性大量出血(主要是呕血与黑便),以及由于大量失血而引起的一系列全身性症状如失血性周围循环衰竭、贫血、发热等。

1. 独味大黄治上消化道出血[16]

制法:生大黄适量,研成细粉,每次 3 克,日服 3 次,温开水冲服。本品有清热泻火,凉血解毒,逐瘀通经之功。适用于上消化道出血属血热者。

使用注意:凡年老体虚,无实热积滞瘀结者以及胎前产后均宜慎用。

2. 独味番泻叶治上消化道出血[16]

制法:番泻叶适量,研细粉,每次 1 克口服,日服 3 次,直至大便潜血转阴为止。本品有凉血止血,泻热导滞之功。适用于上消化道出血属热者。

使用注意:体虚中寒泄泻以及孕妇忌用。

3. 独味地榆治上消化道出血[16]

制法：生地榆75克，清水煎，浓缩至200毫升，每次服10毫升，日服3次。本品有凉血止血，泻火解毒之功。适用于胃十二指肠溃疡出血属血热者。

使用注意：地榆为收涩凉血之品，虚寒血症及出血有瘀者忌用。

4. 独味虎杖治上消化道出血[16]

制法：虎杖适量，研细粉，每次4克，日3次。本品有清热止血，解毒止痛之功。适用于上消化道出血属热者。

使用注意：凡外感风寒、内伤生冷、脾胃虚寒、肾阳虚衰等症不宜单味药大量长期服用。

5. 独味荷叶治上消化道出血[14]

制法：荷叶适量，焙干，研细末，每服6克，以粥饮调服，日服3次。本品有凉血止血之功。适用于上消化道出血，症见血热吐血、衄血。

6. 独味侧柏叶治上消化道出血[14]

制法：侧柏叶适量，焙干捣为细末，每服6克，以粥汤送服，日服2次。不拘时候。本品有清热凉血止血之功。适用于上消化道出血，症见血热妄行之呕血。

使用注意：侧柏叶苦寒性涩，出血有瘀血者慎用。用量不当，有头晕、恶心、食减之弊，应慎之。

7. 独味伏龙肝治上消化道出血[14]

制法：伏龙肝60克，清水煎取澄清液，加蜜适量，搅匀服之，日2剂。本品有温中止血之功。适用于脾胃虚寒性上消化道出血。

使用注意：出血、呕吐腹泻属热证者忌用。

8. 独味艾叶治上消化道出血[14]

制法：制艾叶9克，清水煎，日1剂，2次分服。本品有温经止血之功。适用于上消化道出血属虚寒者。

使用注意：艾叶性质温燥,阴虚血热者慎用。

9. 独味花蕊石治上消化道出血[14]

制法：煅花蕊石适量,将其研成极细粉末,每服 5～9 克,日服 3 次。本品有化瘀止血之功。适用于上消化道出血。

使用注意：凡无瘀滞者、孕妇忌服。

10. 独味干姜治上消化道出血[14]

制法：炮焦干姜适量,研为细末,每次 3 克,温开水送服,日服 3 次。本品有温经止血,回阳通脉之功。适用于上消化道出血属虚寒性。

11. 独味三七治上消化道出血[16]

制法：三七适量,研为细末,每服 1.5 克,温开水送服,日服 3 次。本品有化瘀止血,活血定痛之功。适用于上消化道出血。

使用注意：三七有散瘀耗血之弊,血虚或血证无瘀滞者宜慎用,孕妇忌服。

12. 独味白及治上消化道出血[16]

制法：白及适量,研成细末,每服 3 克,日服 3 次,温开水送服。本品有收敛止血,消肿生肌之功。适用于上消化道出血。

使用注意：肺胃有湿热者慎用。

13. 独味五倍子治上消化道出血[14]

制法：五倍子 6 克,清水煎,取药液 150 毫升,分 3 次服,日 1 剂。本品有收敛出血,解毒疗疮之功。适用于上消化道出血。

使用注意：表邪未解、滞热泻痢者忌用。

14. 独味仙鹤草治上消化道出血[16]

制法：仙鹤草 70 克,清水煎,日 1 剂,代茶频饮。本品有收敛止血,解毒消肿之功。适用于上消化道出血。

使用注意：外感初起、泄泻发热者忌用。

15. 独味牛皮胶治上消化道出血[16]

制法：取新鲜牛皮,不拘量,去毛,洗净用绞肉机绞碎,用清水熬成稀糊状,以无皮渣为度。成年人每日口服 150～200 毫升,分

3 次服,服时可加适量盐或糖调味。本品有滋阴,补血止血之功。适用于上消化道出血。

16. 独味茜草治上消化道出血[11]

制法:茜草适量,捣为细末,清水煎,冷服,每次 3 克,每日 2 次。本品有凉血止血,活血消肿之功。适用于上消化道出血。

使用注意:茜草为苦寒降泄之品,凡精虚血少、脾胃虚弱、阴虚火旺者慎用。

17. 独味卷柏治上消化道出血[11]

制法:卷柏 15 克,先用盐水煮,后用共水煮,焙干研末,开水泡服,日 1 剂。本品有活血通经,止血化瘀之功。适用于上消化道出血。

使用注意:孕妇忌用。

18. 独味槐花治上消化道出血[11]

制法:槐花 9 克,炒过研末,糯米汤送服,服药后须静卧 1~2 小时。本品有凉血止血,清肝泻火之功。适用于上消化道出血。

使用注意:脾胃虚寒者慎用,孕妇勿服。

19. 独味郁金治上消化道出血[11]

制法:郁金适量,研细为末,温水冲服,每次 6 克,日服 3 次。本品有活血止痛,行气解郁,清心凉血,利胆退黄之功。适用于上消化道出血。

使用注意:凡外感风寒、内伤生冷、脾胃虚弱、肾阳虚衰者不宜长期服用,孕妇忌用。

20. 独味委陵菜治上消化道出血[11]

制法:委陵菜 5~7 根,切细,加水 300 毫升,共煎至 150 毫升,空腹一次服下。日 1 剂。本品有清热解毒,凉血止痢之功。适用于上消化道出血。

21. 独味柳絮治上消化道出血[11]

制法:柳絮适量,焙干,研为细末,米汤送服,每次 3 克,日服 3 次。本品有凉血止血,解毒消痈之功。适用于上消化道出血。

22. 独味豆瓣香治上消化道出血[11]

制法：豆瓣香 10 克,清水煎,日 1 剂,3 次分服。本品有清热消炎,止血生肌之功。适用于上消化道出血。

23. 独味天名精治上消化道出血[11]

制法：天名精适量,晒干研细末,每服 6 克,日服 2 次。本品有清热化痰,解毒杀虫,破瘀止血之功。适用于上消化道出血。

使用注意：脾胃虚寒者慎服。

⊙ **友情提示**

患者首先应到医院查明出血原因,确定出血部位,以便针对病因辨证施治,及时正确地处理,出血期间患者绝对卧床休息,避免不必要的走动和各种检查,采用头低足高位(这样既然可使引流通畅、防止血液流入呼吸道引起窒息,又可保证脑血流量充足)。在呕血时患者应把头侧向一边,往医院转送患者时,应让患者平卧,行车宜平稳,防止颠簸,以免诱发或加重休克。

二十八、消 化 不 良

本病是临床上最常见的一种功能性胃肠病,症状可持续或反复发作,病程一般为超过 1 个月或在 12 个月中累计超过 12 周。一般无特殊性的症状,起病多缓慢,病程长,呈持续性或反复发作。

1. 独味叶下珠治消化不良[4]

制法：叶下珠 15 克,清水煎,日 1 剂,分 2～3 次服。本品有清热利尿,明目消积之功。适用于单纯性消化不良。

2. 独味山楂治消化不良[4]

制法：山楂 30 克,清水煎,日 1 剂,代茶濒饮。本品有消食化积,散瘀行滞之功。适用于消化不良。

3. 独味一年蓬治消化不良[4]

制法：鲜一年蓬 50 克,清水煎,日 1 剂,分早晚 2 次服。本品有清热解毒,助消化之功。适用于消化不良。

4. 独味鸡内金治消化不良[4]

制法:鸡内金 30 克,烘干,研为细末,每次 3 克,温开水送服,每日 2 次。连服 7 天,为 1 个疗程。本品有消食积,止遗尿,化结石之功。适用于饮食积滞、消化不良、疳积等。

5. 独味奇蒿治消化不良[4]

制法:鲜奇蒿 60 克,清水煎,日 1 剂。连服 5 天。本品有清热解毒,活血通经,消食之功。适用于消化不良。

6. 独味生姜治消化不良[18]

制法:生姜末 3 克,醋少许,清水煎,加醋,趁热饮服。本品有散寒解表,温中止呕,温肺止咳之功。适用于因过食鱼腥、生冷瓜果成积致消化不良。

使用注意:热证和阴虚患者慎用。

7. 独味萝卜治消化不良[18]

制法:生萝卜 250 克,捣烂取汁,炖热 1 次,服完,日 2 次。本品有下气化痰,化积宽中之功。适用于因多吃面食而引起的消化不良。

8. 独味陈皮治消化不良[18]

制法:陈皮 10 克(鲜橘皮也可、量加倍),生姜 1 小块,陈皮切细丝、生姜切薄片,清水煎服,日 1 剂,代茶频饮。本品有理气健脾,燥湿化痰之功。适用于消化不良。

使用注意:陈皮辛散苦燥,温能助热,故舌赤少津及内有实热者慎用。

9. 独味谷芽治消化不良[18]

制法:谷芽 30 克,清水煎去渣,粳米 50 克,煮成粥,温服,日 1 剂。本品有消食和中,健脾开胃之功。适用于米面薯芋食滞证及脾虚食少型消化不良。

10. 独味广山楂治消化不良[2]

制法:广山楂 15 克,清水煎,日 1 剂,代茶频饮。本品有理气健脾,消食导滞之功。适用于消化不良。

11. 独味乌药治消化不良[2]

制法：乌药 30 克,清水煎或磨汁服,日 1 剂,代茶频饮。本品有顺气止痛之功。适用于消化不良。

12. 独味凤梨叶治消化不良[11]

制法：凤梨叶 30 克,清水煎,日 1 剂,代茶频饮。本品有清暑解渴,消食止泻之功。适用于功能性消化不良。

13. 独味灵芝治消化不良[11]

制法：灵芝 6～10 克,清水煎,日 1 剂,代茶频饮。本品有增进食欲,改善精神状态之功。适用于功能性消化不良。

14. 独味猕猴桃治消化不良[11]

制法：干猕猴桃 60 克,清水煎,日 1 剂,代茶频饮,晚上连渣一起吃下。本品有清热利水,散瘀活血之功。适用于消化不良。

15. 独味荆芥治消化不良[11]

制法：荆芥 10 克,清水煎,日 1 剂,日服 3 次。本品有解表散风,祛风宣毒之功。适用于功能性消化不良。

使用注意：本品解表祛风,故无风邪或者表虚自汗、阴虚头痛忌服。

16. 独味栗子壳治消化不良[11]

制法：栗子壳 30 克,清水煎,日 1 剂,代茶频饮。本品有收敛补益之功。适用于功能性消化不良。

17. 独味黑芝麻治消化不良[11]

制法：黑芝麻适量,以盐炒后,每次 30 克,撒在饭上食用,或开水冲服。本品有滋养强壮润肠,补肝肾之功。适用于功能性消化不良。

18. 独味射干治消化不良[11]

制法：射干适量,烘干,研极细末,开水送服,每服 3 克,日分早晚 2 次。本品有清热解毒,化痰利咽之功。适用于消化不良。

使用注意：本品苦寒,脾虚便溏者不宜使用,孕妇忌用。

19. 独味花椒治消化不良[11]

制法：花椒适量，炒后研末，水糊为丸，如梧桐子大，口服每次 10 丸，日服早晚 2 次。本品有止咳平喘，润肠通便之功。适用于消化不良。

使用注意：脾虚便溏、阴虚阳亢者忌用。本品有小毒，用量不宜大，婴幼儿、孕妇慎用。

20. 独味艾叶治消化不良[1]

制法：艾叶适量，揉碎，每服 10 克，清水煎，日 1 剂，代茶频饮。本品有温经止血，温里止痛之功。适用于消化不良。

使用注意：艾叶性质温燥，阴虚血热者慎用，不宜多服久服。

21. 独味鱼腥草治消化不良[11]

制法：鱼腥草鲜品 50 克，捣汁，开水冲服，日早晚 2 次。本品有清热解毒，利水通淋之功。适用于功能性消化不良。

使用注意：虚寒证及阴性外疡者忌服。

22. 独味糯米治消化不良[11]

制法：淘糯米水 1 杯，煎后温服，日早晚 2 次。本品有补中益气，暖脾和胃之功。适用于消化不良。

⊙**友情提示**

本病主要是在脾胃虚弱或脾胃失健的基础上又有邪犯脾胃遂发生一系列症候，在临床上往往不是单独出现，而是虚实掺杂，几种证型混合出现，因此需要根据具体情况，遵循个体化原则，灵活变通，或以中医为主，辅以西医或中西医疗法并举。或几种中医证型的治法和方药加减变化，培养良好的饮食习惯。吃饭应定时定量，切不可暴饮暴食。

二十九、失 眠

失眠是指入睡困难或维持睡眠障碍，易醒早醒和再入睡困难。

导致睡眠时间减少或质量下降不能满足个体生理需要,明显影响日常社会功能或生活质量的一种睡眠障碍。引起失眠的原因很多,包括躯体、生理、心理、精神及药物性因素等(如精神过度紧张和兴奋,神经衰弱、疼痛,服用兴奋饮料和药物等),也可见于某些精神病。

1. 独味桑椹治失眠[11]

制法:鲜桑椹150克,冰糖10克,加清水共煎煮,睡前饮服,日1剂。本品有滋阴补血,生津润燥之功。适用于神衰失眠。

使用注意:桑椹质润主降,对脾虚便溏及肾虚无热者忌用。

2. 独味龙眼肉治失眠[1]

制法:龙眼肉100克,60度白酒400毫升,将龙眼肉放在小口瓶内,加入白酒,密封瓶口。每日振摇一次,半个月后可饮用,每日早晚各1次,每次10~20毫升。本品有补益心脾、养血安神之功。适用于虚劳衰弱失眠。

使用注意:龙眼肉性温,润而腻滞,能助火生湿,凡有痰火及湿滞停饮、中满者忌用。

3. 独味莲子心治失眠[14]

制法:莲子心15克,清水煎入盐少许,每晚睡前饮服。本品有清热泻火,宁心安神之功。适用于心悸、烦躁、失眠。

4. 独味芹菜治失眠

制法:芹菜根60克,清水煎,睡前服。本品有镇静,止痉,健胃,利尿之功。适用于失眠。

5. 独味百合治失眠[1]

制法:干百合15克,将百合磨成粉,早晚分2次冲服。本品有清心安神,养阴润肺之功。适用于失眠、心悸、健忘、心神不宁。

使用注意:凉而质润,风寒咳嗽及脾肾阳衰、中寒便滑者忌用。

6. 独味酸枣仁治失眠[1]

制法:酸枣仁15克,焙干研末,顿服,每日1次,睡前温开水送服。本品有养心安神,补肝益胆之功。适用于心悸、失眠。

使用注意:凡因痰浊食滞之实邪或肝郁化火之失眠症,皆不宜大量内服。

7. 独味竹叶治失眠[8]

制法:鲜竹叶 60 克(干品 30 克),清水煎,日 1 剂,早晚 2 次分服。本品有清热除烦,宁心安神之功。适用于热病后烦热口渴所致的失眠。

8. 独味金针菜治失眠[8]

制法:金针菜 30 克,冰糖少许。将金针菜,清水煎 30 分钟,加入冰糖,再煮 3～5 分钟煮沸即成,每晚睡前 1 剂。本品有清热除烦、解郁安神。适用于失眠。

9. 独味百合花治失眠[8]

制法:百合花 20 克,黄酒 50 毫升,将上 2 味共置碗内,隔水炖沸,连药带酒于晚餐后睡前 1 次服完。本品有润肺清火安神之功。适用于夜寐不安所致的失眠。

10. 独味刺五加治失眠[16]

制法:刺五加 150 克,白酒 2 000 毫升,将刺五加、白酒共置坛内,加盖密封,15 天后即可服用,每服 20 毫升,日服 2 次。本品有补肾益精,养心安神之功。适用于心肾亏虚型失眠。

11. 独味豨莶草治失眠[1]

制法:豨莶草 200 克,米酒 100 毫升,豨莶草切碎,将米酒喷洒在上面,蒸熟晒干,研细末,每次 3 克,温开水送服,日 3 次,连服 15 天为 1 疗程。本品有祛风通络,清热解毒之功。适用于神经衰弱、失眠。

使用注意:低血压患者忌大量长期服用。

12. 独味五味子治失眠[16]

制法:五味子 50 克,白酒 500 毫升,将五味子研末,放入白酒浸泡 7 天,去渣取液内服,日服 1 次,每次 50 毫升,睡前服用。本品有益气生津,补肾宁心之功。适用于肾亏失眠。

使用注意：五味子酸涩收敛,凡外有表邪束闭、内有实热结聚均当慎用。

13. 独味苦参治失眠[14]

制法：苦参 10～30 克,清水煎,日 1 剂,2 次分服,连用 3～7日为 1 疗程。本品有清心热,安心神之功。适用于心神不安所致的失眠。

使用注意：大剂量偶见中毒现象,因此量大时须谨慎,孕妇及体弱患者慎用或禁用。

14. 独味徐长卿治失眠[16]

制法：徐长卿适量研细粉,每次 3 克,每日 3 次,连服 1 个月为 1 疗程。本品有祛风化湿,安神止痛之功。适用于神经衰弱等引起的顽固性失眠。

使用注意：孕妇慎服。

15. 独味蝉蜕治失眠[16]

制法：蝉蜕 3 克,清水煎,2 次分服,连服 15～30 日。本品有散风除热,熄风解痉之功。适用于成人失眠。

使用注意：孕妇慎服。

16. 独味丹参治失眠[16]

制法：丹参 12～30 克,清水煎,分 2 次口服,30 日为 1 疗程。本品有活血化瘀,凉血宁心之功。适用于心神不宁所致的失眠。

使用注意：凡外感风寒、内伤生冷、脾胃虚弱、肾阳虚弱者不宜长期服用。

17. 独味芦荟治失眠[16]

制法：芦荟叶,去刺,捣烂取汁,睡前服半杯有效。本品有泻热导滞,清热凉肝之功。适用于重症失眠。中病即止。

使用注意：孕妇和经期中的女性忌用。脾胃虚弱、食少便溏者忌用。

18. 独味木槿皮治失眠[16]

制法：木槿皮适量切细,焙干研细末,每服 3 克,日服 3 次,饭后服用。本品有清热利湿,解毒止痒之功。适用于失眠。

19. 独味珍珠母治失眠[14]

制法:珍珠母适量,研极细末,每晚睡前服1.5～2.4克。本品有安神镇静,平肝潜阳之功。适用于失眠。

使用注意:珍珠母本品咸寒,易伤脾胃,故胃寒而无实火者慎服。

20. 独味灯心草治失眠[14]

制法:灯心草18克,清水煎,代茶频饮,日1剂。本品有清心除烦之功。适用于心火上扰所致的心烦失眠。

21. 独味柏子仁治失眠[14]

制法:柏子仁10～15克,猪心1只,将柏子仁放入猪心内,隔水炖熟烂服食,隔天服1次。本品有养心平肝,宁心安神之功。适用于失眠兼有血虚肠燥便秘者。

使用注意:便溏滑泄者忌用,脾胃虚寒、素有痰湿者慎用。

22. 独味玄明粉治失眠[14]

制法:玄明粉适量,每次9克,温水冲服空腹下,日2次。本品有清火祛燥安神之功。适用于心烦躁热之失眠。

23. 独味花生茎治失眠[14]

制法:鲜花生茎尖30克,将其放杯中,用沸水150毫升冲泡,每晚睡前1小时服完。一般2～3日即可明显见效。本品有养心安神之功。适用于失眠。

24. 独味茯苓治失眠[1]

制法:茯苓15克,加清水煎至150毫升,再磕入生鸡蛋1枚搅匀。临睡前服,日1次。本品有健脾补中,宁心安神之功。适用于多梦、心悸、失眠。

使用注意:茯苓甘淡渗湿之品,对于虚寒精滑、气虚下陷者宜慎用。

25. 独味睡莲治失眠[1]

制法:睡莲根15克(鲜者30～60克),清水煎去渣,临睡前顿服,日 1 剂。本品有消暑,清肺安神之功。适用于心烦不眠。

26. 独味睡菜治失眠[1]

制法:睡菜叶 3 克,沸水冲泡,睡前冷服一杯,日 1 剂。本品有清心膈邪热,宁心安神之功。适用于烦躁失眠。

27. 独味田字草治失眠

制法:田字草鲜品 100 克,清水煎,睡前服,日 1 剂。本品有清热解毒,利水消肿,安神之功。适用于神经衰弱、心烦失眠。

28. 独味罗布麻治失眠[1]

制法:罗布麻 15 克,开水浸泡,代茶频饮,日服 1 剂。本品有镇静安神,平肝熄风之功。适用于神经衰弱,心悸、失眠。

29. 独味核桃仁治失眠[11]

制法:核桃仁适量,连皮捣碎,于晚餐后兑红糖冲服,每次 30 克。本品有补肾固精,温肺润肠之功。适用于失眠。

⊙**友情提示**

本病为临床常见的睡眠障碍,已成为严重影响人们身心健康的一大"隐形杀手"。因此,我们应该充分认识到失眠的危害,树立信心,改善睡眠,根据其不同病因,寻找合理有效的方法。可配合食疗、中药、西药、针灸、理疗等进行治疗。生活上应消除心理压力,保持心情舒畅,睡前用热水泡脚 20～40 分钟,消除环境噪声干扰,适当加强体育锻炼。若失眠持续没有改善时,切勿自行购买服用镇静安眠药物,应立即咨询医生,以免形成药物依赖,增加治疗的难度,中医药治疗失眠有其独到的见解和疗效。

三十、精神分裂症

精神分裂症在临床上主要表现为精神活动的障碍,如幻觉、错觉(知觉障碍),联想散漫,妄想(思维障碍),情感反应病态的高涨,低落或反常(情感障碍),动作的减少、增多,怪异性动作或姿势(动作障碍)以及由于上述病态精神活动的结果表现为各种形式的行为紊乱(行为障碍),但以思维障碍为最重要,也是本病最多见的症状。本病发病形式分急性发病及逐渐起病两种。急性发病可表现为突然的兴奋躁动及行为反常。一些急性发病的患者,如果仔细追问病史,常可发现在明显发病前几天或几星期内已有失眠或心神不定。逐渐起病的患者常表现生活懒散,工作与学习的兴奋下降,有时会误认为思想或性格问题。

1. 独味苦参治精神分裂症[11]

制法:苦参 15 克,清水煎后分 3 次,饭后服逐步增加剂量,最大日剂量可增至 80～90 克,病愈后再逐步减少剂量。本品有清热燥湿,祛风杀虫,利尿之功。适用于精神分裂症(躁狂型)。

使用注意:脾胃虚寒者忌服,胃弱者慎用。

2. 独味地龙治精神分裂症[11]

制法:干地龙适量,研为细末,每服 2～5 克,温开水冲服,日服 2 次。本品有清热定惊,通经活络,清肺平喘,利尿通淋之功。适用于精神分裂癫狂兼有血瘀者。

使用注意:地龙为咸寒之品,长于清热,故脾胃虚弱者以及慢性胃炎、慢性肝炎、食少易呕者禁大量服用。

3. 独味水牛角治精神分裂症[16]

制法:将水牛角锉为细末,每次 30～60 克,冲服,每日 1～2 次,连用 3～5 日。本品有清热凉血,解表,定惊之功。适用于精神分裂症躁狂型。

使用注意:孕妇慎用,非实热证者不宜服用。

4. 独味白矾治精神分裂症[16]

制法:白矾 120 克,加入冰糖 120 克,用清水 800 毫升煎至 250 毫升,1 次空腹服 150～250 毫升。每日 1 次,连服 3～5 日。本品有祛除风痰,止血止泻之功。适用于精神分裂症躁狂型。

使用注意:阴虚内热,症见咽痛、目痛等症者忌用。不宜多服久服。

5. 独味首乌藤治精神分裂症[16]

制法：首乌藤 30～60 克，清水煎，分 2 次服用，连用 3～7 日。本品有养心安神，祛风通络之功。适用于精神分裂症。

6. 独味茯苓治精神分裂症[16]

制法：茯苓 100 克，清水煎，日 1 剂，分 3 次服。本品有利水渗湿，宁心安神之功。适用于慢性精神分裂症。

使用注意：长期服用有伤津耗液之弊。凡阴虚津亏等津液耗伤者不宜单味药大量长期服用。孕妇慎用。

7. 独味大黄治精神分裂症[16]

制法：生大黄 30～60 克，先用冷水浸泡 1 小时，后煎煮沸 20 分钟，滤出药液，再加水煎 25 分钟，去渣，两煎药液兑匀，分早晚 2 次服用，半个月为 1 个疗程。一般 1～2 个疗程即可好转。本品有泻下攻积，清热泻火，凉血解毒，逐瘀通经之功。适用于精神分裂症，哭笑无常。

使用注意：本品苦寒，易伤胃气，脾胃虚弱者慎用，妇女妊娠期、月经期、哺乳期忌用。

8. 独味蜂房治精神分裂症[11]

制法：蜂房适量，研细末，每服 0.5 克，日服 2 次。本品有攻毒杀虫，祛风止痛之功。适用于精神分裂症。

使用注意：蜂房毒性强烈，内服宜慎，不可久服，以免中毒。

9. 独味龙胆治精神分裂症[11]

制法：龙胆 15 克，清水煎，日 1 剂，分 2 次饭前服。本品有清热燥湿，泻肝胆火之功。适用于精神分裂症癫狂型。

使用注意：龙胆味苦性寒，不宜过服，过则伤，胃中生发之气，反助火邪。

10. 独味蟾蜍治精神分裂症[3]

制法：蟾蜍 1 只，焙烧研细末，调黄酒，每服 0.3 克，日服 2 次。本品有开窍醒神，杀虫消疳之功。适用于精神分裂症狂言乱语。

11. 独味枸杞叶治精神分裂症[3]

制法：枸杞叶 200 克，洗净，与猪心 1 只（洗净，切小块），共炒熟佐膳食。本品有除烦益智，养血宁心之功。适用于精神分裂症，病久气血虚弱。

12. 独味桃仁治精神分裂症[1]

制法：桃仁 100 克，粳米 200 克，共煎成粥，渴即饮服。本品有破血祛瘀，润肠通便，止咳平喘之功。适用于精神分裂症瘀血阻滞型。

使用注意：孕妇忌用，脾虚便溏者慎用。

⊙友情提示

本病是精神病中最常见的一组精神病。是一种反复发作的慢性迁延性疾病，病情容易反复，如早期发现，尽早给予合理治疗，多数患者预后较为乐观，少数患者由于治疗不及时，不合理，贻误诊断治疗，使病情缓慢进展，出现精神衰退，成为精神上的残废。因而应加强本病的预防，尽量早期发现、早期诊断和早期治疗，对疾病进行早期的心理社会干预，并利用尽可能取得的条件和时机采取综合的手段，通过出院前的心理治疗，对患者家属进行健康教育，建立定期门诊随访，服用适量的维持治疗药物，提高全社会的心理卫生知识水平等，使患者达到最大限度的功能恢复而尽量不复发或少复发。

三十一、神 经 衰 弱

神经衰弱是神经官能症中常见病症之一。多因长期情绪失调，用脑过度或病后体弱等原因引起。神经衰弱的临床表现较为广泛，涉及人体部分器官和系统，但与心血管、神经系统的关系最为密切。主要表现为容易疲劳、易激动、注意力不集中、记忆力减退、头昏、头痛、失眠、乏力、烦躁、多疑、忧郁、焦虑等。一般病程较长,常反复波动波动,治疗主要是提高患者对疾病的认识,解除顾虑。树立患者战胜疾病的信心,进行适当的体育锻炼,给予必要的药物治疗。

1. 独味徐长卿治神经衰弱[14]

制法:徐长卿全草研细粉,每服 10～15 克,日 2 次,20 天为 1 个疗程。本品有安神止痛,祛风止痒之功。适用于神经衰弱。

使用注意:禁忌孕妇服用。

2. 独味枸杞子治神经衰弱[1]

制法:枸杞子 50 克,大枣 20 枚,上药加清水煎,煮 30 分钟,去渣取汁,与 1 000 毫升温开水同入脚盆中,先熏蒸,待温泡洗双脚,每晚 1 次,每次 40 分钟,10 日为 1 个疗程。本品有滋肾养肝,安神清心。适用于肝肾阴虚所致的神经衰弱。

3. 独味蜂蜜治神经衰弱[1]

制法:蜂蜜 100 毫升,将蜂蜜加入 2 000 毫升开水中,先熏蒸,待温度适宜时泡洗双脚,每日睡前 1 次,每次 30 分钟,10 日为 1 个疗程。本品有养心安神之功。适用于心阴不足所致的神经衰弱心烦、失眠。

4. 独味花生叶治神经衰弱[16]

制法:鲜花生叶 90 克(干品 30 克),洗净加清水三大碗,煎至 1 碗半,分早晚 2 次服,连服 3 日。本品有镇静安神之功。适用于神经衰弱致头痛、头昏、多梦失眠。

5. 独味百合治神经衰弱[1]

制法:百合 60 克,瘦猪肉 150 克,盐少许,瘦猪肉切成小块,与百合加盐共煮烂熟,顿服,日 1 剂。本品有清热润肺,养血安神之功。适用于神经衰弱失眠。

6. 独味铁落治神经衰弱[1]

制法:铁落 20 克,大枣 20 枚,将大枣煮熟去核,捣为泥状,铁落研为细末,共拌匀,制成 4 丸,每日早晚各服 2 丸,连服 3～5 日。本品有健脾益气,补血安神之功。适用于心脾两虚型神经衰弱。

7. 独味柏子仁治神经衰弱[1]

制法：柏子仁 10 克，猪心 1 个，将猪心先净剖开，纳入柏子仁，用线捆好，隔水蒸食，每日 1 剂，分次食用。本品有补血养心，安神宁志之功。适用于心脾两虚型神经衰弱。

使用注意：本品有润肠通便的作用，慢性肠炎、慢性腹泻及腹满食少、大便滑泄者禁单味药大量内服。

8. 独味五味子治神经衰弱[1]

制法：五味子 50 克，白酒 60 度 500 毫升，将五味子洗净，沥干水分，浸入白酒中，封紧瓶口，每日振摇数次，半个月后即可饮服，每服 10 毫升，日服 2～3 次。本品有敛肺生津，滋肾生津之功。适用于神经衰弱所致的失眠、头晕、心悸、健忘、乏力、烦躁等。

使用注意：五味子酸涩收敛，凡外有表邪束闭内有实热结聚者均当慎用。

9. 独味莲子芯治神经衰弱

制法：莲子芯 12 克，盐少许，清水煎，每晚 1 剂，顿服。本品有清心泻火之功。适用于神经衰弱所致的虚烦不眠、盗汗等。

10. 独味灵芝治神经衰弱[11]

制法：灵芝 100 克，米酒 750 毫升，将灵芝浸入米酒中，密封，每日摇荡数次，20 日后即可饮用，每服 15～25 毫升，日服 2 次。本品有补益肝肾，养心安神之功。适用于神经衰弱。

11. 独味远志治神经衰弱[14]

制法：远志适量，焙干研细粉，每服 3 克，日服 3 次，米汤送服。本品有宁心安神之功。适用于神经衰弱致健忘、心悸失眠多梦。

使用注意：远志为辛温燥烈之品，有耗气伤阴之弊。

12. 独味珍珠母治神经衰弱[14]

制法：珍珠母适量，研为细末，装入胶囊，每粒 0.3 克，日服 3 次，每次 2 粒，开水送服。本品有安神定惊之功。适用于神经衰弱所致的头晕胀痛、心悸失眠。

使用注意：本品咸寒，易伤脾胃，故胃寒而无实火者慎服。

13. 独味紫河车治神经衰弱[14]

制法：紫河车适量，焙干研细末，装入胶囊，每粒约 0.1 克，每次 2～3 粒，日服 3 次，开水送服。本品有补气养血，益精之功。适用于神经衰弱所致的身体衰弱。

使用注意：紫河车为峻补剂，内有实邪者忌用。

14. 独味绞股蓝治神经衰弱[14]

制法：绞股蓝 30 克，沸水冲泡，睡前 1 小时服浓绞股蓝茶 1杯。本品有镇静催眠，抗紧张之功。适用于神经衰弱所致的失眠，精神紧张。

使用注意：绞股蓝味苦性寒，脾胃虚寒、胃脘隐痛、泛吐清水、大便稀溏者忌用。

15. 独味酸枣仁治神经衰弱[14]

制法：酸枣仁 30 克，猪心 1 个，切薄片，与酸枣仁同煮熟烂，睡前服。本品有养心安神之功。适用于神经衰弱所致的心悸失眠。

使用注意：酸枣仁为酸敛之性，有敛邪之弊，内有实邪者忌用。

16. 独味丹参治神经衰弱[14]

制法：丹参 30 克，清水煎，日 1 剂，分早晚 2 次服，30 日为 1个疗程。本品有凉血宁心之功。适用于神经衰弱所致的心烦失眠。

使用注意：凡外感风寒、内伤生冷、脾胃虚弱、肾阳虚衰者不宜长期服用。

17. 独味桑椹治神经衰弱[14]

制法：鲜桑椹 50 克，清水煎，日 1 剂，代茶频饮，茶完连桑椹一起服食。本品有滋阴补血，生津润燥之功。适用于神经衰弱所致的失眠、健忘。

使用注意：桑椹质润主降，对脾虚便溏及肾虚无热者忌用。

18. 独味鸡蛋治神经衰弱[14]

制法：鸡蛋数枚，把鸡蛋洗净，泡在好米醋内，按每 1 个鸡蛋加米醋 180 毫升。醋要漫过鸡蛋，盖严密封，7 天后蛋壳软化，用筷子搅匀，食之不拘数量，食完再泡，直至病愈。本品有补肾血，安神魂之功。适用于神经衰弱所致的失眠。

19. 独味败酱草治神经衰弱[14]

制法：败酱草 300 克，清水 1 500 毫升，文火煎至 600 毫升，白天上、下午各服 1 次，每次 50 毫升，晚上睡前服 150 毫升，7 日为 1 个疗程。服药当天即可见效，3 个疗程后症状消失。本品有清热解毒，降低神经系统兴奋之功。适用于神经衰弱。

20. 独味蛤蟆油治神经衰弱[14]

制法：干蛤蟆油 3～6 克，清水 250 毫升浸泡 1 夜，第 2 天再加冰糖适量炖服，睡前 1 次顿服，连用 10～20 天为 1 个疗程。本品有补肾益精，养阴润肺之功。适用于神经衰弱性头痛、眩晕、失眠。

21. 独味松针治神经衰弱[11]

制法：鲜松针 30 克，白糖 20 克，清水煎，日 1 剂，分 2 次服。本品有祛风燥湿之功。适用于神经衰弱。

22. 独味桃金娘果治神经衰弱[11]

制法：桃金娘果 30 克，清水煎，日 1 剂，代茶频饮。本品有补血安神之功。适用于神经衰弱。

23. 独味首乌藤治神经衰弱[11]

制法：首乌藤 60 克，用温水浸泡片刻，加清水 500 毫升，煎至 300 毫升，每晚睡前 1 小时热服，连服 10 日为 1 个疗程。本品有养血安神之功。适用于神经衰弱心血不足。

24. 独味榆钱治神经衰弱[11]

制法：榆钱 15 克，清水煎，日 1 剂，代茶频饮。本品有安神健脾之功。适用于神经衰弱。

25. 独味白梅花治神经衰弱

制法：白梅花 5 克，沸水冲泡，日 1 剂，代茶频饮，3～5 日为 1

个疗程。本品有疏肝理气解郁之功。适用于神经衰弱肝气郁结证。

26. 独味川芎治神经衰弱[11]

制法：川芎 15 克，与猪脑髓 1 具，酒 120 克，共蒸熟食，日 1 剂，分次服食。本品有活血行气，祛风止痛之功。适用于神经衰弱。

使用注意：本品耗气动血、年老体弱者尤不宜长期单味药大量服用，月经过多者忌用。

27. 独味向日葵壳治神经衰弱[11]

制法：向日葵壳 30 克，瘦猪肉 150 克，日 1 剂，顿服。本品有平肝祛风，清湿热，消滞气之功。适用于神经衰弱头痛。

⊙ **友情提示**

神经系统的功能性过度紧张是本病主要原因，脑力劳动者发病率最高。负性情绪体验也是本病较为多见的原因，如因亲人故世、家族不幸、生活挫抑、家庭纠纷等，使神经系统功能持续过度紧张，导致神经衰弱。

患者应调整心情，保持心情愉快，加强体育锻炼，多参加有益的社会活动，饮食方面可多吃些调节神经、镇静催眠的食物。

三十二、糖 尿 病

糖尿病是一种常见的内分泌——代谢性病。基本病理改变是由于胰岛素绝对或相对不足，引起糖、脂肪、蛋白质代谢紊乱，以及继发的维生素、水电解质等代谢紊乱。其特征为血糖过高及尿糖升高，临床上早期可无症状，发展到症状期出现多尿、多饮、多食等症，并有疲乏，肥胖或消瘦等症群。严重时可发生酮症酸中毒。常见的并发症及伴随症有急性感染、肺结核、动脉粥样硬化，肾和视网膜微血管病变及神经病变等。

1. 独味马齿苋治糖尿病[14]

制法：鲜马齿苋 150 克，做菜连汤食，日 1 剂。本品有清热解毒，凉血，去湿，消炎，利尿之功。适用于糖尿病。

2. 独味玉米须治糖尿病[11]

制法：玉米须 60 克，清水煎，日 1 剂，代茶频饮。本品有利水消肿，降血压，清血热之功。适用于糖尿病。

3. 独味地骨皮治糖尿病[14]

制法：地骨皮 50 克，加清水 1 000 毫升，慢火煎至 500 毫升，置杯中少量频，日 1 剂。本品有清热凉血，降血糖之功。适用于糖尿病。

4. 独味白僵蚕治糖尿病[14]

制法：白僵蚕适量，研为细末，每次 5 克，每日 3 次，饭前开水送服，2 个月为 1 个疗程。休息半个月内再进行第 2 个疗程。本品有祛风定惊，化痰散结，降血糖之功。适用于糖尿病。

使用注意：血虚无痰热者忌服。

5. 独味绞股蓝治糖尿病[14]

制法：绞股蓝 30 克，将其置茶杯中，用沸水冲泡，代茶频饮，日 1 剂。本品有生津润燥止渴之功。适用于糖尿病口渴多饮。

6. 独味仙鹤草治糖尿病[14]

制法：仙鹤草 30～80 克，清水煎，日 1 剂，代茶频饮。本品有补虚强壮，降血糖之功。适用于糖尿病。

7. 独味麦门冬治糖尿病[14]

制法：鲜麦门冬全草 30～50 克，切碎，煎汤代茶频饮，日 1 剂，连用 3 个月为 1 个疗程。本品有清热生津止渴之功。适用于糖尿病属肺胃燥热津伤者。

8. 独味黄精治糖尿病[14]

制法：黄精 500 克，洗净，拣去杂质，用水浸软，上锅蒸熟透，饥饿时当点心吃，每次不超过 30 克。本品有补中益气，润心肺之功。适用于糖尿病饥饿感重者。

9. 独味枸杞子治糖尿病[14]

制法：枸杞子 15 克，清水煎，代茶频饮，日 1 剂。本品有滋肾补肝之功。适用于糖尿病。

10. 独味石斛治糖尿病[14]

制法：鲜石斛 15 克（干品 6 克），清水煎，日 1 剂，2 次分服。本品有益胃生津，滋阴清热之功。适用于糖尿病阴虚燥热口干。

11. 独味五味子治糖尿病[14]

制法：五味子 120 克，将其放入 250 毫升醋中浸泡 12 小时，然后取出加在适量面粉中拌匀，再放入锅中微火加热炒焦，置于瓶中备用。一日 3～4 次，一次 3～5 粒。本品有敛肺滋阴，生津止渴之功。适用于糖尿病气阴两伤者。

12. 独味菝葜治糖尿病[14]

制法：鲜菝葜根 90 克，与猪小肚 1 个同炖熟烂，日 1 剂，分次服。本品有祛风利湿，解毒消痈之功。适用于糖尿病。

13. 独味荔枝核治糖尿病[14]

制法：荔枝核适量，烘干研为细末，每次 10 克，日 3 次，饭前30 分钟温开水送服。本品有温中行气，降血糖之功。适用于糖尿病。

使用注意：无寒湿气滞者宜忌用。

14. 独味南瓜治糖尿病[14]

制法：南瓜适量，焙干研粉，每次 10 克，每日 3 次，30 日为一疗程。本品有降血糖之功。适用于糖尿病。

15. 独味金线莲治糖尿病[14]

制法：鲜金线莲 50 克（干品 5 克），清水煎，分 2 次服，日 1剂，连服 10 天为 1 个疗程。本品有滋补强壮之功。适用于糖尿病。

16. 独味花生根茎治糖尿病[14]

制法：秋植花生收获后的地下根茎鲜品 50～100 克（或干品

25～50 克),清水煎,代茶频饮。日 1 剂,10 日为一疗程,隔 7 日再服第二疗程。本品有祛风除湿之功。适用于 2 型糖尿病。

17. 独味柠檬治糖尿病[14]

制法:鲜柠檬 30～50 克,绞汁或沸水泡,代茶频饮。日 1 剂,10～15 日为一个疗程,相隔 10～15 日再进行第 2 疗程。本品有生津止渴,健胃利气之功。适用于糖尿病。

18. 独味牛蒡子治糖尿病[16]

制法:牛蒡子适量,研细末,每次 3 克,每日 3 次,开水冲服。本品有清热解毒之功。适用于糖尿病。

19. 独味橘络治糖尿病[16]

制法:橘络适量,磨成细粉,每次 5 克,加水调匀后服,日 3 次,30 日为 1 个疗程。本品有通络化痰,顺气活血之功。适用于糖尿病。

20. 独味黄芪治糖尿病[16]

制法:黄芪 30～60 克,清水煎,代茶频饮,日 1 剂。本品有补气升阳,固表止汗,利水消肿,生津养血之功。适用于糖尿病。

使用注意:黄芪易敛邪或使表邪内陷,外感风热、表实邪盛者忌服。

21. 独味猪胰治糖尿病[16]

制法:猪胰适量焙干,研粉,口服,每次 3 克,日服 3 次。本品有健脾消食,和血脉之功。适用于各型糖尿病。

22. 独味绿豆治糖尿病[16]

制法:绿豆 120 克,加清水煎熟,日 1 剂,分次服食,饮其汤,食其豆。本品有利水消肿,清热解毒之功。适用于糖尿病。

23. 独味葛根治糖尿病[18]

制法:新鲜葛根适量,将葛根切片,经水磨澄取淀粉,晒干,每次用葛根粉 30 克,粳米 100 克煮粥食。本品有解肌退热,生津透疹,升阳止泻之功。适用于糖尿病口渴者。

使用注意:无渴证者不宜服。

24. 独味桑螵蛸治糖尿病[11]

制法：桑螵蛸 18 克，研细末，开水冲服，每次 6 克，日 3 次（至愈为度）。本品有固精缩尿，补肾助阳之功。适用于糖尿病尿多、口渴者。

使用注意：有敛邪之弊，表邪未解者忌服。

25. 独味鹿角治糖尿病[11]

制法：鹿角适量，炙焦，捣细碎，过筛取末，每次服 6 克，日服 3 次。本品有行血，消肿，益肾之功。适用于糖尿病尿多。

26. 独味五倍子治糖尿病[11]

制法：五倍子适量，研细末，每次 6 克，日 3 次，开水送服。本品有敛肺降火，敛汗止血，涩肠止泻之功。适用于糖尿病多饮。

使用注意：外感表邪未解、咳嗽初起者忌服。

27. 独味玉竹治糖尿病[11]

制法：玉竹 15～20 克（鲜者 30～60 克），切碎煎取浓汁后去渣，日 1 剂，分早晚 2 次服，5～10 日为 1 个疗程。本品有滋阴润肺，生津止渴之功。适用于糖尿病燥火伤肺型。

使用注意：玉竹微寒质润，脾虚便溏、湿痰内蕴者均当慎用。

28. 独味桑白皮治糖尿病[11]

制法：桑白皮 60 克，装入纱袋内，与糯米 60 克共煮至粥将熟时去纱袋服，日 1 剂，连用数日。本品有清肺泄热，补中益气之功。适用于糖尿病上消型肺热津伤、口渴烦躁。

使用注意：肺虚无火、风寒咳嗽、小便频数及无实邪壅渴者忌用。

⊙ **友情提示**

糖尿病患者要坚持有规律的生活习惯，适当参加力所能及的体力活动，饮食宜清淡，多吃新鲜蔬菜、水果，控制糖的摄入，忌食肥甘厚味。提高患者的生活质量，延缓和防治本病各类并发症发生，发展，是医疗机构和患者的共同目标。

三十三、痛　风

痛风是一组嘌呤代谢紊乱所致的疾病。其临床特点为高尿酸血症及由此而引起的痛风性关节炎反复发作。痛风石沉积，痛风石性慢性关节炎和关节畸形，常累及肾脏引起慢性间质性肾炎和尿酸肾结石形成。本病可分原发性和继发性两大类，原发性病因，除少数由于酸缺陷引起外，大多数未阐明。常伴高脂血症，肥胖糖尿病，高血压病，动脉硬化和冠心病等，属遗传性疾病，可由肾脏病、血液病及药物等多种原因引起继发。

1. 独味淡竹叶治痛风[14]

制法：淡竹叶 100 克，与猪蹄 500 克一起放瓦罐内，加水适量，文火炖熟烂后，去药渣，吃猪蹄喝汤。1 天 1 剂，分次食完，连服 3 剂为 1 个疗程。本品有清热除烦利尿之功。适用于痛风属热证者。

2. 独味钩藤根治痛风[14]

制法：钩藤根 250 克，加烧酒适量，浸 24 小时后分 3 次服完。本品有活血通络止痛之功。适用于痛风性关节炎属气滞血瘀证者。

使用注意：不宜用于虚寒证，无风热实热者慎用，脾胃虚寒者以及外感风寒、内伤生冷等证不宜大量长期服用。

3. 独味樟木治痛风[14]

制法：樟木 400 克，切片（樟木屑亦可），加水 3 000 毫升，浸泡 30 分钟，煎煮 30 分钟后去渣取药液，倒入盆中，先熏后洗患处，日 1 剂。本品有祛风散寒，温经通络，消肿止痛之功。适用于痛风性关节炎属寒湿阻滞者。

4. 独味土茯苓治痛风[14]

制法：土茯苓 50 克，清水煎，日 1 剂，代茶频饮。本品有清热利湿，通利关节，消肿散结之功。适用于痛风。

5. 独味滑石治痛风[14]

制法：滑石 40 克(布包)，加清水 600 毫升，浸泡 30 分钟后，煮沸，频服代茶饮，日 1 剂。本品有清热利湿，利水通淋之功。适用于痛风属湿热蕴结者。

使用注意：用药期间逐渐停服秋水仙碱等药物。脾虚气弱、滑精、热病伤津、小便多者忌用。

6. 独味黄花菜治痛风[14]

制法：鲜黄花菜 30 克，清水煎后去渣，冲入适量黄酒，每日 1 剂。本品有通络止痛，利尿消肿之功。适用于痛风关节红肿疼痛。

7. 独味山慈菇治痛风[14]

制法：山慈菇 5 克，加清水浓煎 150 毫升，去渣，加蜂蜜适量调匀，早晚 2 次分服，日 1 剂。本品有清热解毒、消肿止痛之功。适用于痛风。

8. 独味车前子治痛风[16]

制法：车前子 30 克(纱布包)，或车前草 30～60 克，清水煎，代茶频饮，日 1 剂。本品有清热利尿，通淋渗湿之功。适用于痛风属湿热者，症见指趾小关节红肿热痛，血尿酸高。

使用注意：车前子为气寒滑利之品，阳气下陷、肾气虚脱者忌用。

9. 独味板蓝根治痛风[16]

制法：板蓝根 15 克，清水煎，代茶频饮，日 1 剂，30 天为 1 个疗程。本品有清热解毒，凉血消斑之功。适用于痛风。

使用注意：体虚而无实火热毒者忌服。

10. 独味丹参治痛风[16]

制法：丹参 30 克，清水煎，日 1 剂，代茶频饮。本品有活血祛瘀，凉血消痈之功。适用于痛风血尿酸高。

11. 独味桃仁治痛风[16]

制法：桃仁 15 克，先将桃仁捣烂如泥，加水研汁、去渣，用粳米 60 克煮为稀粥，温而服之。本品有活血祛瘀，润肠通便之功。

适用于痛风痰阻血瘀型。

使用注意：孕妇忌用，脾虚便溏慎用。有伤气耗血之弊，不可过用。

12. 独味芦荟治痛风[16]

制法：芦荟新鲜叶3～4厘米，根据肢体肿胀范围，用刀从中间剖开，将叶内面贴敷肿痛处，24小时更换1次。本品有消肿拔毒，泻下清肺，杀虫之功。适用于痛风肢体肿胀。

13. 独味葛根治痛风[16]

制法：生葛根50～100克，清水煎，代茶频饮，日1剂。本品有解肌退热，生津透疹，升阳止泻之功。适用于预防痛风复发，效果良好。

使用注意：无渴证不宜服，胃寒者慎用。

14. 独味赤小豆治痛风[16]

制法：赤小豆30克，粳米30克，白糖适量，先煮赤小豆至熟，再加入粳米煮成粥，加入适量白糖，日1剂，顿服。本品有清热利湿，解毒拔脓之功。适用于痛风痹阻型。

15. 独味百合治痛风[16]

制法：百合50克，清水煎，日1剂，顿服。本品有养阴润肺，清心安神之功。适用于痛风尿酸高者。

使用注意：百合凉而质润，风寒咳嗽及脾肾阳衰，中寒便滑者忌用。

16. 独味木通治痛风[11]

制法：木通60克，锉细，清水煎，日1剂，1次服下。约2小时后待周身发痒，出红色皮疹，汗出后周身舒畅。本品有清热利尿之功。适用于痛风。

使用注意：木通为降泄通利之品，阳虚气弱、肾虚精滑以及妊娠者忌用。

17. 独味仙人掌治痛风[11]

制法：仙人掌适量，捣碎，敷患处（厚1～2毫米），24小时1

次。本品有清热解毒,行气活血之功。适用于急性痛风性关节炎。

18. 独味蒲公英治痛风[11]

制法:鲜蒲公英 30 克(连根),洗净切碎,清水煎浓汁,去渣留汁 200 毫升,加入粳米 50 克,煮成粥,冰糖调味温服,日 2 剂,2 次服,3～5 日为 1 个疗程。本品有清热解毒,利尿除湿之功。适用于痛风湿热壅遏型。

使用注意:苦寒清泄之品,如果用量过大有导致腹泻之弊宜慎之。

19. 独味何首乌治痛风[11]

制法:何首乌粉 25 克,粳米 50 克加清水煮粥至半熟时调入何首乌粉,边煮边搅至黏稠时加白糖调服。本品有补益肝肾,健脾和胃之功。适用于痛风肝肾亏虚型。

使用注意:温润泄降、便溏及有湿痰者忌用。

20. 独味牛膝治痛风[11]

制法:牛膝茎叶 20 克,加清水 300 毫升共煎至 150 毫升,去渣,留汁入粳米 100 克,再加入水约 500 毫升煮成稀粥。日 1 剂,分早晚 2 次服用。本品有补益肝肾,强筋骨之功。适用于痛风肝肾两虚型。

21. 独味小檗治痛风[11]

制法:鲜小檗根 15～30 克。洗净、切片,瘦猪肉 100 克(洗净、切片),共炖服,连服数日。本品有清热解毒,燥湿补虚之功。适用于痛风、湿热痹痛、关节红肿热痛。

22. 独味芹菜治痛风[11]

制法:芹菜 150 克(连根须),大米 50 克,加清水 750 毫升,煮成粥,将芹菜洗净切碎,粥将熟时加入共煮片刻,熟时加少量盐调味。本品有健胃利尿之功。适用于痛风。

23. 独味葡萄治痛风[11]

制法:鲜葡萄 50 克,去籽,清水煮开后放入适量大米及鲜葡萄共煮成粥服食,日 1 剂。本品有滋阴生津,补气利尿之功。适用于痛风。

24. 独味竹笋治痛风[11]

制法：竹笋 250 克，切丝，与植物油 30 毫升，盐少许共炒熟服食，日 1 剂。本品有利水道，清肺化痰之功。适用于痛风。

◎友情提示

痛风是一种嘌呤代谢紊乱所致的疾病，临床特点为，高尿酸血症，急性或慢性关节炎并反复发作，关节畸形，肾脏病变和尿酸结石，痛风结石形成等。本病中年人好发，男性约占 95%。

根据疾病阶段不同，患者要积极配合医生采用不同的治疗方法，日常生活调护作为基础的治疗手段，控制饮食总热量摄入，坚持适当锻炼，注意劳逸结合，切忌过重的体力活动。防止体重超标和肥胖，保证充足的睡眠，限制高热量，高脂肪及含嘌呤多的食物。

三十四、高 脂 血 症

高脂血症是指血浆脂质浓度超过正常高限的病症。可分为原发性和继发性两大类。前者属遗传性脂质代谢紊乱疾病，后者主要继发于糖尿病、肾病综合征、痛风、肥胖等。

1. 独味大黄治高脂血症[14]

制法：大黄适量，研细末，每日 1～1.5 克，分 3 次服，30 天为 1 个疗程，一般需服 2 个疗程。本品有泻下攻积，清热泻火，凉血解毒之功。适用于高脂血症。

2. 独味萆薢治高脂血症[14]

制法：萆薢适量，碾粉过 60 日筛，每次服 5 克，温开水送服，日 3 次，30 日为一疗程。本品有利湿去浊，祛风除痹之功。适用于高脂血症。

使用注意：本品利湿伤阴、胃虚阴亏而滑精者忌用。

3. 独味茵陈蒿治高脂血症[14]

制法：茵陈蒿 15 克，清水煎，代茶频饮，日 1 剂，1 个月为 1 疗程。本品有利湿退黄，燥湿祛风之功。适用于高脂血症。

4. 独味决明子治高脂血症[16]

制法：决明子 20 克，沸水冲泡，代茶频饮，日 1 剂。本品有清肝明目，润肠通便之功。适用于高脂血症、清肝降脂。

使用注意：本品油脂较多，便溏腹痛者慎用。

5. 独味水蛭治高脂血症[14]

制法：水蛭适量，将其干燥后研末，装胶囊，每粒胶囊内含水蛭粉 0.25 克，每次 3 粒，日服 3 次，温开水送服，30 天为一疗程。本品有破血通经，逐瘀消癥之功。适用于高脂血症。

使用注意：体弱血虚、无瘀血蓄积者及孕妇忌用。本品破血力猛峻，中病即止，久服伤血。

6. 独味白僵蚕治高脂血症[14]

制法：白僵蚕适量，研为细末，每次 3 克，每日 3 次，2 个月为一疗程。本品有熄风止痉，解毒散结之功。适用于高脂血症。

使用注意：血虚而无风热者忌用。

7. 独味何首乌治高脂血症[16]

制法：制何首乌 30 克，加清水 500 毫升，煎沸 20 分钟左右，取 200～250 毫升，分早晚 2 次温服。本品有补肝肾，益精血之功。适用于高脂血症。

使用注意：何首乌温润泄降，便溏及有湿痰者忌用。

8. 独味生三七治高脂血症[16]

制法：生三七粉适量，每次 0.6 克，每日 3 次，饭前服用，1～2 个月为一疗程。本品有活血化瘀，消肿定痛之功。适用于高脂血症。

使用注意：三七有散瘀耗血之弊，血虚或血证无瘀滞者宜慎用。

9. 独味山楂治高脂血症[16]

制法：生山楂 15 克，清水煎，代茶频饮，日 1 剂。3 个月为 1

疗程。本品有健脾消食,化瘀行滞之功。适用于原发性高脂血症。

使用注意:生用多食,令人嘈烦易饥,损齿、龋齿者慎用。

10. 独味绞股蓝治高脂血症[14]

制法:绞股蓝茎叶适量,将其晒干研末,袋包、每包 10 克,沸水冲泡,代茶频饮,日 1 剂,连服 30 天为一疗程。本品有清热补虚,降脂减肥之功。适用于高脂血症。

使用注意:绞股蓝味苦性寒、脾胃虚寒、胃脘隐痛、反吐清水、大便稀溏者忌用。

11. 独味灵芝治高脂血症[11]

制法:灵芝 10 克,切碎研细,清水煎,代茶频饮,日 1 剂。本品有滋补强壮,宁心益胃之功。适用于高胆固醇、高脂血症。

12. 独味旱芹治高脂血症

制法:鲜旱芹根 10 蔸,大枣 10 枚,清水煎,2 次分服,日 1剂,连服 15 日为 1 疗程。本品有平肝清热,祛风利湿之功。适用于高脂血症。

13. 独味虎杖治高脂血症[11]

制法:虎杖适量,烘干,研细末,每次 5 克,每日 3 次,开水送服。本品有散瘀止痛,祛风利湿,清热解毒之功。适用于高脂血症。

14. 独味泽泻治高脂血症[16]

制法:泽泻粉 10～15 克,清水煎去渣,留汁加粳米 100 克共煮粥至熟时加砂糖适量调味温热服食,日 1 剂,分 2 次服。本品有清热利湿,化浊降脂之功。适用于高脂血症。

使用注意:无湿热及滑精者忌用,不宜久服,否则清气不升,真阴潜耗,可令人目昏。

15. 独味大蒜治高脂血症[11]

制法:大蒜适量,每次 5 克,每日 3 次,进餐时服食,连服 30天为 1 个疗程。本品有行滞气,暖脾胃,消症结,解毒杀虫之功。适用于高脂血症,胆固醇高。

16. 独味荷叶治高脂血症[11]

制法：荷叶 30 克，清水煎，去渣留汁，粳米 50 克，共煎粥，日 1 剂，1 次服食，常吃效佳。本品有清暑解热、止血之功。适用于高脂血症。

17. 独味女贞子治高脂血症[16]

制法：女贞子 30 克，清水煎，代茶频饮，日 1 剂，1～2 个月为 1 个疗程。本品有滋补肝肾，明目乌发之功。适用于高脂血症。

使用注意：脾胃虚寒，脘腹冷痛，大便溏泻者忌服，糖尿病者慎用。

18. 独味香蕉柄治高脂血症[16]

制法：新鲜香蕉果柄 20～30 克，洗净切片，清水煎，日 1 剂，代茶频饮。连服 15～20 天，为 1 疗程。本品有止咳润肺，滋养润肠之功。适用于高脂血症。降低血中胆固醇。

19. 独味葵花子治高脂血症[16]

制法：葵花子 10～15 克，每晚临睡前嚼食生葵花子。本品有补脾润肠，止痢消痈之功。适用于高脂血症。

20. 独味蒲黄治高脂血症[16]

制法：蒲黄 3～5 克，研末，日 1 剂，1 次服，开水送服，21 天为 1 个疗程。本品有止血化瘀，利尿之功。适用于高脂血症。

使用注意：蒲黄为破滞化瘀之品，孕妇和阴虚内热而无瘀滞者宜慎用。

21. 独味枸杞子治高脂血症[16]

制法：枸杞子干果 30 克，洗净后温开水冲泡，代茶频饮，晚上睡前饮水食果，日 1 剂。本品有滋补肝肾，益精明目之功。适用于高脂血症。

使用注意：外有表邪、内有实热以及脾虚湿滞、肠滑者均忌用。

22. 独味松花粉治高脂血症[16]

制法：破壁松花粉，每次 1 包（3 克），日服 2 次，开水冲服。

本品有祛风燥湿,收湿止血之功。适用于高脂血症。

23. 独味罗布麻治高脂血症[1]

制法:罗布麻适量,研为末,每次口服 3 克,日 3~4 次。本品有养肝清热,利尿之功。适用于高脂血症。

使用注意:脾胃虚寒者不宜长期服用。

24. 独味没药治高脂血症[1]

制法:没药适量,装胶囊内,每次服 1 克,日服 3 次。本品有散瘀定痛,消肿生肌之功。适用于高脂血症。

使用注意:孕妇及无瘀滞者忌用,痈肿疮疡已溃者,一般不宜内服,脾胃不健者慎用。

25. 独味马齿苋治高脂血症[1]

制法:鲜马齿苋 250 克,洗净,绞成浆状或用沸水烫过做菜食,日 1 次。本品有清热解毒,凉血止血之功。适用于高脂血症,动脉硬化症。

使用注意:孕妇忌服,有堕胎之弊。

26. 独味莱菔子治高脂血症[1]

制法:莱菔子 15 克,粳米 60 克,煮粥食用,日 1 剂,1 次服完。本品有消食除胀,降气化痰之功。适用于高脂血症。

使用注意:莱菔子属耗气之品,气虚而无食积、痰滞者慎用。

⊙ 友情提示

本病是内科的常见多发病,也是心脑血管病发病的重要危险因素。脂肪代谢或运转异常使血浆中一种或几种脂质高于正常,称为高脂血症。本病目前还缺乏特异的治疗方法,应坚持长期综合治疗,强调以饮食治疗、运动锻炼为基础,根据病情、危险因素、血脂水平决定药物治疗,对继发性患者应积极治疗原发病。饮食因素在原发性患者中有比较重要的作用。合理搭配膳食结构是预防本病的关键,同时也是首要的基本治疗措施,应长期坚持。

三十五、肥　胖　症

肥胖症是指营养过度或能量消耗过少造成体内脂肪堆积过多,超过标准体重20%以上,且排除神经内分泌功能失调所致者。临床以均匀性肥胖为主要表现。轻者可无症状,重度者常有乏力、头痛、头晕、气短、嗜睡、腰痛、腹胀、便秘,甚或情绪抑郁,性功能减退等症状。

1. 独味赤小豆治肥胖症[13]

制法:赤小豆30克,粳米50克,赤小豆,粳洗净,入锅,加清水煮至成粥,每日早晚服食,日1剂。本品有利尿,消炎解毒之功。适用于肥胖症。

2. 独味绿豆芽治肥胖症[13]

制法:绿豆芽100克,米醋、生姜、食盐各适量,绿豆芽摘选洗净,入开水锅内焯一下捞出装盘,加米醋、食盐、生姜末拌匀,即可服食,日1剂。本品有利水消肿,清热解毒之功。适用于肥胖症。且有利保持身体健美。

3. 独味魔芋治肥胖症[16]

制法:魔芋150克,调料适量,将魔芋和调料入油锅中,翻炒后出锅即可,日1剂。本品有补气益肾,破血散结之功。适用于肥胖症,特别是老年性肥胖。

4. 独味枸杞子治肥胖症[16]

制法:枸杞子60克,清水煎,日1次,代茶频饮且连枸杞子一起服下。本品有滋补肝肾,益精明目之功。适用于肥胖症。

使用注意:外有表邪、内有实热以及脾虚湿滞肠滑者均忌用。

5. 独味山楂治肥胖症[16]

制法:生山楂500克,蜂蜜250毫升,将山楂去果柄及果核,放在锅内(勿用铁锅),加水适量煎煮至七成熟,水将耗尽时,加入蜂蜜。再以小火煎煮熟透,收汁即可,待冷,装入瓶内贮存备用。

日服 3 次,每次 10 克。本品有消食导滞,化瘀行滞之功。适用于肥胖症。

使用注意:生用多食,令人嘈烦易饥,损齿、龋齿者慎用。

6. 独味黄豆治肥胖症[13]

制法:黄豆 500 克,醋 1 000 毫升,将黄豆炒熟,不能炒焦,冷后及时装入玻璃瓶内,将醋倒入瓶内浸泡黄豆,密封 7～10 日后即可服用,每日早晚各食 10 粒。本品有补脾益气,清热解毒之功。适用于肥胖症、高血压一级。

7. 独味醋治肥胖症[13]

制法:醋 15～40 毫升,将醋倒入杯中,每日饮用 1 次。本品有解毒和胃,散结消积之功。适用于肥胖症、高脂血症。

8. 独味荷叶治肥胖症[14]

制法:荷叶适量,烧灰存性,研为细末,米汤调下,每次 3～6 克,每日 3 次。本品有清热除湿,减肥降脂之功。适用于单纯性肥胖症有湿热者。

9. 独味大黄治肥胖症[14]

制法:大黄 4～6 克,清水煎,日 1 剂,代茶频饮。本品有攻积导滞,泻火解毒,降脂减肥之功。适用于单纯性肥胖症、大便干燥偏实证者。

使用注意:凡年老体虚、无实热积滞瘀结者以及胎前产后均应慎用。

10. 独味薏苡仁治肥胖症[14]

制法:薏苡仁 30 克,清水煎,日 2 次,喝汤吃薏苡仁。本品有利水渗湿,减肥降脂之功。适用于脾虚湿阻的单纯性肥胖症。

11. 独味虎杖治肥胖症[16]

制法:虎杖 10～30 克,清水煎,日 1 剂,代茶频饮。本品有利湿退黄,活血止痛,减肥降脂,清热解毒之功。适用于火热较重的单纯性肥胖症。

使用注意:凡外感风寒内伤生冷、脾胃虚寒、肾阳虚衰等证不宜单味药大量长期服用。孕妇禁用。

12. 独味番泻叶治肥胖症[16]

制法： 番泻叶 3～6 克，清水煎，代茶频饮，日 1 剂。本品有清热通便，降脂减肥之功。适用于单纯性肥胖症、大便干燥偏实证者。

使用注意： 番泻叶属苦寒泻下之品，用量不宜过大。体虚中寒泄泻者以及孕妇皆忌用。

13. 独味玉米须治肥胖症[16]

制法： 玉米须 30 克，沸水冲泡，代茶频饮，日 1 剂。本品有利尿消肿，平肝利胆之功。适用于肥胖症。

14. 独味月见草治肥胖症[16]

制法： 月见草油胶丸，每日 3～5 克，分早晚 2 次口服，2 个月为 1 疗程。本品有降血脂，溶血栓之功。适用于肥胖症。

15. 独味仙人掌治肥胖症[16]

制法： 仙人掌 1/2 巴掌大，去皮刺，切碎，加鸡蛋 1 枚，搅匀，将 30 毫升蜂蜜放入锅中加温起泡，再拌炒食用，1 周 3 次以上。本品有清热解毒，散瘀消肿之功。适用于肥胖症。

16. 独味决明子治肥胖症[16]

制法： 决明子 15 克，清水煎，日 1 剂，代茶频饮。本品有清热明目，润肠通便，降脂之功。适用于肥胖症。

使用注意： 脾虚便溏、中气下陷、脾肾阳虚者忌用。

17. 独味海藻治肥胖症[16]

制法： 海藻 12～18 克，清水煎，日 1 剂，1 日 2 次分服，或海藻研末为丸，每次服 3～6 克，日服 2 次。本品有消痰软坚散结，利水消肿，降血脂之功。适用于肥胖症。

使用注意： 气虚、阴虚、脾胃虚寒、消化不良者忌食。

18. 独味冬瓜皮治肥胖症[11]

制法： 冬瓜皮适量，晒干，研细粉，开水冲服，每次 30 克，日 1 次。本品有利尿消肿之功。适用于肥胖症。

使用注意：虚寒肾冷、久病滑精者忌用。

19. 独味马鞭草治肥胖症[11]

制法：马鞭草 30 克，清水煎，代茶频饮，日 1 剂。本品有活血散瘀，利水消肿，清热解毒之功。适用于肥胖症。

使用注意：孕妇忌服。

20. 独味辛夷治肥胖症[11]

制法：辛夷 10 克，清水煎，代茶频饮，日 1 剂。本品有祛风散寒，温肺通窍之功。适用于肥胖症。

使用注意：阴虚火旺、肝阳上亢者忌用。

21. 独味玫瑰花治肥胖症[11]

制法：玫瑰花 10 克，清水煎，日 1 剂，代茶频饮。本品有理气解郁，活血散瘀之功。适用于肥胖症。

22. 独味柠檬片治肥胖症[11]

制法：柠檬切片 10 克，清水煎，日 1 剂，代茶频饮。本品有生津止渴之功。适用于肥胖症。

23. 独味苦丁治肥胖症[11]

制法：苦丁 10 克，清水煎，日 1 剂，代茶频饮。本品有散风热，清头目，除烦渴之功。适用于肥胖症。

使用注意：体虚者慎用。

24. 独味薄荷治肥胖症[11]

制法：薄荷 6 克，清水煎，日 1 剂，代茶频饮。本品有宣散风热，清利头目，透疹止痒之功。适用于肥胖症。

⊙ **友情提示**

本病对人体健康危害极大，一旦发病、治疗一般不易。临床多采取行为治疗，饮食控制、体育锻炼等方式，配合针刺、中药和手术等方法进行综合治疗，饮食宜清淡、低糖、低盐，忌肥甘醇厚味，宜多食新鲜蔬菜、水果等富含纤维维生素的食物，并适当补充蛋白质，忌多食，暴饮暴食、忌零食，适当参加体育锻炼，可根据个人情况选择散步、快走、慢跑、骑车、爬楼、拳击等。也可参加一些体力劳动或做适当的家务。

三十六、高 血 压 病

高血压病是指体循环动脉收缩压≥140mmHg 和（或）舒张压≥90mmHg。临床分为原发性高血压与继发性高血压。前者属于原因不明的高血压，亦称为高血压病，后者是由各种原因或疾病引起的高血压，亦称为症状性高血压。

1. 独味车前子治高血压病[16]

制法：车前子 60 克（布包），清水煎，代茶频饮，日 1 剂，15 天为 1 个疗程。本品有清热利尿，清热明目之功。适用于老年高血压病属阴虚阳亢者。

使用注意：车前子是气寒滑利之品，阳气下陷、肾气虚脱者忌用。

2. 独味决明子治高血压病[16]

制法：决明子炒黄，捣成粗粉，加糖调味，沸水冲泡，每日 3克，每日 3 次。本品有清肝降压之功。适用于肝阳上亢型高血压病，兼有便秘者尤其适宜。

使用注意：脾虚便溏，中气下陷，脾肾阳虚者忌用。

3. 独味地骨皮治高血压病[16]

制法：地骨皮 60 克，加清水 1 500 毫升，煎至 500 毫升，加少许白糖，1 次服完，隔日 1 剂，5 剂为 1 疗程。本品有清热解毒，凉血降压之功。适用于高血压病病属热者。

使用注意：真寒假热，脾胃虚寒者忌用。

4. 独味夏枯草治高血压病[16]

制法：夏枯草 15 克，将其与红糖适量煎煮，每日 1 剂，代茶频饮。本品有清热散结，降血压之功。适用于高血压病头痛、眩晕、目赤肿痛。

使用注意：脾胃虚弱者慎用，气虚者禁用。

5. 独味罗布麻治高血压病[16]

制法：罗布麻叶 3～6 克，清水煎，代茶频饮，或早晚定时煎服。本品有平肝降压、镇静安神之功。适用于肝阳上亢型高血压病，对头痛、眩晕、脑涨、失眠多梦和水肿有较好的缓解作用。

使用注意：脾胃虚寒者，不宜长期服用。

6. 独味钩藤治高血压病[16]

制法：钩藤 30 克，清水煎，分早晚 2 次服，日 1 剂，30 日为 1 个疗程。本品有清热平胆，降压之功。适用于肝阳上亢型高血压病病，头晕目眩、神经性头痛。

使用注意：入汤剂宜后下，不宜久煎，否则影响药效。

7. 独味葛根治高血压病[16]

制法：葛根 15 克，清水煎，日 1 剂，分 2～4 次服。连服 2～8 天。本品有解肌发表，生津止渴、降压之功。适用于高血压病，对兼有颈项强痛或不适者尤其适宜。

使用注意：无渴证，不宜服，其性凉，易于动呕，胃寒者慎用。

8. 独味玉米须治高血压病[14]

制法：玉米须 20 克，清水煎，代茶频饮，日 1 剂。本品有利水消肿，平肝利胆，降压之功。适用于原发性高血压病。

9. 独味枸杞子治高血压病[14]

制法：枸杞子 20 克，清水煎，代茶频饮，日 1 剂。本品有滋补肝肾，益精明目之功。适用于高血压病属肝肾阴虚者。

使用注意：外有表邪、内有实热以及脾虚湿滞肠滑者均忌用。

10. 独味蚯蚓治高血压病[14]

制法：白颈活蚯蚓 15 条，将其剖开，洗净泥土，加入白糖 100 克，30 分钟后待蚯蚓溶化成液体时，顿服，每天早晚各服 1 次。5 天为 1 疗程。本品有平肝潜阳、利尿降压之功。适用于高血压病病属肝阳上亢者，症见头晕不适，头部胀痛、急躁易怒、口苦口干、舌红苔黄、脉弦。

11. 独味蚕豆花治高血压病[14]

制法：蚕豆花 20 克,清水煎,代茶频饮,日 1 剂。本品有清热凉血,平降血压之功。适用于高血压病。

12. 独味杜仲治高血压病[14]

制法：炒杜仲 30 克,清水煎取汁,加入适量白糖调服,日 1 剂,2 次分服。本品有补肝肾,强筋骨,降血压之功。适用于高血压病,对老人肾虚而又血压高尤其适用。

13. 独味天麻治高血压病[14]

制法：天麻 9 克,清水煎 1 小时后去渣,冲入鸡蛋 1 枚,顿服。本品有平肝熄风止痉之功。适用于肝阳上亢型高血压病之头晕目眩。

使用注意：本品性升纯阳,为肝经气分之药,易伤阴血,凡觉津液衰少、口干舌燥、咽干作痛、大便闭塞、火炎头晕、血虚头痛而无风者忌服。

14. 独味花生治高血压病[14]

制法：花生适量,将其放在食醋中浸泡 5～7 天后,每天早晚各服 15 粒,待血压下降后可减量,间隔数日服 1 次。本品有降血压,醒脾和胃之功。适用于高血压病。

使用注意：凡寒湿停滞及腹泻者不宜服用。

15. 独味徐长卿治高血压病[14]

制法：徐长卿 20 克,清水煎,日 1 剂,分上下午 2 次,代茶频饮。本品有祛风化湿,活血解毒、降压之功。适用于早期高血压病。

使用注意：孕妇慎服。

16. 独味向日葵盘治高血压病[14]

制法：向日葵盘 1 只,加冰糖适量,清水煎服,或炒焦研末,每次 9～15 克糖开水冲服,日 3 次。本品有平肝降压,祛风止痛之功。适用于肝阳上亢型高血压病病眩晕、头痛等。

17. 独味桑寄生治高血压病[16]

制法：桑寄生 15 克,清水煎,日 1 剂,分 3 次服,30 日为 1 个疗程。本品有祛风湿,补肝肾,强筋骨之功。适用于高血压病。

使用注意:肝郁气滞,腹胀纳呆者不宜单味药服用。

18. 独味何首乌治高血压病[16]

制法:何首乌 60 克,清水煎,日 1 剂,代茶频饮,7 日为 1 疗程。本品有补血生精,通便解毒之功。适用于高血压病。

使用注意:何首乌温润泄降,便溏及有湿痰者忌用。

19. 独味牡丹皮治高血压病[16]

制法:牡丹皮 30 克,清水煎,日 1 剂,3 次分服。本品有清热凉血,活血化瘀之功。适用于高血压病。

使用注意:个别患者服药后有恶心、头晕等不良反应,停药后可消失,牡丹皮为辛香苦泄之品,既耗气伤阴,又活血行气,故月经过多、孕妇当忌用。

20. 独味莴苣子治高血压病[16]

制法:莴苣子 25 克,粉碎,煎煮后制成糖浆 300 毫升。每次 15 毫升,日 2 次,7 日为 1 疗程。本品有清热化痰,利气宽胸,降压之功。适用于高血压病。

21. 独味当归治高血压病[16]

制法:当归 30 克,清水煎,日 1 剂,代茶频饮,15 日为 1 疗程。本品有补血活血,调经止痛、润肠通便之功。适用于高血压病。

使用注意:当归性温入血分、实热内盛、有出血倾向、月经过多者忌服。

22. 独味鬼针草治高血压病[16]

制法:鬼针草颗粒 2～3 包,每日 2 次或 3 次(规格每包 30 克)。本品有清热解毒,活血利尿,强壮之功。适用于高血压病。

23. 独味黄芪治高血压病[16]

制法:黄芪 30 克,清水煎,日 1 剂,代茶频饮。本品有补气升阳,固表止汗,利水消肿,生津养血之功。适用于高血压病气虚证。

使用注意:易敛邪或表邪内陷。外感风热、表实邪盛者忌服。

24. 独味红花治高血压病[16]

制法：红花 10 克，清水煎，日 1 剂，代茶频饮，15 天为 1 疗程。本品有活血通经，散瘀止痛之功。适用于高血压病。

使用注意：红花味辛性温，凡外感风热或湿热、火热内炽、阴虚火旺、血虚血热及素体阳热亢盛者不宜服用。

25. 独味丹参治高血压病[16]

制法：丹参 15 克，清水煎，日 1 剂，代茶频饮。本品有活血祛瘀，清心除烦，凉血消痈之功。适用于高血压病。

使用注意：丹参苦寒清热，适用于瘀血兼有热证者，凡外感风寒，内伤生冷，脾胃虚弱，肾阳虚衰者不宜长期服用。

◉**友情提示**

时刻监控血压。患者在家里量血压是最能监视血压的方式。除了追踪血压情况，自己量血压还可帮助你了解饮食、运动及药物如何影响你的血压，保持心情愉快，克服不良情绪的影响。进行有氧运动，运动可以帮助血压下降。许多研究显示有氧运动可以帮助血压下降，并有多种益处，运动的用意在迫使血管舒张，以降低血压。即使运动期间血压回升，但运动结束后会再下降。饮食要清淡，适当限制钠盐摄入，避免进食胆固醇含量较高的食物，多吃一些含钾高的食物。

三十七、冠状动脉粥样硬化性心脏病

冠状动脉粥样硬化性心脏病（简称冠心病，又称缺血性心脏病），是指冠状动脉粥样硬化而使血管腔狭窄或阻塞，或冠状动脉功能性改变（痉挛）导致心肌缺血缺氧或坏死而引起的心脏病，在我国发病率很高，主要表现为心绞痛、心肌梗死、心律失常、心力衰竭或猝死等。发病以中老年人居多。

1. 独味三七治冠心病[14]

制法：三七适量，研细末，每次温开水送服1～1.5克，早晚各1次。本品有活血化瘀，消肿定痛之功。适用于气滞血瘀之冠心病心绞痛、胸闷心悸。

使用注意：三七有散瘀耗血之弊，血虚及血证无瘀滞者，宜慎用，孕妇忌服。

2. 独味丹参治冠心病[14]

制法：丹参10～15克，清水煎，日1剂，代茶频饮。本品有活血化瘀，通经止痛，凉血宁心之功。适用于气滞血瘀之冠心病心绞痛、胸闷心悸。

使用注意：本品苦寒清热，适用于瘀血兼有热证者。

3. 独味白菊花治冠心病[14]

制法：白菊花300克，水煎2次，将药液合并浓缩至500毫升，每次服25毫升，每日2次，2个月为1疗程。本品有扩张冠状动脉，增加冠状动脉血流量之功。适用于冠心病心绞痛。

4. 独味蒲黄治冠心病[14]

制法：生蒲黄适量，每次3克，每日3次口服，温开水送下，连服2个月为1个疗程。本品有活血化瘀止痛之功。适用于气滞血瘀致冠心病心绞痛、胸闷心悸。

使用注意：蒲黄为破滞化瘀之品，孕妇和阴虚内热而无瘀滞者慎用。

5. 独味瓜蒌皮治冠心病[14]

制法：瓜蒌皮适量，焙干研细末，每次10克，温开水送服，日服3次。本品有清热化痰，宽胸散结之功。适用于痰浊痹阻、胸阳不通之冠心病心绞痛。

6. 独味莱菔子治冠心病[14]

制法：莱菔子适量。将其炒至爆壳，研细末，每次9克，日服3次，饭后冲服。本品有降气消炎之功。适用于痰浊痹阻之冠心病心绞痛。

使用注意：莱菔子为耗气之品，气虚而无食积、痰滞者慎用。

7. 独味山楂治冠心病[14]

制法：山楂适量，炒黄研末，每次 10～15 克，日服 3 次。本品有开胃消食，活血化瘀之功。适用于气滞血瘀之冠心病、血脂高。

使用注意：生食多食，令人嘈烦易饥，损齿、齿龋人尤不宜。

8. 独味葛根治冠心病[14]

制法：葛根 30 克，清水煎，日 1 剂，代茶频饮。本品有扩张冠状动脉，增加冠状动脉血流量之功。适用于冠心病。

9. 独味红花治冠心病[14]

制法：红花 50 克，取白酒 500 毫升，将红花浸入酒中，浸泡 7 天即可服用，日 2 次，早晚各饮 10～30 毫升。本品有活血化瘀止痛之功。适用于气滞血瘀之冠心病心绞痛、胸闷心悸。

使用注意：红花为辛温之品，凡外感风热或温热、火热内炽、阴虚火旺、血虚血热及素体阳热亢盛者不宜服用。

10. 独味灵芝治冠心病[14]

制法：灵芝片 6 克，清水煎 2 小时，日 1 剂，代茶频饮。本品有补气益血，养心安神之功。可作为治疗冠心病的辅助用药。

11. 独味毛冬青治冠心病[16]

制法：毛冬青 60 克，清水煎，日 1 剂，分 2 次服，10 日为 1 个疗程。本品有活血通脉，消肿止痛，清热解毒之功。有增加冠状动脉流量，疏导散瘀的作用。适用于冠心病。

12. 独味墨囊治冠心病[13]

制法：乌贼鱼腹中墨囊适量，将乌贼鱼腹中墨囊取出烘干研粉，每次 1～1.5 克，日服 2 次。用食醋冲服。本品有活血通络止痛之功。适用于冠心病。

13. 独味川芎治冠心病[13]

制法：川芎 10 克，清水煎，代茶频饮，日 1 剂。本品有活血行气，祛风止痛之功。适用于冠心病，也能用来治疗脑梗死。

使用注意：凡火剧中满、火郁头痛、上盛下虚、虚火上炎、吐衄、咳嗽、热盛痰喘、咽干口燥、发热作渴、烦躁者不宜应用。

14. 独味水蛭治冠心病[3]

制法：水蛭适量，烘干，研细末，日 3 次，每次 3 克，温开水送服，连服 4 周为 1 疗程。本品有破血逐瘀，通经之功。适用于冠心病、心绞痛、脑出血。

使用注意：本品破血逐瘀，有耗伤气血之弊，凡气虚血虚，年老体弱、婴幼儿、孕妇等忌用。

15. 独味麦冬治冠心病[3]

制法：麦冬 45 克，清水煎，煎 2 次，药液混合，分 3 次服，日 1剂，连用 90 天为 1 疗程。本品有养阴润肺，养胃生津，清心除烦，润肠通便之功。适用于冠心病。

使用注意：麦冬性寒质润，凡脾胃虚寒泄泻、胃有痰饮湿浊者皆当忌用。

16. 独味柿叶治冠心病[3]

制法：柿叶 15 克，清水煎，代茶频饮，日 1 剂。本品有清肺止咳，凉血止血，活血化瘀之功。适用于冠心病、脑动脉硬化。

17. 独味橙木叶治冠心病[3]

制法：橙木叶 30 克，清水煎，代茶频饮，日 1 剂。本品有清热解毒，收敛止血之功。适用于冠心病。

使用注意：孕妇忌用。

18. 独味延胡索治冠心病[11]

制法：延胡索 15 克，清水煎，代茶频饮，日 1 剂。本品有活血化瘀，行气止痛之功。适用于冠心病心前区疼痛、胸闷者。

使用注意：孕妇忌用，气血两虚所致诸痛慎用。

19. 独味安息香治冠心病[11]

制法：安息香适量，研末，沸水冲服，每次 1～2 克，日 1 次。本品有开窍回苏，行气活血之功。适用于冠心病。

使用注意：安息香属耗气伤阴之品，元气虚损、阴虚火旺者切忌。

20. 独味玉竹治冠心病[19]

制法：玉竹 12 克,研粗末,清水煎,日 1 剂,代茶频饮。本品有养阴润燥,止渴生津之功。适用于冠心病。

使用注意：玉竹微寒质润,脾虚便溏、湿痰内蕴均当慎用。

21. 独味蜂蜜治冠心病[19]

制法：蜂蜜 30 毫升,日 1 剂,温开水冲服。本品有补中润燥,止痛解毒之功。适用于冠心病。

使用注意：脾虚便溏、中满腹胀、痰饮水肿者慎用或忌用。

⊙**友情提示**

冠心病多与不良的生活方式有关,多运动、少吃动物脂肪、心态平和、减少心理压力,都有助于防治冠心病,心绞痛发作时出现阵发性的前胸压榨或疼痛的感觉,一般持续几分钟可缓解。若心绞痛长时间不缓解,家人应立即拨打 120 急救电话,切忌搬动患者,应让患者原地平卧,让医生来抢救。凡容易胸闷不适或者家族有冠心病者,要定期体检,以尽早发现,及时治疗。季节变换时节是本病高发期,春季湿闷的时候最易发生意外,患者及其家属都要特别当心。

三十八、风湿性心脏病

风湿性心脏病是指由风湿性心肌炎后引起的慢性心脏瓣膜病变,其实质是指风湿性心脏瓣膜上留下瘢痕所造成的后遗症,使瓣膜狭窄或关闭不全,故亦称为风湿性心瓣膜病,简称风心病。典型的二尖瓣狭窄者可见颧面部暗红唇紫,称作二尖瓣面容。主动脉瓣闭锁不全有其周围血管体征;风湿性心脏病为我国较常见的一种心脏病,发病年龄一般以 20～40 岁的青壮年为多见,患者中女多于男。

1. 独味水蛭治风湿性心脏病[16]

制法：水蛭研极细末,每次 1.2 克,日服 2 次,吞服,温开水送服,1个月为1个疗程。本品有破血通经,逐瘀消癥之功。适用于风湿性心脏病。

使用注意:体弱血虚,无瘀血蓄积者及孕妇忌用。破血力猛峻,中病即止,久服伤血。

2. 独味葶苈子治风湿性心脏病[16]

制法:葶苈子适量,微炒,研细末,每次4克,日3次,吞服,温水送下,15日为1疗程。本品有泻肺平喘,行水消肿之功。适用于风湿性心脏病。

使用注意:脾虚肿满、肺虚喘咳忌用。

3. 独味女贞子治风湿性心脏病[16]

制法:女贞子250克,兑入清水1 500毫升,文火煎至900毫升,每次30毫升,日服3次,3周为1疗程。本品有滋补肝肾,乌发明目之功。适用于风湿性心脏病房颤。

使用注意:女贞子寒凉性滑,有碍阳滑肠之弊,凡脾胃虚寒、便泻及阳虚者忌用。

4. 独味红参治风湿性心脏病[16]

制法:红参10克,清水煎,日1剂,分早晚2次服,7日为1疗程。本品有益气强心之功。适用于风湿性心脏病。

5. 独味冬瓜皮治风湿性心脏病[16]

制法:冬瓜皮100克,清水煎,日1剂,代茶频饮。本品有利水消肿,清热解暑之功。适用于风湿性心脏病。

使用注意:虚寒肾冷、久病滑精者忌用。

6. 独味甘草治风湿性心脏病[16]

制法:甘草30克,清水煎,日1剂,分3次服。本品有益气补中,清热解毒,缓急止痛,调和诸药之功。适用于风湿性心脏病。

使用注意:甘草为味甘之品,能助湿壅气,令人中满,故湿邪内盛而致胸腹胀满、恶心呕吐、水肿者忌服。

7. 独味苦参治风湿性心脏病[16]

制法:苦参20克,清水煎,日1剂,代茶频饮。本品有清热燥湿,祛风杀虫,利尿之功。适用于风湿性心脏病。

使用注意:苦参系极苦极寒之品,有损阴耗气之弊,不宜久服,胃虚气弱、肝肾亏损者慎用或忌用。

8. 独味徐长卿治风湿性心脏病[16]

制法:徐长卿 30 克,清水煎,日 1 剂,代茶频饮。本品有祛风化湿,止痛止痒,活血解毒之功。适用于风湿性心脏病。

使用注意:不宜久煎,孕妇慎服。

9. 独味莪术治风湿性心脏病[5]

制法:莪术 10 克,猪心 1 只,洗净切片,加清水适量煮熟,放入适量调料调味、食猪心饮汤。日 1 剂,连服数日。本品有行气破血,消积止痛之功。适用于风湿性心脏病。

使用注意:月经过多、孕妇忌用,虚人慎用。有耗气伤血之弊,中病即止,不宜久服。

10. 独味大枣治风湿性心脏病[1]

制法:大枣 30 枚,猪心 1 只,共煮熟烂,饮其汤,食其心及枣,日 1 剂。本品有补中益气,养血安神之功。适用于风湿性心脏病。

使用注意:大枣偏于滋腻、湿阻中满、虫积、齿病皆当慎用。

11. 独味仙鹤草治风湿性心脏病[11]

制法:仙鹤草 30 克,清水煎,日 1 剂,2 次分服,15 日为 1 疗程。本品有收敛止血,止痢补虚,截疟之功。适用于风湿性心脏病。

使用注意:外感初起,泄泻发热者忌用。

12. 独味鲜卷柏治风湿性心脏病[11]

制法:鲜卷柏 18 克,清水煎,日 1 剂,3 次分服。本品有活血通经,祛瘀收敛之功。适用于风湿性心脏病。

使用注意:孕妇忌用。

13. 独味蛋黄油治风湿性心脏病[11]

制法:蛋黄 12 个,放入铁锅内,以文火煎熬蛋黄油约 50 克,每次约 0.3 克,日服 3 次。本品有生肌之功。适用于风湿性心脏病、心悸怔忡。

14. 独味黑芋头治风湿性心脏病[11]

制法：鲜大黑芋头 60 克，洗净、切薄片，用清水煎煮 3 小时（熟透无麻口感），兑红糖适量食用。本品有补气益肾，破血散结之功。适用于风湿性心脏病。

15. 独味紫石英治风湿性心脏病[11]

制法：紫石英 15 克，清水煎，日 1 剂，3 次分服。本品有镇心安神，温肺补中之功。适用于风湿性心脏病。

16. 独味黄精治风湿性心脏病[16]

制法：黄精用清水浸泡后捞出，切碎备用，粳米淘洗干净，与黄精放入锅内，加清水，武火烧沸后改用小火煮至成粥，晨起作早餐食用。本品有补气养血，健脾润肺，益肾之功。适用于风湿性心脏病。

使用注意：质地滋腻，可助湿碍胃，对痰湿壅滞、中寒便溏、气滞腹胀者忌用。

17. 独味桑椹治风湿性心脏病[16]

制法：桑椹 20 克，清水煎，日 1 剂，代茶频饮。本品有滋阴补血，生津润燥之功。适用于风湿性心脏病。

使用注意：桑椹质润主降，脾虚便溏及肾虚无热者忌用。

18. 独味附子治风湿性心脏病[1]

制法：附子 15 克，清水煎，日 1 剂，3 次分服。本品有回阳救逆，补阳温中，散寒止痛之功。适用于风湿性心脏病。

使用注意：凡阳证、火证、热证、阴虚内热、血虚、孕妇均禁用。附子有毒，生用尤烈，久煎可降低毒性而不影响疗效，一般宜煎 2 小时以上。

19. 独味老茶树根治风湿性心脏病[1]

制法：老茶树根（愈老愈好）60 克，糯米酒共置砂锅内煎煮 40 分钟，取汁即成，日 1 剂，睡前顿服。本品有祛风利湿，利水消肿，宁心安神之功。适用于风湿性心脏病之心悸、气短、尿少、水肿、痹差等。

20. 独味向日葵花盘治风湿性心脏病[3]

制法：向日葵花盘 1 个,将向日葵花盘切成两半,每取 1 半,清水煎取汁饮服,每日半个向日葵盘,2 次分服。本品有祛风湿,宁心神之功。适用于风湿性二尖瓣狭窄之胸闷、心悸、心律不齐等。

21. 独味枣树皮治风湿性心脏病[1]

制法：枣树皮 30 克,清水煎,兑红糖 15 克冲服,日 1～2 次。本品有祛痰镇咳,止泻止血之功。适用于风湿性心脏瓣膜病。

22. 独味万年青治风湿性心脏病[3]

制法：万年青 20～30 克,将万年青加水 300 毫升煎至 100 毫升后滤出,原药再加水 150 毫升,煎至 50 毫升,混合两次煎液成 150 毫升,再加入适量红糖分 3 次服用,每日 1 剂,7 日为 1 疗程。本品有强心利尿,清热解毒之功。适用于风湿性心脏瓣膜病引起的胸闷、气喘。

⊙**友情提示**

风湿性心脏病,发病季节以寒冬,早春居多,寒冷和潮湿是本病的重要诱发因素。本病常是风湿病的后果,因而积极预防甲型溶血性链球菌感染。是预防本病的关键。要注意居住卫生,对猩红热、急性扁桃体炎、咽炎、中耳炎和淋巴结炎等急性链球菌感染,应予积极彻底治疗。以免风湿热的发作而加重心脏瓣膜的损害,增强体质,防止外感,避免着凉、感冒、有病史者,平时避免剧烈活动和过度疲劳、急性发作期或心功能不全者,应注意休息(甚则卧床休息)。

三十九、心 律 失 常

由于心脏兴奋波的发放紊乱或传导受阻,使心跳失去正常节律性,称为心律失常。常见心律失常有窦性心动过速、窦性心动过缓、窦性心律不齐、窦性停搏、早搏、阵发性心动过速心房颤动及房室传导阻滞等。引起心律失常的原因很多,可能是神经功能性的,主要是自主神经系统对心律的影响,如交感神经的兴奋,迷走神经张力减低或过高,但更多的病因是由于各种心脏病、心肌炎、大量失血、休克、药物中毒、电解质紊乱以及内分泌疾病等引起的心肌损害,使心肌缺血以及供给传导系统营养的血管发生病变而产生的。

1. 独味苍术治心律失常[14]

制法:苍术 20 克,清水煎 2 次,每次煎煮 30 分钟,各取煎液 200 毫升,2 次煎液混合,分早晚 2 次服,3 月为 1 疗程。一般服 2～3 个疗程见效。本品有燥湿健脾,祛风胜湿之功。适用于心律失常窦性心动过速。

使用注意:阴虚火旺、吐血衄血、气虚多汗者忌用。

2. 独味酸枣仁治心律失常[14]

制法:酸枣仁 15 克,猪心半只,将酸枣仁塞入猪心,放砂锅内煲之,吃猪心枣仁喝汤,日 1 次。本品有养心安神,敛汗定悸之功。适用于心律失常窦性心动过速属心血虚者。

使用注意:酸枣仁为酸敛之性,有敛邪之弊,内有实邪、热者忌用。

3. 独味三七治心律失常[14]

制法:三七适量,研为细粉,每次 0.5 克,日服 3 次,15 天为 1 疗程。本品有活血化瘀,消肿止痛之功。适用于心律失常病态窦房结综合征属气滞血瘀者。

使用注意:三七有散瘀耗血之弊,血虚或血证无瘀滞者宜慎用。

4. 独味百合治心律失常[14]

制法:百合 60～100 克,清水煎煮,加适量冰糖调服,日 1 次。本品有清心安神,养阴润肺之功。适用于心律失常心悸属心阴虚者。

使用注意：百合凉而质润,风寒咳嗽及脾肾阳衰、中寒便滑者忌用。

5. 独味玉竹治心律失常[14]

制法：玉竹 15 克,清水浓煎,分 2 次温服。本品有养阴润燥,生津止渴之功。适用于心律失常心悸属心阴虚者。

使用注意：玉竹微寒质润,脾虚便溏、湿痰内蕴者均当慎用。

6. 独味郁金治心律失常[14]

制法：郁金适量,研细粉,开始服 5～10 克,每日 3 次,如无不良反应,可加大到 10～15 克,每日 3 次,3 个月为 1 疗程。本品有行气活血,解郁止痛,清心凉血之功。适用于心律失常气滞血瘀之早搏。

使用注意：郁金性寒凉,凡外感风寒、内伤生冷、脾胃虚弱、肾阳虚衰者不宜长期服用,孕妇慎用。

7. 独味黄连治心律失常[14]

制法：黄连适量,焙干,研细末,每次 0.3 克,温开水冲服,日2 次。本品有清热定悸,泻火解毒之功。适用于快速型心律失常属心火旺盛者。

使用注意：阴虚烦躁、脾虚泻泄、五更肾泻、产后血虚、痘疹气虚作泄当慎用或忌用。

8. 独味女贞子治心律失常[14]

制法：女贞子 250 克,兑清水 1500 毫升,文火熬至 900 毫升,备用,每次 30 毫升,每日 3 次,4 周为 1 疗程。本品有养阴生津,滋补肝肾之功。适用于心律失常属阴虚者。

使用注意：女贞子寒凉性滑,有碍阳滑肠之弊,凡脾胃虚寒,便泻及阳虚者忌用。

9. 独味苦参治心律失常[14]

制法：苦参 300 克,清水煎汁浓缩成 1 000 毫升,每次 50 毫升,每日上、下午各服 1 次,连服 2～4 周。本品有清热燥湿,宁心复脉,祛风杀虫之功。适用于心律失常早搏属热者。

使用注意:苦参系极苦极寒之品,有损阴耗气之弊,不宜久服,脾胃虚寒者忌服。

10. 独味延胡索治心律失常[14]

制法:延胡索适量,研细粉,每次 10～15 克,日服 3 次,开水冲服,4～8 周为 1 疗程。本品有活血行气,化瘀止痛之功。适用于心律失常气滞血瘀型。

使用注意:孕妇忌用,气虚、血虚所致诸痛、老年人慎用。

11. 独味人参治心律失常[14]

制法:人参适量,将其切成 0.5～1 毫米厚的饮片,早晨或晚上临睡前取 1 片置口中慢慢含服,治疗阶段每日含 2 片,巩固阶段每天含 1 片,10 天为 1 疗程。本品有益气养心,大补元气,补脾益肺,生津养血,安神益智之功。适用于心律失常(包括心房颤动、病态窦房结综合征、室性早搏)属气虚者。

使用注意:人参味甘、性温、升,如肝阳上亢、肺热痰多、火郁内热及湿阻热盛者均忌用。

12. 独味黄芪治心律失常[14]

制法:黄芪 30 克,清水煎,日 1 剂,代茶频饮,连服 60 天为 1 疗程。本品有补中益气,补气升阳,固表止汗,利水消肿,生津养血,行滞通痹之功。适用于心律失常、病毒性心肌炎并发室性早搏属气虚者。

13. 独味冬虫夏草治心律失常[14]

制法:冬虫夏草适量,将其焙干,研成细末,装入胶囊,每粒含 0.25 克,每次 2 粒,日服 3 次,连服 2 周。本品有补肾益精,止血化痰之功。适用于心律失常属心肾两虚者。

使用注意:冬虫夏草功专滋补,外有表邪,风寒咳嗽者忌用。忌与萝卜同服。

14. 独味仙人掌治心律失常[14]

制法:鲜仙人掌 30～50 克,去皮刺、切碎,加适量红糖,清水煎,日 1 剂,喝汤吃仙人掌。本品有行气活血,清热解毒之功。适用于心律失常室上性阵发性心动过速。

15. 独味紫石英治心律失常[16]

制法:紫石英 10～15 克,清水煎,日 1 剂,分 3 次服。本品有镇静安神,温肺补中之功。适用于心律失常心动过速。

16. 独味补骨脂治心律失常[16]

制法:补骨脂 30～60 克,清水煎,日 1 剂,代茶频饮。本品有温肾助阳,纳气平喘,温脾止泻之功。适用于阳虚型缓慢性心律失常。

使用注意:补骨脂辛温助阳、易伤阴液,阴虚火旺及大便燥结者忌用。

17. 独味甘草治心律失常[16]

制法:甘草 30 克,清水煎,日 1 剂,分 3 次服。本品有益气补中,清热解毒,缓急止痛,调和诸药之功。适用于心律失常。

使用注意:甘草为味甘之品,能助湿壅气,令人中满,故湿邪内盛而致胸腹胀满、恶心呕吐、水肿者忌服。

18. 独味丹参治心律失常[16]

制法:丹参 20 克,清水煎,日 1 剂,分 3 次服。本品有活血祛瘀,通经止痛,清心除烦,凉血消痈之功。适用于心律失常心动过缓,各种期前收缩、传导阻滞和心脏缺血。

使用注意:本品苦寒清热,适用于瘀血兼有热证者。凡外感风寒、内伤生冷、脾胃虚弱、肾阳虚衰者不宜长期服用。

19. 独味万年青治心律失常[16]

制法:鲜万年青 15 克,清水煎,日 1 剂,代茶频饮。本品有强心利尿,清热解毒之功。适用于心律失常室上性心动过速、心房颤动及房性期前收缩。

20. 独味卷柏根治心律失常[11]

制法:卷柏根 10～15 克(鲜品 36～45 克),清水煎至 50～150 毫升,3 次分服,7～10 日为 1 疗程。本品有活血通经,祛瘀收敛之功。适用于心律失常,心动过速。

使用注意:孕妇忌服。

21. 独味珍珠母治心律失常[11]

制法:珍珠母 40 克,捣碎,清水煎,日 1 剂,代茶频饮。本品有定惊止血,平肝潜阳,镇静安神,化痰消积之功。适用于心律失常,心动过速。

22. 独味白术治心律失常[11]

制法:炒白术 12 克,清水煎,日 1 剂,代茶频饮。本品有健脾益气,燥湿利水,止汗安胎之功。适用于心律失常,脾虚怔忡。

使用注意:白术甘补苦燥而性温,实邪内壅、阴虚内热、津液不足者皆忌用。

23. 独味桑寄生治心律失常[11]

制法:桑寄生 20 克,清水煎,日 1 剂,分早、晚 2 次服。本品有祛风湿,补肝肾,强筋骨,安胎之功。适用于心律失常房性期前收缩,室性期前收缩等。

使用注意:肝郁气滞、腹胀纳呆者不宜单味药服用,尿频、遗尿者慎用。

24. 独味蛇床子治心律失常[11]

制法:蛇床子 15 克,清水煎,日 1 剂,每日 2 次分服。本品有温肾壮阳,燥湿杀虫之功。适用于心律失常。

25. 独味大枣治心律失常[11]

制法:大枣 15 克去核,猪心半只带血,共置碗内加水,隔水蒸熟烂,日 1 剂,分次吃。本品有补中益气,养血安神之功。适用于心律失常心悸血虚证。

使用注意:大枣偏于滋腻,湿阻中满、虫积、齿病者皆当慎用。

26. 独味益母草治心律失常[11]

制法:益母草 30 克,清水煎去渣,取汁炖鸡,分 2 日食。本品有活血祛瘀,利尿消肿,清热解毒之功。适用于心律失常、心悸、怔忡。

使用注意：孕妇忌用，气虚、阴虚、脾虚便溏者慎用。

27. 独味地锦草治心律失常[11]

制法：地锦草 15 克，清水煎，日 2 剂，代茶频饮，15 日为 1 疗程。本品有清热解毒，健胃利湿，凉血止血之功。适用于心律失常。

⊙**友情提示**

引起心律失常的原因很多，可能是神经功能性的，主要是自主神经系统对心律的影响，如交感神经的兴奋，迷走神经张力减低或过高，但更多的病因是由于各种心脏病，心肌炎，大量失血，休克，药物中毒，电解质紊乱以及内分泌疾病等引起的心肌损害，使心肌缺血以及供给传导系统营养的血管发生病变而产生的。

四十、心 绞 痛

本病是一种由冠状动脉供血不足，心肌急剧和暂时的缺血与缺氧而致阵发性前胸压榨感或疼痛为特点的临床症候。本疾病的发作多在劳累、激动、受寒、饱食、吸烟时，发作时心电图有心肌缺血等表现，即可诊断。

1. 独味银杏叶治心绞痛[13]

制法：银杏叶 5 克洗净，清水煎，日 1 剂，代茶频饮。本品有活血化瘀通络之功。适用于冠心病稳定型心绞痛。

2. 独味青柿子治心绞痛[13]

制法：七成熟的青柿子 1 000 克，蜂蜜 2 000 毫升，将柿子洗净去柿蒂、切碎捣烂，用消毒纱布绞汁，再将汁放入砂锅内，先用大火后改小火煎至浓稠时，加入蜂蜜，再熬至黏稠，停火，冷却装瓶。每次 1 汤匙，开水冲服，日服 3 次。本品有清热止血，解酒毒之功。适用于心绞痛。

3. 独味水蛭治心绞痛[4]

制法：水蛭适量，烘干，研细末，每服 3 克，日服 3 次，开水送服，连服 4 周为 1 疗程。本品有破血逐瘀，通经消癥之功。适用于冠心病心绞痛。

使用注意：体弱血虚、无瘀血蓄积者及孕妇忌用。破血力猛峻，中病即止，久服伤血。

4. 独味芭蕉花治心绞痛[4]

制法：鲜芭蕉花 250 克，猪心 1 只，加清水隔汤炖烂，分次服食。本品有化痰软坚，化瘀通经，平肝之功。适用于心绞痛。

5. 独味鱼腥草根治心绞痛[4]

制法：鱼腥草根 10 克，冷开水洗净，嚼烂吞服。本品有清热解毒，消痈排脓，利水通淋之功。适用于心绞痛。

使用注意：虚寒证及阴性外疡者忌服。

6. 独味三七治心绞痛[11]

制法：三七适量研细粉，每服 3 克，日服 2～3 次，开水送服，连续用药 15 日为 1 疗程。本品有化瘀止血，消肿定痛之功。适用于不稳定型心绞痛。

使用注意：三七有散瘀耗血之弊，血虚或血证无瘀滞者宜慎用，孕妇忌用。

7. 独味山楂治心绞痛[11]

制法：山楂 30 克，生食或煮汤服食，每日 1 剂。本品有活血化瘀，行气止痛之功。适用于心绞痛、心动过速。

使用注意：生用多食，令人嘈烦易饥，损齿、龋齿者慎用。

8. 独味蝉蜕治心绞痛[11]

制法：蝉蜕 5～10 克，清水煎，日 1 次，代茶频饮。本品有散风除热，利咽透疹，明目退翳，熄风解痉之功。适用于心绞痛。

使用注意：蝉蜕有耗气伤阴之弊，虚风忌用，孕妇慎服。

9. 独味香蕉花治心绞痛[11]

制法：香蕉花适量，烧（存性），研为末，盐汤送服，每服 3～

5 克。本品有止咳润肺,滋养润肠之功。适用于心绞痛。

10. 独味人参芦治心绞痛[11]

制法:人参芦 50 克,与白酒 500 毫升共泡 7～10 天,可饮用,每服 15～50 毫升,日 1 次,1 个月为 1 个疗程。本品有涌吐,升阳之功。适用于心绞痛。

11. 独味韭菜根治心绞痛[11]

制法:韭菜根适量,捣汁痛时服。本品有消炎止血,止痛之功。适用于心绞痛。

12. 独味葛根粉治心绞痛[11]

制法:葛根粉 30 克,与粳米 50 克(洗净),水 500 克共入砂锅,用武火烧开后,转文火熬至米烂粥稠,日 1 剂,顿服。本品有解肌退热,生津透疹,升阳止泻之功。适用于心绞痛。

使用注意:易于动呕、胃寒者慎用。

13. 独味桃仁治心绞痛[11]

制法:桃仁 15 克,去皮尖,用水研汁,粳米 50 克,同入砂锅煮成稀粥。兑入适量红糖,日 1 剂,顿服,5～7 日为 1 个疗程。本品有活血祛瘀,润肠通便之功。适用于心绞痛。

使用注意:孕妇忌用,脾虚便溏慎用。有伤气耗血之弊,不可过用。

14. 独味椰子壳治心绞痛[11]

制法:椰子壳 15～30 克,清水煎,日 1 剂,代茶频饮。本品有祛风利湿止痒之功。适用于心绞痛。

15. 独味香樟根治心绞痛[11]

制法:香樟根适量,研细末,早、晚 2 次,每次 5 克。本品有温中止痛,和中祛湿之功。适用于心绞痛。

使用注意:凡气虚有内热者禁服。

16. 独味花椒根治心绞痛[11]

制法:花椒根 9～15 克,清水煎,日 1 剂,代茶频服。本品有散寒除湿,止痛杀虫之功。适用于心绞痛。

使用注意：血淋色鲜者勿服。

⊙友情提示

心绞痛患者应彻底改善一些不良的生活习惯,如吸烟、生活无规律,长期紧张和压力,高脂、高胆固醇、高盐饮食等。要建立正确的观念及健康的生活态度,才能防患于未然,为防止在晚上睡觉时会发病,不妨将床头抬高 8～10 厘米,有助于减少发作次数,采取这样睡姿能促使血液聚集脚部,所以没有太多血液回流入心脏里的狭窄动脉。

四十一、心　肌　炎

病毒性心肌炎为病毒的直接作用所致,包括急性病毒感染及持续病毒感染对心肌的损害而细胞免疫损害也是发病的原因。病毒性心肌炎临床表现取决于病变的广泛程度,轻重变异很大,可以完全没症状,也可以猝死,约有半数患者发病前 1~3 周有病毒感染前驱症状如发热、全身倦怠感,或恶心、呕吐等。然后出现心悸、胸痛、呼吸困难、水肿等。

1. 独味淫羊藿治心肌炎[11]

制法：淫羊藿 15 克,清水煎,日 1 剂,3 次分服。本品有补肾壮阳,祛风除湿之功。适用于心肌炎。

使用注意：淫羊藿性较燥烈,易伤阴助火,相火妄动、阳事易举者忌用。

2. 独味穿心莲治心肌炎[11]

制法：穿心莲 15 克,清水煎,日 1 剂,3 次分服。本品有清热解毒,凉血消肿之功。适用于心肌炎。

使用注意：不宜多服久服,脾胃虚寒者不宜服用。

3. 独味大青叶治心肌炎[11]

制法：大青叶 30 克,清水煎,日 1 剂,3 次分服。本品有清热解毒,凉血消斑之功。适用于心肌炎。

使用注意:脾胃虚寒者忌服,不可施之于虚寒脾弱之人。

4. 独味玉竹治心肌炎[11]

制法:玉竹 15 克,清水煎,日 1 剂,3 次分服。本品有养阴润燥,生津止渴之功。适用于心肌炎。

使用注意:玉竹微寒质润,脾虚便溏、湿痰内蕴者均当慎用。

5. 独味冬虫夏草治心肌炎[11]

制法:冬虫夏草适量,研细末,散剂吞服,每次 2 克,日服 3 次。本品有补肾益肺,止血化痰之功。适用于病毒性心肌炎伴心律失常。

使用注意:冬虫夏草功专滋补,外有表邪、风寒咳嗽者忌用。

6. 独味苦参治心肌炎[4]

制法:苦参 12 克,清水煎,日 1 剂,代茶频饮。本品有清热燥湿,杀虫利尿之功。适用于病毒性心肌炎。

使用注意:苦参系极苦极寒之品,有损阴耗气之弊,不宜久服,胃虚气弱,肝肾亏损者慎用或忌用。

7. 独味丹参治心肌炎[11]

制法:丹参 15 克,清水煎,日 1 剂,代茶频饮。本品有活血化瘀,凉血宁心之功。适用于病毒性心肌炎。

使用注意:本品苦寒清热,适用于瘀血兼有热证者,凡外感风寒、内伤生冷、脾胃虚弱、肾阳虚衰者不宜长期服用。中病即止。

8. 独味万年青治心肌炎[4]

制法:万年青根茅棚 40 克,醋 100 毫升,将万年青切碎,加醋泡 48 小时,去渣,第 1 日按每克体重 70 毫升计算,次日服首日的 2/3,第 3～5 日服首日量的 1/2,共服 5 日。本品有强心利尿,清热解毒,散结消积之功。适用于白喉所致心肌炎。

9. 独味黄芪治心肌炎[11]

制法:黄芪 15 克,清水煎,日 1 剂,代茶频饮。本品有补气升阳,利水消肿,行滞通痹之功。适用于心肌炎。

使用注意：黄芪升阳助火,内有实热、肝阳上亢、气火上冲或湿热气滞、或阳证疮疡及疮疡初起,或表实邪盛者均当忌用。

⊙**友情提示**

病毒性心肌炎轻者呈灶性病变,可以无临床症状而完全恢复,重者心肌细胞水肿、坏死,可致心律失常,心衰、猝死或转变为慢性,是儿童和健康青年猝死的重要原因,患者应卧床休息,进食富含维生素及蛋白质的食物,心衰时可使用利尿药、血管扩张药等。期前收缩频发或有快速心律失常者,采用抗心律失常药。本病目前无特殊治疗方法。主要为对症治疗,但是在急性期,卧床休息是极为重要的,时间自数周至数月不等。

四十二、急 性 肾 炎

急性肾炎是急性肾小球肾炎的简称,多见于儿童及青少年,一般认为与 B 组溶血性链球菌感染有关,是机体对链球菌感染后的变态反应性疾病。起病常在多次反复链球菌感染(咽炎、扁桃体炎、中耳炎等)或皮肤化脓感染(丹毒、脓疱疮等)之后 1～4 周,症状轻重不一,轻者可稍有水肿,尿有轻度改变,重者短期内可有心力衰竭或高血压脑病而危及生命。

1. 独味甘草梢治急性肾炎[13]

制法：甘草梢 30 克(甘草梢即甘草最细者,非生于地面上之茎),清水煎,日 1 剂,代茶频饮。本品有清热解毒,凉血之功。适用于急性肾炎血尿。

2. 独味鸡血藤根治急性肾炎[13]

制法：鸡血藤根 50 克,红糖 50 克,清水煎,日 1 剂,3 次分服,连服 3～4 日。本品有补血活血,通经活络之功。适用于全身水肿、尿少的急性肾炎。

使用注意：其性偏温,阴虚内热者忌用。

3. 独味大蓟治急性肾炎[13]

制法：鲜大蓟 250 克,清水煎,日 1 剂,代茶频饮。本品有凉血止血,散瘀解毒,消痈之功。适用于急性肾炎及血尿。

使用注意：脾胃虚寒而无瘀滞者忌服。

4. 独味灯心草治急性肾炎[13]

制法：灯心草 25 克,清水煎,日 1 剂,2 次分服。本品有清心降火,利尿通淋之功。适用于亚急性肾炎。

5. 独味益母草治急性肾炎[14]

制法：益母草 120 克,清水煎成 2 大碗,分 4 次服,每隔 3 小时服 1 次,日 1 剂,连服 10 日为 1 个疗程。本品有活血化瘀,利水消肿之功。适用于肾炎水肿,对兼有瘀热者尤其适宜。

使用注意：孕妇忌用,气虚、阴虚、脾虚、便溏者慎用。

6. 独味玉米须治急性肾炎[14]

制法：玉米须 30～60 克,清水煎,代茶频饮,日 1 剂。本品有利尿消肿,平肝利胆之功。适用于急性肾炎,减少蛋白尿。

7. 独味连翘治急性肾炎[14]

制法：连翘 30 克,清水用文火煎成约 150 毫升,分 3 次饭前服(小儿酌减),日 1 剂,连用 5～10 日为 1 个疗程。本品有清热解毒,消肿散结之功。适用于急性肾炎水肿属热者。

使用注意：忌辛辣及盐。脾胃虚弱,气虚发热者忌服。

8. 独味白茅根治急性肾炎[14]

制法：白茅根干品 250 克,加清水 500～1 000 毫升,煎至 200～400 毫升,分早、晚 2 次口服。本品有清热利尿,凉血止血之功。适用于肾小球肾炎水肿,尿少,兼血压高或血尿患者。

使用注意：脾胃虚寒。溲多不渴者忌服。

9. 独味蚕豆治急性肾炎[14]

制法：陈年蚕豆(虫蛀的更好)250 克,与猪瘦肉 100 克,加清水共炖汤。每日分 2 次食肉吃豆喝汤,日 1 剂。本品有利尿渗湿,健胃止渴之功。适用于急性肾炎水肿。

10. 独味马鞭草治急性肾炎[14]

制法：马鞭草 30～60 克，清水煎，日 1 剂，2 次分服。本品有清热解毒，利水消肿，活血散瘀之功。适用于急性肾炎。

11. 独味藕节治急性肾炎[14]

制法：鲜藕节 200 克，将其洗净，加清水 600 毫升，文火煮 20 分钟，代茶频饮，傍晚食藕节，日 1 剂。本品有收敛止血之功。适用于急性肾炎。

12. 独味黑豆治急性肾炎[14]

制法：黑豆 100 克，加清水煮成豆粥服食，日 1 剂。本品有利水解毒，调中下气之功。适用于急性肾炎水肿，尤其适宜属肾虚者。

13. 独味牙痛草治急性肾炎[16]

制法：牙痛草 16 克，清水煎，日 1 剂，代茶频饮。本品有清热解毒，利水消肿之功。适用于急性肾炎。

14. 独味石韦叶治急性肾炎[16]

制法：石韦叶 2～3 克，加清水 500～1 000 毫升，清水煎，日 1 剂，代茶频饮，10 日为 1 个疗程。本品有利水通淋、凉血止血之功。适用于急性肾炎。

使用注意：阴虚无湿热者慎用。

15. 独味猫须草治急性肾炎[16]

制法：猫须草 30～60 克(病重者用量加倍)，清水煎，日 1 剂。3 次分服。本品有清热祛湿，排石利尿之功。适用于急性肾炎。

16. 独味白花蛇舌草治急性肾炎[16]

制法：白花蛇舌草 30～60 克，清水煎，日 1 剂，3 次分服。本品有清热解毒，利尿消肿之功。适用于急性肾炎。

使用注意：孕妇慎用。

17. 独味陈葫芦治急性肾炎[16]

制法：陈葫芦 30～50 克，清水煎，日 1 剂，代茶频饮。或焙黄研末，口服，每次 15 克，开水送服，日服 3 次。本品有利尿消肿之功。适用于急性肾炎。

18. 独味紫花地丁治急性肾炎[16]

制法：紫花地丁 7～8 株，加清水 500 毫升，煎至 150 毫升。加鸡蛋 2 枚煮熟，一次服用，连服 3～5 日，每日 2 次。本品有清热解毒，凉血消肿之功。适用于急性肾炎。

使用注意：本品苦寒，体质虚寒者忌用。

19. 独味土牛膝叶治急性肾炎

制法：土牛膝叶 15 克，凉开水 50 毫升，共捣绞汁，加白糖适量，顿服，日 1～2 剂。本品有行血止痛，通经利尿，清热解毒之功。适用于急性肾炎。

20. 独味鸭跖草治急性肾炎[3]

制法：鸭跖草 60 克，清水煎，日 1 剂，代茶频饮。本品有清热凉血，解毒利尿之功。适用于急性肾炎。

21. 独味大戟治急性肾炎[11]

制法：大戟 6 克，清水煎，日 1 剂，3 次分服，隔日 1 次。本品有泄水逐饮，消痈散结之功。适用于急性肾炎。

22. 独味鬼针草叶治急性肾炎[11]

制法：鬼针草叶 15 克，切碎，与鸡蛋 1 只，加适量麻油或茶油共煮食，每日 1 剂，顿服。本品有清热解毒，活血利尿，强壮之功。适用于急性肾炎。

⊙ **友情提示**

急性肾炎初期，要严格限制蛋白质，摄入每日可控制在 35～40 克，少于 1 克/千克（体重），因为蛋白质体内代谢产生含氮废物，增加了肾脏负担，食入过多对肾炎恢复不利。水肿时有大量水钠潴留体内。因此必须控制水钠摄取量。每日饮水量限制在 1 000 毫升以内，包括饮食中的水分。食盐是钠的主要来源，每日限制在 1～3 克（相当于酱油 10 毫升左右），禁食含钠量高的食物，中医药治疗急性肾炎积累了丰富的经验，具有较好的临床疗效，可辨证治疗。

四十三、慢 性 肾 炎

慢性肾炎也称慢性肾小球肾炎。本病多发生于青壮年,是机体对溶血性链球菌感染后发生的变态反应性疾病。病变常常是双侧坚脏弥漫性病变。病情发展较慢,病程在 1 年以上,初起患者可毫无症状,但随病情的发展逐渐出现蛋白尿及血尿、疲乏无力、水肿、贫血、抵抗力降低以及高血压等症。晚期患者可出现肾功能衰竭而致死亡。

1. 独味灯心草治慢性肾炎[13]

制法:灯心草 7~8 根,鲜鲫鱼 1~2 条,大米 50 克。鲫鱼去鳞及内脏,与灯心草加清水煮,过滤去渣,下米煮成粥,分次服食。本品有清心降火,利尿通淋,调胃实肠之功。适用于慢性肾炎,儿童营养不良性水肿、肠风。

2. 独味益母草治慢性肾炎[13]

制法:益母草 120 克,清水煎成 2 大碗,分 4 次服,每隔 3 小时服 1 次,1 日服完,连服 10 日为 1 个疗程。本品有活血化瘀,利水消肿,改善血瘀循环之功。适用于慢性肾炎。

使用注意:孕妇忌用,气阴两虚、脾虚、便溏者慎用。

3. 独味鳖肉治慢性肾炎[13]

制法:鳖肉(甲鱼肉)500 克,大蒜 100 克,白糖、白酒适量,放入锅内共炖熟烂。食肉饮汤。本品有益气补虚,滋阴养血之功。适用于慢性肾炎水肿。

4. 独味玉米须治慢性肾炎[11]

制法:玉米须 120 克,清水煎,日 1 剂,代茶频饮。本品有利尿消肿,平肝利胆之功。适用于脾肾阳虚型慢性肾炎。

5. 独味荠菜花治慢性肾炎[4]

制法:荠菜花 50 克,鸡蛋 2 只,食用油适量,将荠菜花洗净,放入热油锅中微炒,加清水煎沸,放入搅和均匀的鸡蛋汁,做成蛋汤食用,日1剂。本品有滋阴养血,清热利尿之功。适用于肝肾阴虚型慢性肾炎。

6. 独味黑豆治慢性肾炎[1]

制法:黑豆100克,白糖15克,将黑豆洗净入锅,加清水煮烂,调入白糖适量食用,日1剂。本品有滋补肝肾,活血利水,祛风解毒之功。适用于肝肾阴亏型慢性肾炎。

7. 独味冬瓜子治慢性肾炎[2]

制法:去壳冬瓜子仁30克,清水煎,日1剂,代茶频饮。下午连瓜子仁一起食完。本品有清热化痰,利湿消痈之功。适用于慢性肾炎。

8. 独味金钱草治慢性肾炎[2]

制法:金钱草50克,清水煎,日1剂,代茶频饮。本品有清热通淋,利水消肿之功。适用于慢性肾炎。

使用注意:凡外感风寒、内伤生冷、脾胃虚寒、肾阳虚衰等证不宜单味药大量长期服用。

9. 独味茄子治慢性肾炎[1]

制法:茄子适量,晒干,研成细末,每服3克,日服3次,温开水送服。本品有清热解毒,利尿消肿之功。适用于慢性肾炎水肿。

10. 独味商陆治慢性肾炎[14]

制法:商陆10克,猪肉100克,水500毫升,共煨至300毫升左右,弃去猪肉,分3次温服,每日1剂。本品有泄水通便,解毒消肿之功。适用于慢性肾炎全身水肿,大量蛋白尿。

使用注意:阳虚水肿、孕妇以及无实邪者禁用。

11. 独味灵芝治慢性肾炎[14]

制法:灵芝30克,研为粗末,清水煎,日1剂,代茶频饮。本品有补气养血,养心安神,止咳平喘之功。适用于慢性肾炎。

12. 独味六月雪治慢性肾炎[14]

制法:六月雪30~60克,清水浓煎,代茶频饮,日1剂。本品有祛风除湿,清热解毒之功。适用于慢性肾炎高血压。

13. 独味蚕豆衣治慢性肾炎[14]

制法：蚕豆衣 10 千克,将其与红糖 2 千克,煮成浸膏 5 000 毫升,分装 50 瓶,每次 20～30 毫升,日 2～3 次,空腹服。本品有利尿渗湿,健胃,止渴之功。适用于慢性肾炎蛋白尿。

14. 独味蚕豆治慢性肾炎[14]

制法：陈年蚕豆(虫蛀的更好)250 克,与猪瘦肉 100 克,加清水共炖汤,每日分 2 次食并喝汤。本品有利尿渗湿,健胃止渴之功。适用于慢性肾炎水肿。

15. 独味鱼腥草治慢性肾炎[14]

制法：鲜鱼腥草 60 克,清水煎,代茶频饮。本品有清热解毒,利尿通淋之功。适用于急、慢性肾炎水肿属热者。

使用注意：虚寒证及阴性外疡者忌用。

16. 独味黄芪治慢性肾炎[14]

制法：黄芪 60～120 克,清水煎,代茶频饮。本品有补气升阳,利水消肿之功。适用于慢性肾炎水肿、蛋白尿长期不消者。

使用注意：易敛邪或使表邪内陷。外感风热、表实邪盛者忌服。

17. 独味蜈蚣治慢性肾炎[14]

制法：蜈蚣 1 条(中等大),去头足,焙干研细末,取鸡蛋 1 只,戳 1 小孔,把蜈蚣粉放入蛋内搅匀,外用湿纸包住,煮熟,每晚吃 1 个,7 日为 1 个疗程,每个疗程间隔 3 天。本品有祛风通络,解毒散结之功。适用于慢性肾炎。

使用注意：血虚生风者及孕妇忌用。

18. 独味补骨脂治慢性肾炎[14]

制法：补骨脂 30～60 克,清水煎,代茶频饮,日 1 剂,1～2 个月为 1 个疗程。本品有补肾缓脾,纳气平喘之功。适用于无症状性蛋白尿(隐匿性肾炎)属脾肾气虚者。

使用注意：补骨脂辛温助阳,易伤阴液,阴虚火旺及大便燥结者忌用。

19. 独味蚕蛹治慢性肾炎[14]

制法：蚕蛹适量，焙干研细末，每次 3 克，日服 2 次，开水送服。本品有祛风健脾之功。适用于慢性肾炎，对消除蛋白尿有效。

20. 独味山药治慢性肾炎[14]

制法：生山药 50 克，与糯米适量加清水共煮成粥，加白糖适量服食，日 1 剂。本品有健脾益肾，养阴生津之功。适用于慢性肾炎，属脾肾两虚者，对消除蛋白尿有效。

21. 独味杜仲治慢性肾炎[14]

制法：炒杜仲 9～15 克，与猪肾（猪腰子）1 只，同煎至熟烂，喝汤吃猪腰，日 1 剂。本品有健脾益肾，强腰膝之功。适用于慢性肾炎肾虚腰痛。

使用注意：杜仲属甘温之品，凡阴虚火旺者当慎用。

22. 独味乌梅治慢性肾炎[14]

制法：乌梅适量，将乌梅置锅内，用武火加热，炒至皮肉鼓起，表面呈焦黑色，喷淋少许清水，灭尽火星，取出凉透，研细末，每服 3 克，开水冲服，日 2 次。本品有收敛生津，安蛔驱虫之功。适用于慢性肾炎。

使用注意：表邪未解、有实邪者忌服。

23. 独味金樱子治慢性肾炎[14]

制法：金樱子 30 克，清水煎，代茶频饮，日 1 剂。本品有益肾固精，缩尿止泻之功。适用于慢性肾炎蛋白尿属肾虚者。

使用注意：有实火、邪热者忌服。

24. 独味全蝎治慢性肾炎[16]

制法：全蝎适量，将全蝎研细末，每次 2.5 克，日 1 次，开水冲服，10 日为 1 个疗程，可连服 3 个疗程。本品有熄风止痉，通络止痛，解毒散结之功。适用于慢性肾炎。

使用注意：本品味辛，有散血耗血之弊。血虚生风者不宜单味药大剂量久服，孕妇忌服。

25. 独味大黄治慢性肾炎[16]

制法：大黄 15 克，沸水冲泡服，日 1 剂，2 次分服。本品有泻下攻积，清热泻火，凉血解毒，逐瘀通经之功。适用于慢性肾炎，能促进体内代谢、废物排泄、改善氮质血症、改善系膜区基质的堆积、抑制肾小球分泌、延缓肾功能减退。

使用注意：凡年老体虚、无实热积滞瘀结以及胎前产后均宜慎服。

26. 独味络石藤治慢性肾炎[16]

制法：络石藤 30 克，清水煎，代茶频饮，日 1 剂。本品有祛风通，活血止血之功。适用于慢性肾炎。

27. 独味黑芝麻治慢性肾炎[16]

制法：将黑芝麻炒熟研末拌入适量白糖，每日早、晚 2 次，每次 15 克，开水冲服。本品有补益肝肾，滋润胃肠之功。适用于慢性肾炎，冬天可常用。

使用注意：脾虚便溏者应慎用。

28. 独味土牛膝叶治慢性肾炎[11]

制法：鲜土牛膝叶 15 克（洗净），加冷开水 50 毫升，捣烂后用纱布过滤，取浓汁适量调入白糖口服，每日 2 次，7 日为 1 个疗程。本品有行血止痛，通经利尿，清热解毒之功。适用于慢性肾炎。

29. 独味五倍子治慢性肾炎[11]

制法：五倍子适量，焙干，研末，装胶囊，每粒 0.5 克，每次 3～4 粒，日服 2 次，开水送服。本品有敛肺降火，涩肠止泻，敛汗止血，收湿敛疮之功。适用于慢性肾炎。

使用注意：外感表邪未解、咳嗽初起忌用。

30. 独味梓实治慢性肾炎[11]

制法：梓实 15 克，清水煎，日 1 剂，代茶频饮。本品有利水消肿之功。适用于慢性肾炎。

31. 独味地胆草治慢性肾炎[11]

制法：地胆草根 15～18 克，加鸭蛋 2 枚，炖服，日 1 剂。本品有清热解毒,利水消肿之功。适用于慢性肾炎。

⊙**友情提示**

凡尿化验异常(蛋白尿、血尿、管型尿),水肿及高血压病史达1年以上,无论有无肾功能损害均应考虑本病。本病在预防调护方面,应有效清除体内的慢性病灶,预防感冒及泌尿系感染,注意摄生,避免过劳,调节情志,保持良好的精神状态。经常进行适度的体育锻炼,增强自身抵抗力。避免使用对肾脏有害的药物。补充维生素,适当增加蛋白质,还要严格控制水分和盐的摄入量。

四十四、肾病综合征

肾病综合征为多种病因引起的一种临床症候群,共同表现为大量蛋白质,低蛋白血症。高脂血症和不同程度的水肿四大特点。常见的并发症为感染,静脉血栓形成和动脉硬化等。小儿以类脂质肾病为主,成人以肾病型慢性肾炎为最常见原因。其共同病理基础为肾小球基膜滤孔增大,血浆中小分子蛋白质大量滤过后随尿排出,以致引起血浆蛋白降低和蛋白质等代谢紊乱。

1. 独味砂仁治肾病综合征[1]

制法:砂仁1.5克,癞蛤蟆1只,将砂仁捣碎为末,装入蛤蟆肚内(由口腔装入),后置青瓦上,文火将其焙干,共研为细末,每服3克,日服3次。本品有行气化湿,温脾止泻,拔毒消肿之功。适用于肾病综合征。

使用注意:阴虚血燥、火热内炽者慎用。

2. 独味陈蚕豆治肾病综合征[1]

制法:陈蚕豆30克,猪排骨500克,按常法炖熟,吃肉食豆喝汤,日1剂,分次服食。本品有补益肝肾,利尿消肿之功。适用于肾阴虚型肾病综合征。

3. 独味葫芦治肾病综合征[14]

制法：葫芦肉 300 克，五花猪肉 200 克，按常法：煮汤食用，日 1 剂，2 次分服。本品有滋阴润燥，利水消肿之功。适用于肾阴虚型肾病综合征。

4. 独味车前草治肾病综合征[4]

制法：鲜车前草 30 克，鸡肉 100 克，按常法将鸡肉和车前草入锅，加水煮至肉熟烂，吃肉喝汤，日 2 剂。本品有温中益气，利尿消肿之功。适用于肾病综合征。

5. 独味鱼腥草治肾病综合征[14]

制法：鱼腥草 150 克，清水煎，代茶频饮，日 1 剂。本品有清热解毒，利水通淋之功。适用于肾病综合征属热性者。

使用注意：虚寒证及阴性外疡者忌服。

6. 独味冬虫夏草治肾病综合征[14]

制法：冬虫夏草适量，每日 2 个，煎汤服用，代茶频饮，连服 2 个月以上。本品有补肾益肺之功。适用于肾病综合征，属脾肾两虚者。

使用注意：本品功专滋补，外有表邪、风寒咳嗽者忌用。

7. 独味玉米须治肾病综合征[14]

制法：干玉米须 60 克，清水煎，代茶频饮，日 1 剂。本品有利水消肿之功。适用于肾病综合征属湿热者。

8. 独味水蛭治肾病综合征[14]

制法：水蛭适量，焙干研细粉装胶囊，每粒 0.5 克，每服 2 粒，日服 3 次，开水送服。本品有破血逐瘀，散症通经之功。适用于肾病综合征属血瘀者。

使用注意：体弱血虚、无瘀血蓄积及孕妇忌用，破血力猛峻，中病即止，久服伤血。

9. 独味石韦治肾病综合征[14]

制法：石韦 10 克，清水煎，代茶频饮，日 1 剂。本品有利水通淋，凉血止血之功。适用于肾病综合征属湿热者。

使用注意：阴虚无湿热者慎用。

10. 独味黄芪治肾病综合征[14]

制法：黄芪 30～60 克，清水煎，日 1 剂，代茶频饮。本品有补气升阳，利水消肿，除蛋白尿之功。适用于肾病综合征蛋白尿属脾气虚者。

使用注意：外感风热、表实邪盛者忌服，易敛邪或表邪内陷。

11. 独味当归治肾病综合征[16]

制法：当归 30 克，清水煎，日 1 剂，2 次分服，1 个月为 1 个疗程。本品有补血活血，调经止痛，润肠通便之功。适用于肾病综合征蛋白质代谢紊乱。

使用注意：本品补血且润，能助湿滑肠，凡湿盛中满、大便滑泄者均当慎用。

⊙**友情提示**

肾病综合征病因多与免疫有关，部分为遗传因子、机械因子等非免疫因子。原发性肾病综合征见于类脂性肾病、膜性肾小球肾病、局灶性肾小球硬化、膜增生性肾小球肾炎。先天性肾病综合征，肾移植排异反应等，继发性者包括各种感染和中毒，过敏反应、肿瘤、糖尿病、浆细胞病、充血性心力衰竭，肾静脉血栓形成。

四十五、肾盂肾炎

肾盂肾炎是指肾脏及肾盂的炎症，多由细菌感染所致，临床上可分为急性肾盂肾炎，慢性肾盂肾炎，好发于育龄妇女。主要表现为有(或无)尿频、尿急、尿痛。常伴有腰痛，肋脊角压痛或叩痛和全身感染症状。

1. 独味车前草治肾盂肾炎[4]

制法：车前草 30 克，清水煎，代茶频饮，日 1 剂。本品有清热利尿，解毒凉血之功。适用于慢性肾盂肾炎。

2. 独味败酱草治肾盂肾炎[11]

制法：败酱草 30 克,清水煎,代茶频饮,日 1 剂。本品有清热解毒,消肿之功。适用于肾盂肾炎。

3. 独味马齿苋治肾盂肾炎[2]

制法：鲜马齿苋 500 克,红糖 150 克,清水煎半小时,去渣取汁约 400 毫升,趁热服,服后睡觉被使出汗。如马齿苋为干品用量 120 克,水浸 2 小时后再煎服。本品有清热解毒,凉血祛湿,消炎利尿之功。适用于急、慢性肾盂肾炎。

4. 独味石韦治肾盂肾炎[4]

制法：鲜石韦 60 克,清水煎,日 1 剂,代茶频饮。本品有利水通淋,凉血止血之功。适用于急性肾盂肾炎。

使用注意：阴虚无湿热者慎用。

5. 独味叶下珠治肾盂肾炎[4]

制法：叶下珠 30 克,清水煎,日 1 剂,代茶频饮。本品有清肝明目,解毒利湿,消积之功。适用于急性肾盂肾炎。

6. 独味陆英治肾盂肾炎[4]

制法：陆英茎叶 25 克,清水煎,日 1 剂,代茶频饮。本品有活血祛瘀,利尿消肿之功。适用于肾盂肾炎。

使用注意：孕妇慎用。

7. 独味鸭跖草治肾盂肾炎[2]

制法：鸭跖草 30 克,清水煎,日 1 剂,代茶频饮。本品有清热解毒,利水消肿之功。适用于急性肾盂肾炎。

使用注意：体质虚寒者及孕妇慎用。

8. 独味浮萍治肾盂肾炎[2]

制法：浮萍适量,研细粉,每日 10 克,分 3 次服,白糖调服。本品有宣散风热,透疹利尿之功。适用于急性肾盂肾炎。

使用注意：自汗体虚者忌服。

9. 独味粪箕笃治肾盂肾炎[2]

制法：粪箕笃 60 克,清水煎,日 1 剂,3 次分服,连服 10～30

天。本品有清热解毒,利尿消肿之功。适用于急慢性肾盂肾炎。

使用注意:孕妇慎服。

10. 独味山楂治肾盂肾炎[16]

制法:山楂90克,清水煎,代茶频饮,日1剂,连服7天为1个疗程。本品有消食导滞,化瘀行滞之功。适用于急、慢性肾盂肾炎。

使用注意:生用多食,令人嘈烦易饥,损齿、龋齿者慎用。

11. 独味益母草治肾盂肾炎[16]

制法:益母草25克,用大号沙罐加水平药面,浓煎成600~800毫升,分3次或4次服,日1剂。本品有活血调经,利尿消肿,清热解毒之功。适用于慢性肾盂肾炎。

使用注意:孕妇忌用,气阴两虚、脾虚便溏者慎用。

12. 独味苦参治肾盂肾炎[16]

制法:苦参30克,清水煎,日1剂,分3次口服。本品有清热燥湿,杀虫利尿之功。适用于慢性肾盂肾炎。

13. 独味绿豆治肾盂肾炎[9]

制法:绿豆100克,煮汤食用,日1剂,分次食豆喝汤。本品有清热解毒,利尿消肿之功。适用于慢性肾盂肾炎。

14. 独味豌豆治肾盂肾炎[3]

制法:豌豆50克,白糖适量,煮汤食豆喝汤,日2剂。本品有补中益气,利尿消肿之功。适用于慢性肾盂肾炎。

15. 独味雪梨治肾盂肾炎[9]

制法:雪花梨1只,冰糖15克,将雪梨洗净(去皮、核),切碎与冰糖一同煎汤饮服,吃梨饮汤。日2剂。本品有滋阴降火,润肺生津之功。适用于慢性肾盂肾炎低热。

16. 独味南瓜治肾盂肾炎[8]

制法:南瓜150克,白糖适量,将南瓜洗净切块,与白糖煎汤饮服,日1剂。本品有补中益气,解毒消炎之功。适用于慢性肾盂肾炎。

17. 独味地肤子治肾盂肾炎[19]

制法：地肤子嫩苗，捣绞取汁 150 毫升，饮服，日 1～2 剂。本品有利尿通淋，清热利湿之功。适用于急性肾盂肾炎。

使用注意：本品性寒，凡脾胃虚寒、肾阳虚衰等症不宜单味药大量服用。

18. 独味小茴香治肾盂肾炎[19]

制法：小茴香 15 克（盐炒），研为细末，以糯米糕蘸食，日 1 剂。本品有散寒止痛，理气和胃之功。适用于急性肾盂肾炎、小便频数。

使用注意：小茴香辛温能助阳动火，热证、阴虚火旺者忌用。

19. 独味芦根治肾盂肾炎[19]

制法：芦根 60 克，清水煎，日 1 剂，代茶频饮。本品有清热生津，除烦止呕，利尿之功。适用于急性肾盂肾炎。

使用注意：凡脾胃虚寒，或寒咳呕吐忌服。

20. 独味玉竹治肾盂肾炎[19]

制法：玉竹 30 克，清水煎，日 1 剂，代茶频饮。本品有养阴润燥，生津止渴之功。适用于急性肾盂肾炎，小便频数。

使用注意：玉竹微寒质润，脾虚便溏、湿痰内蕴均当慎用。

21. 独味紫草治肾盂肾炎[19]

制法：紫草 30 克，清水煎，代茶频饮，日 1 剂。本品有清热凉血，活血，解毒透疹之功。适用于急性肾盂肾炎、小便不利。

22. 独味海金沙草治肾盂肾炎[19]

制法：海金沙草 30 克，清水煎，日 1 剂，分 3 次服。本品有清热解毒，利水通淋之功。适用于急性肾盂肾炎、小便涩热。

23. 独味甘蔗上青梢治肾盂肾炎[19]

制法：甘蔗上青梢 300 克，清水煎，代茶频饮，日 1～2 剂。本品有生津润燥，益气和中，清热解毒之功。适用于急性肾盂肾炎、小便热痛而涩。

24. 独味酢浆草治肾盂肾炎[11]

制法：酢浆草 30 克，洗净，切碎，与白酒 50 毫升清水煎服，轻者日 1～2 剂,重者 8 小时 1 剂。本品有清热利湿,凉血解毒,散瘀消肿之功。适用于急性肾盂肾炎。

25. 独味白茅根治肾盂肾炎[11]

制法:鲜白茅根 120 克,清水煎,日 1 剂,代茶频饮。本品有凉血止血,清热利尿之功。适用于急性肾盂肾炎。

使用注意:脾胃虚寒、溲多不渴者忌服。

⊙友情提示

本病以妇女多见,妇女要保持外阴清洁,慎用盆浴,月经期,妊娠期及产褥期要特别注意卫生,防止上行感染,特别注意不要导尿或作泌尿系器械检查,防止感染。根据有无感染的征象。尿中有无细菌及炎症细胞,可分为慢性活动性肾盂肾炎和慢性无活动性肾盂肾炎。活动性肾盂肾炎和无活动性肾盂肾炎都应多饮水,每日应摄入 2 500 毫升以上,以增加尿量,促进细菌、毒素及炎症分泌物排出,同时要注意加强营养和身体锻炼,注意观察有无发热和尿路刺激症状。

四十六、膀 胱 炎

膀胱炎为泌尿系统常见病,多继发于尿道炎、阴道炎、宫颈炎或前列腺炎。是由于膀胱三角区和后尿道受到炎症刺激而出现膀胱刺激征,占尿路感染的 60%,多见于中青年妇女性,男性以老年人渐多,临床主要表现为尿频、尿急、尿痛,耻骨弓上不适等,一般无明显的全身感染症状。

1. 独味石韦治膀胱炎[4]

制法:鲜石韦 60 克,清水煎,代茶频饮,日 1 剂。本品有利尿通淋,清热止血之功。适用于膀胱炎。

使用注意:阴虚无湿热者慎用。

2. 独味车前子治膀胱炎[13]

制法:车前子 15 克(包煎)以水 2 500 毫升,煎之 1 500 毫升,分 3 份,每份 500 毫升,每餐饭前半小时服,日 1 剂。本品有利尿通淋,渗湿止泻之功。适用于膀胱炎。

使用注意:本品为气寒滑利之品,阳气下陷、肾气虚脱者忌用。

3. 独味金针菜治膀胱炎[13]

制法:金针菜 60 克,砂糖 20 克,清水 3 杯,熬煮至 2 杯,喝其汤,食其菜,日 1 剂,分次服食。本品有利尿消肿,消炎解热,止痛之功。适用于膀胱炎伴失眠症。

4. 独味地肤全草治膀胱炎[13]

制法:鲜地肤全草适量,捣烂绞汁,约 1 杯量,分早晚 2 次服,日 1 剂。本品有利尿消炎,清热明目,溶解尿酸之功。适用于膀胱炎。

5. 独味蒲公英治膀胱炎[4]

制法:蒲公英 30 克,清水煎,日 1 剂,代茶频饮。本品有清热解毒,消肿散结,利尿通淋之功。适用于膀胱炎。

使用注意:阳虚外寒,脾胃虚弱者忌用。

6. 独味泡桐树花治膀胱炎[19]

制法:带蒂泡桐树花 30 枚,清水煎,去渣顿服,日 1～2 剂。本品有祛风除湿,解毒消肿之功。适用于急性膀胱炎。

7. 独味南瓜子治膀胱炎[11]

制法:生南瓜子 30 克,去壳,嚼服,日 1 次,连服 5～7 日为 1 疗程。本品有补中益气,解毒止痛,驱绦虫之功。适用于膀胱炎。

8. 独味香附治膀胱炎[4]

制法:香附 30 克,清水 500 毫升,煎至 200 毫升,每剂煎 2 次,合并 2 次煎液,1 次顿服,连用 3 日为 1 疗程。本品有理气解郁,调经止痛之功。适用于急性膀胱炎。

使用注意:凡气虚无滞、阴虚气弱者不宜单味使用。

9. 独味繁缕治膀胱炎[11]

制法:鲜繁缕 90 克,清水煎,分 2 次服,日 1 剂。本品有清热解毒,化瘀止痛之功。适用于膀胱炎。

10. 独味夏枯草治膀胱炎[11]

制法:夏枯草50克,清水煎去渣,代茶频饮,连续服用,有效为止。本品有清肝明目,散结消肿之功。适用于慢性膀胱炎。

使用注意:脾胃虚弱者慎服,气虚者禁用。

11. 独味小蓟根治膀胱炎[11]

制法:鲜小蓟根30克,洗净锉细,清水煎三四沸,取药汁250毫升饮服,日3次。本品有凉血止血,散瘀解毒,消痈之功。适用于膀胱炎。

使用注意:脾胃虚寒而无瘀滞者忌用。

12. 独味川楝子治膀胱炎[11]

制法:川楝子20～30克,砸碎,清水煎2次,煎液混合,早晚2次分服,日1剂。本品有行气止痛,杀虫之功。适用于膀胱炎。

使用注意:脾胃虚寒者忌服,本品有毒,不宜过量,否则过量可致头昏、呕吐、腹泻、气紧等中毒症状。

13. 独味凤尾草治膀胱炎[11]

制法:凤尾草30～60克,与冰糖适量,清水煎浓,日早晚2次分服。连用3～5日为1个疗程。本品有清热利湿,凉血解毒之功。适用于膀胱炎。

14. 独味玉米须治膀胱炎[11]

制法:玉米须干品30克,清水煎,日1剂,代茶频饮,14日为1疗程。本品有利尿消肿,平肝利胆之功。适用于膀胱炎。

15. 独味鱼腥草治膀胱炎[11]

制法:鱼腥草20克,加清水400毫升煎至200毫升,空腹服,日3剂,服3次。本品有清热解毒,消痈排脓,利尿通淋之功。适用于膀胱炎。

使用注意:虚寒证及阴性外疡者忌服。

16. 独味羊蹄草治膀胱炎[11]

制法:羊蹄草30克,清水煎,日1剂,代茶频饮。本品有清热解毒,凉血通便,杀虫之功。适用于膀胱炎。

17. 独味节节花治膀胱炎[11]

制法：节节花 30 克,清水煎,分早晚 2 次服,日 1 剂,连服 7 日为 1 疗程。本品有清热解毒,利尿之功。适用于膀胱炎。

18. 独味冬葵子治膀胱炎[11]

制法：冬葵子 12 克,清水煎,日 1 剂,代茶频饮。本品有利尿通淋,润肠通便之功。适用于膀胱炎。

19. 独味黄芩治膀胱炎[11]

制法：黄芩 30 克,清水煎,分 3 次服,日 1 剂。本品有清热燥湿,泻火解毒,凉血,安胎之功。适用于膀胱炎。

使用注意：脾肺虚热、血虚腹痛、脾虚水肿、肾虚溏泄、血枯经闭以及妊娠胎寒欲坠者慎用或忌用。

20. 独味丝瓜络治膀胱炎[11]

制法：丝瓜络 10 克,清水煎,兑入蜂蜜适量,代茶频饮,日 1 剂。本品有祛风通络,行血清热之功。适用于膀胱炎。

使用注意：风湿痹痛偏于寒湿者不宜服用。

21. 独味金线莲治膀胱炎[4]

制法：金线莲 6 克,冰糖 20 克,清水煎,3 次分服,日 1 剂,连服 6 天为 1 疗程。本品有祛风舒筋,止血通淋之功。适用于膀胱炎。

22. 独味苎麻根治膀胱炎[4]

制法：鲜苎麻根 15～30 克,清水煎,日 1 剂,代茶频饮。本品有清热利尿,祛风解毒之功。适用于膀胱炎。

23. 独味茅莓根治膀胱炎[11]

制法：干茅莓根 15～30 克,清水煎,日 1 剂,代茶频饮。本品有清热凉血,消肿散结,利水之功。适用于膀胱炎。

24. 独味淡竹叶治膀胱炎[4]

制法：淡竹叶 30 克,清水煎,日 1 剂,代茶频饮。本品有清热除烦,利尿之功。适用于膀胱炎。

使用注意：阴虚火旺、骨蒸潮热者忌服。

⊙友情提示

急性患者需适当休息，多饮水，以增加尿量，注意营养，忌食刺激性食物。热水坐浴可减轻症状，膀胱刺激征明显的患者给予解痉药物以缓解症状。对有明显诱因的慢性膀胱炎，必须解除病因。对于本病的预防，应坚持每天大量饮水，2～3 小时排尿 1 次，茶水或淡竹叶代茶饮也有一定的预防作用，积极治疗慢性结肠炎。慢性妇科疾患、糖尿病、慢性肾病、高血压等易发生尿路感染的疾病。

四十七、阳　痿

阳痿是指男性阴茎勃起功能障碍。表现为男性在有性欲的情况下，阴茎不能勃起或能勃起但不坚硬，不能进行性交活动而发生性交困难。阴茎完全不能勃起者称为完全性阳痿，阴茎虽能勃起但不具有性交需要的足够硬度者，称为不完全性阳痿。

1. 独味淫羊藿治阳痿[13]

制法：淫羊藿全草 30 克，清水煎，日 1 剂，3 次分服。本品有补肾壮阳，祛风除湿之功。适用于阳痿。

另法：淫羊藿 250 克，加清水适量，煎煮 30 分钟，与 2 000 毫升开水一起倒入盆中，先熏蒸阴部，待温度适宜时泡洗双脚，每天早晚各 1 次，每次熏泡 40 分钟，连用 10 日为 1 疗程。适用于阳痿。

使用注意：淫羊藿性较燥烈，易伤阴助火，对于相火妄动、阳事易举者忌用。

2. 独味麻雀蛋治阳痿[13]

制法：麻雀蛋 10 枚，盐末，将雀蛋蒸熟剥壳蘸盐末吃，每次吃 5 枚，日 2 次，连吃 3～5 日。本品有壮阳补肾，强身暖腰膝之功。适用于肾虚阳痿不举。

3. 独味冬虫夏草治阳痿[13]

制法：冬虫夏草 5 枚，母鸡 1 只，盐适量，将鸡开膛取出杂物，洗净。冬虫夏草放入鸡膛内，鸡放入锅内加水炖 1 个半小时，待鸡肉熟烂时下盐适量，吃肉饮汤，日服 2 次，连续服食 3～5 日为 1 疗程。本品有补肾益肺，兴阳起痿之功。适用于肾虚之阳痿。

4. 独味苦瓜子治阳痿[13]

制法：苦瓜子炒熟研末，黄酒送服，每次 15 克，日服 3 次，10 日为 1 疗程。本品有益气壮阳，润脾补肾之功。适用于阳痿、早泄。

5. 独味狗阴茎治阳痿[13]

制法：狗阴茎 3 件，黄酒适量，将狗阴茎用瓦焙干，研为细末，每服 3～4 克，用黄酒送服。本品有补精髓，壮肾阳之功。适用于阳痿久治不愈。

6. 独味人参治阳痿[2]

制法：人参 9 克，茶叶 3 克，将人参清水煎 1 小时，趁沸冲入放有茶叶的杯中，代茶频饮，日 1 剂。本品有壮阳补元，强肾益气之功。适用于肾阳不足型阳痿。

使用注意：人参甘温性升，如肝阳上亢，肺热痰多，火郁内热及湿阻热盛者均忌用。

7. 独味硫黄治阳痿[2]

制法：硫黄 2 克，活母鸡一只，将硫黄放入米饭中拌匀，喂饲母鸡，3 周后宰杀，清水炖熟烂，吃鸡肉喝汤（不加盐），服用期间忌房事。本品有温肾壮阳之功。适用于肾阳不足阳痿。

使用注意：补火助阳，阴虚火旺、阳强不痿者忌服。内有实热、大便秘结、小便短赤者忌服。

8. 独味枸杞子治阳痿[2]

制法：枸杞子 15 克，嚼碎后徐徐咽下，日 1 剂，连服 1 个月为 1 个疗程。本品有补肾益精，养肝明目之功。适用于阳痿，男性不育及精子活力低下等。

使用注意：外有表邪、内有实热以及脾虚湿滞肠滑者均忌用。

9. 独味羚羊角治阳痿[14]

制法：羚羊角，研成细末，每晚睡前服 1 克，日 1 次，连服 2 周为 1 疗程。本品有平肝风，清热镇惊，解毒之功。适用于阳痿。

使用注意：脾虚慢惊、慢性胃炎者忌用。

10. 独味石南叶治阳痿

制法：石南叶 15 克，清水煎，每天 2 剂连用 10 天，后用此药研为细末，每天 3 次，每次 10 克，连用月余。本品有祛风通络，益肾之功。适用于肾虚阳痿。

11. 独味菟丝子治阳痿[4]

制法：鲜菟丝子藤 20 克，清水煎，加红糖，黄酒适量，日 1 剂。本品有清热利水，凉血热毒，补肾益精之功。适用于阳痿、遗精、腰膝酸痛。

使用注意：本品为平补之品，但偏补阳，阴虚火旺、阳强不痿、大便秘结、小便短赤者不宜服。

12. 独味露蜂房治阳痿[4]

制法：露蜂房适量，焙干研细末，每次服 4 克，黄酒或开水送服，日 1～2 次。本品有祛风，解毒，散结之功。适用于肾虚阳痿、遗尿失禁。

使用注意：气血虚弱者慎用。

13. 独味葱子治阳痿[2]

制法：葱子适量，研细粉，每次服 3 克，日服 2 次，开水送服。本品有补中益精，明目散风之功。适用于肾虚、阳痿、遗精。

使用注意：表虚多汗者忌用。

14. 独味锁阳治阳痿[14]

制法：锁阳 500 克，清水 1 500 毫升，煎浓汁 2 次，混合后于砂锅内熬膏，炼蜜 250 克收成，入瓷瓶内收贮。每日分早、中、晚服食，各服 10 茶匙，热黄酒化服。本品有补肾益精血，兴阳润燥之功。适用于肾虚阳痿、遗精早泄、虚人便秘。

使用注意：锁阳性温质润，水亏火炽、肠滑泄泻者均当忌用。

15. 独味海马治阳痿[14]

制法：海马 2 对，研细末，每服 1～3 克，日服 3 次，温黄酒送服。本品有补肾壮阳，温通任脉之功。适用于肾虚阳痿。

16. 独味韭菜子治阳痿[14]

制法：韭菜子适量，盐水拌湿润，隔夜后微炒，研为细末，每晚服 6 克。本品有温肾壮阳，健胃提神，温暖之功。适用于肾阳亏虚所致阳痿。

17. 独味水蛭治阳痿[14]

制法：水蛭 30 克，将其与雄鸡 1 只（去肠杂），同煮至熟烂，喝汤吃鸡肉，每隔 3 天 1 剂。本品有破血逐瘀通经之功。适用于瘀血致阳痿。

使用注意：体弱血虚、无瘀血蓄积者忌用。

18. 独味刺蒺藜治阳痿[14]

制法：刺蒺藜适量，炒香研末，每服 9 克，每日早、晚 2 次服。本品有疏肝解郁之功。适用于肝郁气滞之阳痿。

使用注意：本品系开宣破气之品，凡气虚、血虚者慎用。

19. 独味蜈蚣治阳痿[14]

制法：晒干研末，早、晚各服 0.5 克，空腹用黄酒送服，20 天为 1 疗程。本品有熄风止痉，通络止痛之功。适用于阳痿。对瘀血内停、经络阻滞尤其适宜。

使用注意：血虚生风者忌用。

20. 独味何首乌治阳痿[14]

制法：制何首乌适量，研细粉，每次 30 克，用少许冷开水调匀，再加开水 100 毫升服食，日服 2 次，15 日为 1 个疗程。本品有补肝肾，益精血之功。适用于肾虚阳痿。

使用注意：何首乌温润泄降，便溏及有湿痰者忌用。

21. 独味紫灵芝治阳痿[14]

制法：紫灵芝适量，研成粗末，将 6 克紫灵芝，清水文火久煎成浓汁,每服 100～150 毫升。晨起空腹服或午饭前 1 小时服,可加少许冰糖,日 1 剂,15 日为 1 个疗程,可连续服用 1～2 个疗程。本品有补益气血,养心安神之功。适用于肾虚阳痿。

22. 独味覆盆子治阳痿[14]

制法:覆盆子适量,用黄酒浸透后,焙干研细末,每服 9 克,日 1 次。本品有补益肝肾,涩精缩尿之功。适用于肾气不固之阳痿、遗精、滑精、尿频等症。

使用注意:湿热所致小便淋漓涩痛、尿频遗精、阴虚火旺、血虚血燥者忌服。

23. 独味蛇床子治阳痿[14]

制法:蛇床子 6 克,清水煎,日 1 剂,日服 3 次,餐前空腹服。亦可用蛇床子煎浓汁浸洗外生殖器,日 2～3 次,每次 20 分钟。本品有温肾壮阳之功。适用于肾阳不足之阳痿。

使用注意:本品辛温苦燥,阴虚火旺者忌用。

24. 独味仙茅治阳痿[2]

制法:仙茅 60 克,与猪肉 150 克,共清水煎,食肉喝汤,日 1 剂,分次食用。本品有补肾壮阳、散寒除痹之功。适用于阳痿。

⊙**友情提示**

首先治疗期间,禁止房事,本病多数为功能性,患者应消除心理障碍,切不可滥用壮阳药物,中医药治疗本病具有一定的优势和长期较好的疗效,由于人们缺乏有关常识,许多患者背上了沉重的思想包袱而影响正常的家庭生活,性格往往变得孤僻,易于暴躁而影响人际关系,临床应加强本病的预防和调护,戒除手淫等不良习惯。

四十八、前 列 腺 炎

前列腺炎是成年男子的常见病,包括急性前列腺炎和慢性前列腺炎,急性前列腺炎的临床主要表现为突然发病,有寒战和高热,尿频尿急、尿痛,会阴部坠胀痛,并可出现排尿困难或急性尿潴留,慢性前列腺炎在成年人群中发病率较高,可分为细菌性和非细菌性。临床主要表现为尿频、尿急、尿痛、排尿时尿道不适或灼热、排尿后常有白色分泌物自尿道口流出,合并精囊炎时,可有血精,并可有会阴部下腹隐痛不适。

1. 独味大黄治前列腺炎[14]

制法:生大黄 90 克,加水 500 毫升,煎成 200 毫升药液,倒入搪瓷盆中,先熏会阴部,待不烫手时,用毛巾蘸药液擦洗会阴穴(前后阴之间),同时用手指在会阴部按摩,早晚各 1 次,每次 30 分钟,每剂药用 1～2 日。体壮或有热象者用生大黄 3～5 克泡水服,体虚者用制大黄 3～5 克清水煎服,连服 15 日为 1 个疗程。本品有泻实热破积滞,行瘀血之功。适用于慢性前列腺炎。

使用注意:凡年老体虚、无实热积滞瘀结者宜慎用。

2. 独味鱼腥草治前列腺炎[16]

制法:鲜鱼腥草 10 克,捣烂绞汁饮服,日 1 次。本品有清热解毒,利尿通淋之功。适用于前列腺炎。

3. 独味紫茉莉根治前列腺炎[4]

制法:鲜紫茉莉块根(去粗皮)60 克,清水煎,分 2 次服,日 1 剂。本品有清热解毒,利尿活血,通便之功。适用于慢性前列腺炎。

4. 独味刺猬皮治前列腺炎[14]

制法:刺猬皮 2 个,焙干研末,分装 40 小包,分早晚各 1 小包,米汤送下。服药过程有尿道烧灼感勿顾虑。本品有行气止痛,化瘀止痛之功。适用于前列腺炎。

5. 独味蒲公英治前列腺炎[16]

制法:蒲公英 50 克,清水煎,代茶频饮,日 1 剂,连用 1 个月为 1 个疗程。本品有清热解毒,消肿散结,利尿通淋之功。适用于前列腺炎。

6. 独味爵床治前列腺炎

制法：爵床草鲜 60 克（干品 15 克），清水煎 2 次，合成一大碗，加适量冰糖烊化，分 2 次服。本品有清热解毒，利尿消肿，活血止痛之功。适用于急性前列腺炎。

7. 独味三七治前列腺炎[16]

制法：三七适量，研为细末，每服 3 克，以温开水送服，隔日 1 次。本品有化瘀止血，活血定痛之功。适用于急性前列腺炎。

使用注意：三七有散瘀耗血之弊，血虚或血证无瘀滞者宜慎用。

8. 独味甘草治前列腺炎[16]

制法：生甘草 20～40 克，研粗末，清水煎，代茶频饮。10 日为 1 个疗程，用药 1～3 个疗程。本品有益气补中，清热解毒，缓急止痛之功。适用于急性前列腺炎。

使用注意：甘草甘可壅中，能令人中满，大量服用又可引起水湿潴留，故温阻中满、恶心呕吐及水肿腹胀均宜慎用，用也中病即止。

9. 独味黄芩治前列腺炎[16]

制法：黄芩 20 克，清水煎，代茶频饮，日 1 剂，连服 2 周为 1 个疗程。本品有清热燥湿，泻火解毒之功。适用于急性前列腺炎。

使用注意：脾肺虚热、血虚腹痛、脾虚水肿、肾虚溏泄者慎用或忌用。

10. 独味连翘治前列腺炎[16]

制法：连翘 30 克，清水煎，代茶频饮，日 1 剂，连服 2 周为 1 个疗程。本品有清热解毒，消肿散结之功。适用于急性前列腺炎。

使用注意：脾胃虚弱、气虚发热者忌服。

11. 独味黑芝麻治前列腺炎[11]

制法：黑芝麻适量，炒干研末，每服 30 克，日 2 次，陈黄酒冲服。本品有补益肝肾，滋润胃肠之功。适用于慢性前列腺炎，小便赤浊、大便不利者。

使用注意：脾虚便溏者应慎用。

12. 独味玉蜀黍根茎叶治前列腺炎[11]

制法：玉蜀黍根茎叶 30～60 克,清水煎,代茶频饮,日 1 剂。本品有开胃利尿之功。适用于慢性前列腺炎小便淋浊、涩短而痛者。

13. 独味眼子菜治前列腺炎[11]

制法：眼子菜 15 克,清水煎,代茶频饮,日 1 剂。本品有清热止血,利湿通淋之功。适用于慢性前列腺炎白浊者。

14. 独味杉木脂治前列腺炎[11]

制法：杉木脂 30 克,白糖适量,清水煎,日 1 剂,2 次分服。本品有利尿排石,消肿杀虫之功。适用于前列腺炎。

⊙ 友情提示

前列腺炎应重在预防,生活起居要有规律,劳逸结合,避免受寒、受潮和过度劳累,防止感冒,平时坐的时间不宜太长,骑马,骑自行车或驾驶汽车的时间也不能过长,以免影响会阴部的血液循环。性生活要有规律、适当节制,不要过于频繁,戒除手淫等不良习惯,性交时不要中断或强忍不射精。注意饮食调养,平素饮食不要吃太多的油腻、辛辣、煎炸食物。戒烟酒,以免加重前列腺的充血,使症状加重。适当多饮水,增强体质,以缓解症状。

四十九、前列腺增生

前列腺增生是老年男性的常见病,症状主要是尿频、尿线无力、射程不远、尿线变细,间歇性排尿,尿流不能呈点滴状,尿失禁、排尿困难,甚至急性尿潴留。目前对前列腺增生病的病因尚未完全了解。比较一致地认为是由于内分泌激素平衡失调等综合因素引起腺体增生,使尿道延长,弯曲,受压,膀胱出口抬高,出现排尿困难并逐渐加重的下尿路梗阻,尿潴留,继发感染,结石,肿瘤以致肾功能衰竭等。

1. 独味葱白治前列腺增生[14]

制法：葱白10根,将其捣烂分为3等份,置锅内加热,用纱布包裹交替熨脐部。本品有温经通阳,化气行水之功。适用于前列腺增生,小便困难、点滴而出、甚至小便不通。

2. 独味琥珀治前列腺增生[14]

制法：琥珀适量,研细末,早晚各服5克,温开水送服,7日为1个疗程,一般需服2～3个疗程可愈。本品有活血化瘀,利水通淋之功。适用于前列腺增生,小便淋漓。

3. 独味浮小麦治前列腺增生[14]

制法：浮小麦120克,微炒,清水煎汤,代茶频饮,可长期饮用。本品有除虚热,止汗之功。对前列腺增生能防能治。

4. 独味棕榈根治前列腺增生[14]

制法：鲜棕榈根100克,清水煎,加红糖适量,日1剂,代茶频饮。本品有收敛止血,利小便之功。适用于前列腺增生、小便不利。

5. 独味野燕麦治前列腺增生[14]

制法：野燕麦60克,清水煎,当粥饮,日1剂。本品有补虚损,通利小便之功。适用于前列腺增生、小便不利。

6. 独味向日葵髓心治前列腺增生[14]

制法：向日葵髓心30克,与猪瘦肉100克同煎,待肉熟后吃肉喝汤,日1剂,分2次服食。本品有利尿消炎之功。适用于前列腺增生、小便不利。

7. 独味五味子治前列腺增生[14]

制法：五味子100克,浓煎取药液100毫升,做保留灌肠,日1～2次。本品有敛肺滋肾,益气生津之功。适用于老年人单纯性前列腺增生。

8. 独味水蛭治前列腺增生[14]

制法：水蛭适量,研细粉,装胶囊,每次1克,温开水送服,早晚各服 1 次,20 日为 1 个疗程,停用 1 周后行第 2 疗程。本品有破血逐瘀,消癥之功。适用于前列腺增生。

使用注意:凡气虚血虚、年老体弱、无瘀血蓄积者忌用。破血力猛峻,中病即止。

9. 独味芒硝治前列腺增生[14]

制法:芒硝 100 克,加开水 50 毫升,纱布浸蘸后湿敷小腹。本品有软坚通便,清热消肿之功。适用于老年性前列腺肥大尿潴留。

10. 独味威灵仙治前列腺增生[14]

制法:威灵仙 150 克,清水煎,代茶频饮,日 1 剂。本品有祛风除湿,通络止痛之功。适用于老年前列腺增生性癃闭。

使用注意:气虚血弱,无风湿、痰壅滞者忌用。

11. 独味白茅根治前列腺增生[1]

制法:白茅根 15～30 克。(鲜品 100～300 克),以米泔水(淘米水)煎煮 10～20 分钟后取汤饮服,日 1 剂,2 次分服。本品有凉血止血,清热利尿之功。适用于前列腺增生。

12. 独味萹蓄治前列腺增生[3]

制法:鲜萹蓄全草 500 克,清水煎,代茶频饮,日 1 剂。本品有利湿通淋,清热杀虫之功。适用于前列腺增生、癃闭。

13. 独味穿山甲治前列腺增生[16]

制法:炙穿山甲片适量研细末,加蜂蜜制成丸剂,每 300 克穿山甲粉加蜂蜜 200 克,每丸重 5 克,含生药 3 克,每次 1 丸,日 2 次,14 日为 1 个疗程。本品有活血消癥,消肿排脓之功。适用于前列腺增生。

14. 独味凤尾草治前列腺增生[16]

制法:凤尾草颗粒,每包 5 克,每次 1 包,日服 2 次,连服 3 个月为 1 个疗程。本品有清热利湿,凉血解毒之功。适用于前列腺增生。

⊙**友情提示**

前列腺增生是老年男性的常见病。其临床表现主要是排尿困难进行性加重,早期表现为尿频,尤其是夜尿增多,逐渐出现排尿踌躇,增加腹压逼尿,排尿无力,尿流变细,以致淋漓不尽,急性尿潴留或尿失禁,也可能发生不同程度的血尿等。前列腺增生患者平时要注意不要多喝酒,不吃辛辣。突然发生急性尿潴留时要及时导尿。

五十、尿 路 感 染

尿路感染是指病原体侵犯尿道黏膜或组织而引起的炎症,以细菌感染为多见,根据感染部位的不同,分为尿道炎、膀胱炎、肾盂肾炎。其临床表现主要为小便频数短涩、淋沥刺痛、欲出不尽、少腹拘急,或腰腹疼痛、发热。

1. 独味鱼腥草治尿路感染[16]

制法: 鱼腥草 30 克,清水煎,日 1 剂或 2 剂,代茶频饮,下尿路感染服 3~5 日,上尿路感染服 10~14 日。本品有清热解毒,利尿通淋之功。适用于急性尿路感染。

2. 独味大黄治尿路感染[16]

制法: 大黄 10~15 克,清水煎,日 1 剂或 2 剂。另可用大黄粉 5 克,日 2 次开水冲服。下尿路感染服 3~5 日,上尿路感染服 10~14 日。本品有清热泻火,凉血解毒之功。适用于急性尿路感染。

使用注意: 本品苦寒,易伤胃气,脾胃虚弱者慎服。妇女妊娠期、月经期、哺乳期应忌用。

3. 独味白花蛇舌草治尿路感染[16]

制法: 白花蛇舌草 60 克,清水煎,代茶频饮,日 1 剂或 2 剂。下尿路感染服 3~5 日,上尿路感染服 10~14 日。本品有清热解毒,利尿消肿之功。适用于急性尿路感染。

使用注意：孕妇慎用。

4. 独味苍耳子治尿路感染[16]

制法：苍耳子 250 克，炒焦，加清水 600 毫升，煎取药液约 400 毫升，再入红糖 100 克，1 次服完，1 次无效，次日续服 1 剂，最多不超 2 剂。服药期间不服其他药物，小儿用量酌减。本品有解表通窍，除湿止痛，祛风解毒之功。适用于急性尿路感染。

使用注意：本品有小毒，血虚头痛不宜服，血虚之痹痛者忌服。过量服用易致中毒，急需用绿豆甘草汤，或板蓝根解之。

5. 独味川楝子治尿路感染[16]

制法：川楝子 20～30 克，砸碎，清水煎 2 次，2 次煎药汁混合，早晚 2 次分服，下尿路感染服 3～5 日，上尿路感染服 10～14 日。本品有行气止痛，杀虫之功。适用于急性尿路感染。

使用注意：脾胃虚寒者忌服。本品有小毒，不宜过量，否则可致头昏、呕吐、腹泻、气紧等中毒症。

6. 独味马齿苋治尿路感染[16]

制法：马齿苋干品 120～150 克或鲜品 300 克，加红糖 90 克，用砂锅清水煎，煎沸半小时后去渣，取汁 400 毫升，趁热服下，覆被取汗，日 3 次，每次 1 剂。本品有清热利湿，解毒疗疮之功。适用于急性尿路感染。

使用注意：孕妇应禁止食用，脾胃虚寒、肠滑作泄泻者忌服。

7. 独味鸭跖草治尿路感染[16]

制法：鸭跖草鲜品 60 克，清水浓煎去渣，每日 1 剂，分 2 次服，7 日为 1 个疗程。本品有清热解毒，利水消肿之功。适用于急性尿路感染。

使用注意：体质虚寒者及孕妇慎用。

8. 独味凤尾草治尿路感染[16]

制法：凤尾草全草 30～60 克，加冰糖 16 克，浓煎内服，日 2 次，连服 3～5 日为 1 个疗程。本品有清热利湿，凉血解毒之功。适用于急性尿路感染。

9. 独味四季青治尿路感染[16]

制法：四季青 60 克,清水煎成 90 毫升,每次 30 毫升,日服 3 次,7 日为 1 个疗程。本品有清热解毒,凉血止血之功。适用于急性尿路感染。

10. 独味蒲公英治尿路感染[16]

制法：蒲公英 100 克,清水煎,日 1 剂,代茶频饮,连服 3～5 日为 1 个疗程。本品有清热解毒,消肿散结,利尿通淋之功。适用于急性尿路感染。

使用注意：阳虚外寒,脾胃虚弱者忌用。

11. 独味益母草治尿路感染[16]

制法：益母草 18～24 克,清水煎,日 1 剂,分 3～4 次口服,儿童酌减。本品有清热解毒,利尿消肿,活血调经之功。适用于急性尿路感染。

使用注意：孕妇忌用,气虚、阴虚、脾虚便溏者慎用。

12. 独味梧桐花治尿路感染[16]

制法：梧桐花 20～30 朵,清水煎服,1 次服完,早晚各 1 剂。本品有解毒利水之功。适用于急性尿路感染。

13. 独味海金沙治尿路感染[16]

制法：海金沙 15 克,用生鸡蛋清加水调服顿服。本品有利尿通淋,止痛之功。适用于急性尿路感染。

使用注意：凡外感风寒、内伤生冷、脾胃虚寒、肾阳虚衰等证不宜单味药大量长期服用。

14. 独味灯心草治尿路感染[16]

制法：灯心草 15～30 克,清水煎,日 1 剂,代茶频饮。本品有清心降火,利尿通淋之功。适用于急性尿路感染。

15. 独味车前草治尿路感染[16]

制法：鲜车前草 60～90 克,猪小肚 200 克(切成小条),加清水适量煲汤,食盐调味,饮汤食肚,日 1 剂,分次食。本品有清热解毒,凉血之功。适用于急性尿路感染。

16. 独味丝瓜络治尿路感染[16]

制法：丝瓜络 100 克，清水煎，加蜜糖冲服，日 1 剂。本品有祛风通络，行血清热之功。适用于急性尿路感染。

使用注意：风湿痹痛偏于寒湿者不宜单味药服用。

17. 独味黄芩治尿路感染[16]

制法：黄芩 30 克，清水煎，日 1 剂，3 次分服。本品有清热燥湿，泻火解毒，止血之功。适用于急性尿路感染。

使用注意：脾肺虚热、血虚腹痛、脾虚水肿、肾虚溏泄、血枯经闭以及妊娠胎寒欲坠者慎用或忌用。

18. 独味白果治尿路感染[16]

制法：白果 10 个，炒熟服食，日 2 次，连服 3 日。本品有止咳平喘，止带浊，缩小便之功。适用于急性尿路感染。

使用注意：白果为有毒之品，不可多食。小儿更宜注意。

19. 独味山楂治尿路感染[14]

制法：山楂 90 克(儿童 30～45 克)，清水煎，日 1 剂，代茶频饮，14 日为 1 个疗程。本品有消食化积，行气散瘀之功。适用于急、慢性肾盂肾炎。

使用注意：气虚便溏、脾虚不食两者禁用，服人参者忌之。

20. 独味菟丝子治尿路感染[14]

制法：菟丝子 30 克，清水煎 3 次，将 3 次药汁混合，分早中晚 3 次服，日 1 剂。本品有补益肝肾，固精缩尿之功。适用于劳淋属肾虚者。

使用注意：本品能补肾阳，凡肾火旺、大便燥结者忌用。

21. 独味榕树须治尿路感染[14]

制法：榕树须 30 克，冰糖适量共煎，日 1 剂，代茶频饮。本品有祛风清热，利湿通淋之功。适用于淋证小便不利、涩痛属湿热者。

22. 独味栀子治尿路感染[14]

制法：鲜栀子 60 克，与冰糖 20 克加清水适量煎服，日 1 剂，代茶频饮。本品有泻火除烦，清热利尿，凉血止血之功。适用于湿热淋证、血淋。

使用注意：脾胃虚寒、食少便溏者宜慎用。

23. 独味大蓟治尿路感染[14]

制法：新鲜大蓟根 30～90 克，洗净，捣碎酌冲开水炖 1 小时，饭前服，日 3 次。本品有凉血止血，散瘀解毒，消痈之功。适用于热结血淋，对尿路感染兼见血尿者尤其适宜。

使用注意：脾胃虚寒而无瘀滞者忌用。

24. 独味刘寄奴治尿路感染[14]

制法：刘寄奴 10～15 克，清水煎，日 1 剂，代茶频饮，7 日为 1 个疗程，可连服 1～3 个疗程。本品有活血散瘀，止血消肿，利湿解毒之功。适用于慢性膀胱炎致尿路感染。

25. 独味龙胆草治尿路感染[14]

制法：龙胆草 9 克，清水煎 2 碗凉透，上下午空腹时各冷饮 1 碗，日 1 剂。本品有清热燥湿，泻肝胆火之功。适用于下焦湿热之淋证、尿路感染。

使用注意：凡气虚、血虚、胃虚脾弱、无湿热实火者均当忌用。

26. 独味香附治尿路感染[14]

制法：香附 30 克，加清水 400 毫升，煎煮 2 次取汁 200 毫升，1 次顿服。本品有理气解郁，调经止痛之功。适用于急性膀胱炎。

使用注意：凡气虚无滞、阴虚气弱、血热者不宜单用。

27. 独味甘草梢治尿路感染[14]

制法：生甘草梢 6～10 克，清水煎，空腹服，日 1 剂。本品有清热解毒，止淋痛之功。适用于肝经气滞蕴热、小便淋痛。

使用注意：甘可壅中，能令人中满，大量服用又可引起水湿潴留，故湿阻中满、恶心呕吐及水肿腹胀均宜慎用。

28. 独味马鞭草治尿路感染[14]

制法：鲜马鞭草适量，洗净捣汁，每次服 50 毫升，日服 2～3 次，直至痊愈。本品有清热解毒，利水消肿，活血散瘀之功。适用于尿路感染、尿路结石。

29. 独味苦参治尿路感染[14]

制法：苦参 30 克,清水煎,日 1 剂,3 次分服。本品有清热燥湿,杀虫利尿之功。适用于尿路感染,症见尿频、尿急、尿痛。

使用注意：苦参系极苦极寒之品,有损阴耗气之弊,不宜久服,胃虚气弱,肝肾亏损者忌用。

◉ **友情提示**

尿路感染临床表现以尿频,尿急,尿痛为主,肾盂肾炎还伴有腰痛,发热恶寒等全身症状,属中医淋证(热淋)范畴。发现病情要及时治疗,以防传变。中医认为其病因或由多食辛热、肥甘之品,或嗜酒太过,酿成湿热,下注膀胱或因下阴不洁,秽浊之邪侵入膀胱而呈湿热之证引起。湿热既成,则阻滞气化,下窍不利而引起小便淋漓频数等。患者要多喝水,平时要讲究个人卫生。

五十一、血小板减少性紫癜

血小板减少性紫癜是指因外周血中血小板减少而致皮肤、黏膜及内脏出血的一组疾病,临床约占出血性疾病的 30%,临床主要表现为皮肤、黏膜及内脏出血,全身皮肤可见瘀点、瘀斑、紫癜,严重者可有血泡,血肿形成及其他部位出血(如牙龈出血,口腔黏膜出血,妇女月经过多或严重吐血、咯血、便血、尿血等症),甚至并发颅内出血而致死,血常规检查可见血小板显著减少。

1. 独味甘草治血小板减少性紫癜[14]

制法：甘草 25～30 克,清水煎,日 1 剂,分 3 次服。本品有清热解毒,补脾益气之功。适用于原发性血小板减少性紫癜。

使用注意：甘可壅中,能令人中满,大量服用又可引起水湿潴留,故湿阻中满、恶心呕吐及水肿腹胀均宜慎用。

2. 独味紫草治血小板减少性紫癜[14]

制法：紫草 30～60 克,清水煎,日 1 剂,代茶频饮。本品有清热凉血,解毒活血之功。适用于血小板减少性紫癜。

使用注意:胃肠虚弱、大便滑泄者慎用。

3. 独味连翘治血小板减少性紫癜[14]

制法:连翘18克,加清水用文火煎成150毫升,分3次饭前服。本品有清热解毒,消肿散结之功。适用于血小板减少性紫癜。

使用注意:脾胃虚弱、气虚发热者忌用。

4. 独味栀子治血小板减少性紫癜[14]

制法:栀子15克,打碎,加清水500毫升,煎至250毫升,去渣,加蛋清两个,煮熟后合药液1次服完,日1剂。本品有清热利湿,凉血止血之功。适用于血小板减少性紫癜属血热者。

使用注意:脾胃虚寒、食少便溏者慎用。

5. 独味商陆治血小板减少性紫癜[14]

制法:商陆15克,加清水1 000毫升,文火煎2小时,取药汁500毫升,分2次温服,日1剂。本品有泻火解毒,行水通便之功。适用于血小板减少性紫癜。

使用注意:阳虚水肿、孕妇以及无实邪者禁用,有散真气,损脾胃之弊,不可久服。

6. 独味生大枣治血小板减少性紫癜[14]

制法:生大枣适量,将其当点心常服,日最多不要超过100克。本品有补气养血,摄血补脾之功。适用于血小板减少性紫癜属心脾两亏,营血虚损者,症见双下肢紫斑、头晕乏力。

使用注意:大枣偏于滋腻,湿阻中满,虫积、齿病者皆当慎用。

7. 独味花生衣治血小板减少性紫癜[14]

制法:花生衣60克,冰糖适量,清水炖服,日1剂。本品有凉血止血之功。适用于血小板减少性紫癜。

8. 独味柿叶治血小板减少性紫癜[11]

制法:鲜柿叶30克(干品15克),将柿叶洗净,放入锅内加清水煮沸即可,代茶频饮,日1剂。本品有凉血止血,活血化瘀,降压消炎之功。适用于血小板减少性紫癜。

9. 独味景天三七治血小板减少性紫癜[11]

制法：鲜景天三七 30～50 克，白糖 15 克，清水煎 2 次，去渣，合并 2 次药液，加入白糖调匀，分 3 次服，日 1 剂。本品有养血安神，散瘀止血之功。适用于血小板减少性紫癜，消化道出血。

10. 独味水牛角治血小板减少性紫癜[16]

制法：水牛角 60 克，削成薄片，加清水煎 3 小时，日 1 剂，代茶频饮，2 周至 1 个月为 1 个疗程。本品有补中益气，滋养脾胃，强健筋骨之功。适用于原发性血小板减少性紫癜。

11. 独味鹿角胶治血小板减少性紫癜[3]

制法：鹿角胶 10 克，加黄酒和清水半杯，隔水炖化后，1 日 2 次分服。本品有行血消肿，强骨髓，补腰肾之功。适用于血小板减少性紫癜，牙龈出血。

12. 独味黑木耳治血小板减少性紫癜[11]

制法：黑木耳 15 克，与红糖 30 克，清水煎服，日 1 剂，2 次分服。本品有滋养益胃，和血养营之功。适用于血小板减少性紫癜。

13. 独味羊蹄根治血小板减少性紫癜[1]

制法：羊蹄根 9～15 克，清水煎，日 1 剂，3 次分服。本品有清热解毒，凉血通便之功。适用于血小板减少性紫癜。

14. 独味三七治血小板减少性紫癜[11]

制法：三七粉适量，每服 2.5 克，沸水冲服，日 3 次。本品有止血化瘀，活血定痛之功。适用于血小板减少性紫癜、齿衄、月经量多。

使用注意：孕妇忌用，能损新血，有散瘀耗血之弊，血虚或血证无瘀滞者宜慎用。

15. 独味牛腿骨治血小板减少性紫癜[11]

制法：牛腿骨 1 根，清水炖服（不加油盐），日 2～3 次。本品有止血填精之功。适用于血小板减少性紫癜慢性期。

16. 独味阿胶治血小板减少性紫癜[11]

制法：阿胶 30 克，加黄酒和清水各少量，置锅上隔水炖化后，兑适量红砂糖调服，日 2 次，连服 7 日为 1 个疗程。本品有补血止血,滋阴润燥之功。适用于血小板减少性紫癜。

使用注意:阿胶阴柔粘腻,滞邪,脾胃虚弱、呕吐泄泻、痰饮内停以及表证者均忌用。

17. 独味千金藤治血小板减少性紫癜[1]

制法:千金藤9～15克,清水煎,日1剂,3次分服,疗程2～5周。本品有清热解毒,祛风止痛,利水消肿之功。适用于原发性血小板减少性紫癜。

使用注意:服用过量可致呕吐。

18. 独味土大黄治血小板减少性紫癜[16]

制法:土大黄10～15克,清水煎,日1剂,代茶频饮。本品有清热解毒,凉血止血,祛瘀消肿之功。适用于原发性血小板减少性紫癜。

19. 独味肿节风治血小板减少性紫癜[16]

制法:肿节风9～15克,清水煎,日1剂,3次分服,疗程30～45日,病情缓解后再巩固治疗15日。本品有祛风活血,清热解毒之功。适用于原发性血小板减少性紫癜。

使用注意:阴虚火旺及孕妇禁服,宜久煎。

20. 独味稗子根治血小板减少性紫癜[11]

制法:取带3.3厘米长茎部的稗子根50克,清水煎,日1剂,3次分服,15天为1个疗程,一般用2个疗程。本品可显著升高血小板。适用于血小板减少性紫癜。

21. 独味黄鼠狼治血小板减少性紫癜[11]

制法:取黄鼠狼1只,剥皮去头足,内脏阴干保存1年以上后,切成细块,再用瓦焙干研细末,每次服5～10克,温水送服,日服1～3次,2～3周为1个疗程。本品有增强免疫功能,刺激血小板增生,减少出之功。适用于血小板减少性紫癜。

⊙**友情提示**

中医认为本病是外感邪气,或内伤饮食。热毒内伏,气血受损而发生,在急性期多由热毒内伏营血,或胃热炽盛,化火动血,灼伤络脉,迫血妄行,溢出常道,而发为紫癜及多种出血之症,若病延日久,脏腑气血亏虚而成慢性,在临床上以脾肾两虚者较为多见,脾虚不能统血,以致血不循经,溢于脉外,渗出皮肤之间,肾阳不足,虚火内动,扰乱营血,血随火动,离经妄动,而致出血。

五十二、甲状腺功能亢进症

甲状腺功能亢进症简称"甲亢",是指甲状腺功能增强,分泌的激素增多,使甲状腺激素在血循环中的水平增高所致的一组内分泌代谢性疾病,临床表现为怕热、多汗、易饥多食、消瘦、心悸、乏力、手足震颤、甲状腺肿大、突眼。

1. 独味蒲公英治甲状腺功能亢进症[11]

制法:蒲公英60克,清水煎成2碗,温服1碗,另1碗趁热熏洗患处,日1~2次,连用15~25日。本品有清热解毒,消肿散结之功。适用于甲状腺功能亢进突眼症。

使用注意:阳虚外寒,脾胃虚弱者忌用。

2. 独味黄药子治甲状腺功能亢进症[14]

制法:黄药子10克,清水煎2次,合并混匀,早、晚2次分服,日1剂。本品有清热解毒,散结消瘿之功。适用于甲状腺功能亢进症。

3. 独味夏枯草治甲状腺功能亢进症[16]

制法:夏枯草30克,清水煎服,代茶频饮,日1剂。本品有清火明目、散结消肿之功。适用于甲状腺功能亢进症。

使用注意:脾胃虚弱者慎用,气虚者禁用。

4. 独味香附治甲状腺功能亢进症[16]

制法:香附50克,研末,用白酒1000毫升,浸泡10~20日,每次饮酒30毫升,日3次。本品有理气解郁,调经止痛之功。适用于甲状腺功能亢进症。

使用注意：凡气虚无滞、阴虚气弱者不宜单用。

5. 独味黑木耳治甲状腺功能亢进症[3]

制法：黑木耳 100 克，白糖 50 克，将黑木耳用清水泡发，去杂洗净，晒干研细末，与白糖混合，每服 20 克，日 2 次，开水冲服。本品有滋阴益气，润燥活血之功。适用于甲状腺功能亢进症。

6. 独味枸杞子治甲状腺功能亢进症[4]

制法：枸杞子 30 克，鳊鱼 1 条 250 克左右，将鳊鱼去鳞，鳃及内脏，加入枸杞子及调料，清蒸食之。日 1 剂，分次服饮。本品有滋补肝肾，益精明目之功。适用于甲状腺功能亢进症属气阴两虚症。

使用注意：外有表邪、内有实热以及脾虚湿滞肠滑者均宜忌用。

7. 独味壁虎治甲状腺功能亢进症[4]

制法：壁虎 1 条，白糖 10 克，壁虎烘干，研细末，放入白糖，开水冲服，日 1 剂。本品有解毒散结，行血活络之功。适用于甲状腺功能亢进症。

8. 独味旱柳叶治甲状腺功能亢进症[1]

制法：鲜旱柳叶 500 克，加清水 2 500 毫升，煎至 1 000 毫升，口服每次 200 毫升，日 2 次。本品有清热利湿，祛风止痛之功。适用于甲状腺功能亢进症。

9. 独味穿山龙治甲状腺功能亢进症[3]

制法：穿山龙 10 克，清水煎，日 1 剂，3 次分服。本品有祛风除湿，活血之功。适用于甲状腺功能亢进症。

10. 独味雷公藤治甲状腺功能亢进症[3]

制法：雷公藤 15 克，清水煎 2 小时后加陈皮 10 克，再煎片刻，煎后分 3 次服，日 1 剂，30 日为 1 个疗程。本品有祛风除湿，杀虫解毒之功。适用于甲状腺功能亢进症。

使用注意：凡有心、肝、肾器质性病变，白细胞减少者慎服，孕妇禁服。

11. 独味昆明山海棠治甲状腺功能亢进症[3]

制法：昆明山海棠 10 克，清水煎，日 1 剂，3 次分服。本品有祛风除湿，活血舒筋之功。能有效缓解甲亢症状。

使用注意：孕妇禁服，小儿及育龄期妇女慎服，不宜过量或久服。

⊙ **友情提示**

甲状腺功能亢进症患者新陈代谢率高，消耗量增多，宜食高热量食物，该病患者情绪急躁易发怒，因此家人对其要耐心、体贴。保持患者情绪稳定，避免精神刺激，应注意适当休息，保证足够睡眠时间，避免剧烈的神经刺激和激动。特别是月经期和更年期的妇女，必须坚持定时定量用药，甲状腺功能亢进症患者，除手术前准备以外不应用碘剂治疗。如患者出现高热、烦躁不安、大汗淋漓、脉搏达 140/分以上、腹泻、呕吐加重，甚至发生昏迷，说明病情危急，应速送医院救治。

五十三、风湿性关节炎

风湿性关节炎是由溶血性链球菌感染引起的变态反应性疾病，临床以全身关节疼痛，局部肿胀，肢体出现环形红斑，皮下小结节为主要表现。本病的特征为游走性，主要侵犯肩、肘、腕、膝、踝等大关节，不发作时关节功能无障碍。

1. 独味威灵仙治风湿性关节炎[14]

制法：威灵仙 500 克，切碎，加入白酒 1 500 毫升，放入锅内隔水炖 30 分钟后取出，过滤备用，每次 10～20 毫升，日服 3 次。本品有祛风除湿、通络止痛之功。适用于风湿性关节炎，关节疼痛、日久变形，或腰腿疼痛沉重，对改善症状有一定疗效。

使用注意：气虚血弱，无风湿，痰壅滞者忌用，有耗气散真之弊，宜暂用，不宜久服。

2. 独味薏苡根治风湿性关节炎[14]

制法：薏苡根 30～60 克，清水煎，日 1 剂，代茶频饮。本品有清热利湿，健脾之功。适用于风湿性关节炎。

3. 独味虎杖治风湿性关节炎[14]

制法：虎杖 30 克，猪脚爪 1 只，米醋 50 毫升，共煎煮 2 小时后饮其汤，食猪脚。本品有活血止痛，祛风利湿之功。适用于风湿性关节炎。

使用注意：凡外感风寒、内伤生冷、脾胃虚寒、肾阳虚衰等证不宜单味药大量长期服用。孕妇禁用。

4. 独味生地黄治风湿性关节炎[14]

制法：生地黄 90 克，清水煎，日 1 剂，代茶频饮。本品有清热凉血、除痹之功。适用于风湿性关节炎。

5. 独味露蜂房治风湿性关节炎[14]

制法：露蜂房 1 整个，放入 1500 毫升高粱酒中浸泡 5～7 天，待酒变为棕黄色时即可使用。每次饮用 50 毫升，开水冲服，日 1 次。本品有祛风止痛之功。适用于风湿性关节炎。

使用注意：外感风邪、表证未解、气虚体弱、痈疽溃后者忌用。

6. 独味蚕沙治风湿性关节炎[14]

制法：蚕沙 30 克，清水煎，日 1 剂，3 次分服，入热黄酒半杯同服。本品有祛风定痛，除湿化浊之功。适用于风湿性关节炎。症见风湿痹痛或麻木不仁。

使用注意：阴虚血亏者慎用。

7. 独味萆薢治风湿性关节炎[14]

制法：干萆薢根 15 克，与猪脊骨 250 克炖服，日 1 剂，分次服。本品有利湿浊，祛风湿之功。适用于风湿性关节炎。

使用注意：本品利湿伤阴，肾虚阴亏而滑精者忌用。早衰患者忌大量长期单味药服用。

8. 独味乌梢蛇治风湿性关节炎[14]

制法：乌梢蛇 1 条，放入白酒 500 毫升内浸泡 7 天后，每次 50

毫升,日服 2 次。本品有祛风通络,除湿攻毒之功。适用于风湿性关节炎,症见关节屈伸不利、半身不遂。

使用注意:血虚生风者忌用,孕妇慎用。

9. 独味徐长卿治风湿性关节炎[14]

制法:徐长卿根 24～30 克,与猪瘦肉 120 克,老酒 60 毫升酌加清水煎成半碗,饭前服,日 2 次。本品有祛风化湿,止痛止痒,活血解毒之功。适用于风湿性关节炎、风湿痛。

使用注意:孕妇慎服。

10. 独味土茯苓治风湿性关节炎[14]

制法:土茯苓 500 克,去皮,与猪肉 400 克共炖烂,分数次连药一起服食。本品有清热解毒,除湿通络之功。适用于风湿性关节炎、风湿骨痛。

使用注意:肝肾阴亏而无湿者宜慎用。

11. 独味补骨脂治风湿性关节炎[14]

制法:补骨脂 60 克,浸泡于 50 度以上白酒 500 毫升内 7 天,每次饮酒 10～20 毫升,日 2～3 次,连服 10～20 天为 1 个疗程。本品有补肾壮阳之功。适用于风湿性关节炎,症见肢体关节肿胀疼痛,或关节肿痛、游走不定、局部不红。

使用注意:补骨脂辛温助阳,易伤阴液,阴虚火旺及大便燥结者忌用。

12. 独味葡萄根治风湿性关节炎[14]

制法:葡萄根 30～60 克,清水煎,或加猪尾骨炖服,日 1 剂。本品有祛湿利水,通络止痛之功。适用于风湿性关节炎、坐骨神经痛。

使用注意:无寒湿及体弱者忌服。

13. 独味苍术治风湿性关节炎[14]

制法:苍术 120 克,加清水 1 500 毫升,煎至 500 毫升,去药渣,加入蜂蜜 100 克,1 次服完,盖被取微汗为佳。本品有燥湿健脾,祛风胜湿之功。适用于风湿性关节炎。

使用注意:阴虚火旺、吐血、衄血、气虚多汗者忌用。

14. 独味鹿茸治风湿性关节炎[14]

制法：鹿茸9克，置锅内炒干，研细末，取公鸡1只，去毛洗净，从肛门开口，取出内脏，将鹿茸粉放入鸡腹内，用清水炖烂，不放盐，2天内分次食完。本品有壮元阳，益精血，强筋骨之功。适用于风湿性关节炎属肾阳不足，精血亏虚者。

使用注意：本品性温主升，可补阳助火，凡阴虚阳亢、内热者忌用。

15. 独味文殊兰治风湿性关节炎[4]

制法：鲜文殊兰叶适量，火上烤软，趁热包缠患处，2日换1次。本品有清热解毒，行血散瘀，消肿止痛之功。适用于风湿性关节炎，关节痛。

16. 独味石菖蒲治风湿性关节炎[4]

制法：石菖蒲200克，用50度以上白酒1000毫升，浸泡1个月，每次喝15毫升，日2次，连服1个月为1个疗程。本品有开窍辟秽，化湿健胃，安神益智之功。适用于风湿性关节炎。

使用注意：本品辛温之性能伤阴夺血，助阳动火，凡阴虚阳亢、吐血、精滑者皆当慎用。

17. 独味茅膏菜治风湿性关节炎[4]

制法：茅膏菜细粉适量，取药末少许，水调如黄豆大，敷于关节最痛点上，外用胶布固定，24小时后除去，敷药处出现灼痛或水泡，为正常反应，不必处理，待其逐渐消退。本品有祛风活络，活血止痛之功。适用于风湿性关节炎。

18. 独味松节治风湿性关节炎[4]

制法：松节100克，白酒300毫升，将松节劈碎，放入白酒内浸泡7日后，每服15毫升，日1～2次。亦可用松节10克清水煎，日1剂，3次分服。本品有祛风燥湿，通络止痛之功。适用于风湿性关节炎。

19. 独味盐肤木根治风湿性关节炎[4]

制法：鲜盐肤根30克，猪脚1只(200～300)克，酒、清水各半炖服,日1剂。本品有清热解毒,散瘀止血之功。适用于风湿性关节炎。

20. 独味千斤拔治风湿性关节炎[4]

制法:千斤拔30克,鸡蛋2只,清水煎,日1剂,2次分服,吃蛋喝汤。本品有祛风利湿,消瘀解毒,壮腰健肾之功。适用于风湿性关节炎。

21. 独味马缨丹根治风湿性关节炎[4]

制法:马缨丹根120克,猪筒骨1付,清水煎,日1剂,3次分服。本品有祛风利湿,清热活血之功。适用于慢性风湿性关节炎。

22. 独味寻骨风治风湿性关节炎[11]

制法:寻骨风60克,清水煎,日1剂,3次分服。本品有祛风除湿,通经止痛之功。适用于风湿性关节炎。

使用注意:阴虚内热者、孕妇忌用。

23. 独味扁豆根治风湿性关节炎[11]

制法:扁豆根30克,清水煎,日1剂,3次分服。本品有和中下气,清暑健胃之功。适用于风湿性关节炎、麻木不仁、疼痛。

24. 独味芝麻叶治风湿性关节炎

制法:芝麻叶30克,清水煎,日1剂,3次分服。本品有滋阴强壮之功。适用于慢性风湿性关节炎疼痛。

使用注意:本品常服可预防复发。

25. 独味木瓜治风湿性关节炎[11]

制法:木瓜30~60克,浸白酒500毫升,日服2次,每次15毫升。本品有舒筋活络,和胃化湿之功。适用于风湿性关节炎疼痛。

使用注意:小便不利,癃闭者忌用。

26. 独味三七治风湿性关节炎[11]

制法:三七10~100克,水磨揉搽痛处,日数次。本品有化瘀止血,活血定痛之功。适用于风湿性关节炎疼痛。

27. 独味透骨草治风湿性关节炎[11]

制法:鲜透骨草60克,捣烂,敷患处,每日换1次。本品有祛风湿,活血止痛之功。适用于风湿性关节炎疼痛。

28. 独味天麻治风湿性关节炎[11]

制法:天麻 50 克,切丝,鲜猪蹄 2 只(500 克)左右洗净,置锅内煮烂脱骨后,加入天麻,文火煮 30 分钟即可服食,随量分次服食。本品有熄风止痉,平抑肝阳,祛风通络之功。适用于风湿痹痛及中风,对伴有风湿和风症,高血压患者尤为适宜。

使用注意:本品性升纯阳,易伤阴血,凡病人觉津液衰少、口干舌燥、咽干作痛、大便闭塞、火炎头晕、血虚头痛而无风者、孕妇忌用。

29. 独味梧桐树根治风湿性关节炎[11]

制法:梧桐树根 30 克,与猪蹄 1 只(250 克左右),黄酒、清水各半共炖服,日 1 剂,分次服食。本品有祛风活络之功。适用于风湿性关节炎风湿骨痛。

30. 独味萹蓄治风湿性关节炎[11]

制法:萹蓄 12 克,清水煎汤,打入鸡蛋 2 只,炖服,日 1 剂。本品有利湿通淋之功。适用于风湿性关节炎。

⊙**友情提示**

患者应保持乐观的情绪,不要意志消沉,也不要焦虑急躁,注意保暖,以防受寒,随气温变化增减衣服,预防感冒,炎热季节,切不可长时间待在较低温度的空调环境中,还要避免出汗受风,急性期患者症状明显,应卧床休息 2~3 周,最好睡硬板床,关节红肿减轻后可在床上逐步进行肢体按摩,被动运动和自身运动,以防关节僵硬和肌肉萎缩。在稳定期及恢复期,应注意劳逸结合,患者不宜吃寒性食物。

五十四、类风湿关节炎

类风湿关节炎是结缔组织病中最常见的一种疾病。是一种累及周围关节为主的多系统性炎症性自身免疫病,是以慢性、对称性、非化脓性、多个周围关节炎为主要特征的全身性疾病。本病女性多于男性,60 岁以上发病率有所增多,本病属中医学痹症、历节风范畴。

1. 独味三七治类风湿关节炎[16]

制法:三七研细粉,每次 3 克,日 2 次,连服 30 日为 1 个疗程。本品有止血化瘀,消肿定痛之功。适用于类风湿关节炎。

使用注意:三七有散瘀耗血之弊,血虚或血证、无瘀滞者宜慎用,孕妇忌服。

2. 独味麻黄治类风湿关节炎[16]

制法:麻黄 50 克,清水一大碗,武火煎 5 分钟,趁热温服,日 1 剂,2 次分服。本品有发散风寒,利水消肿之功。适用于类风湿关节炎。

使用注意:麻黄发汗作用较强,有耗气,伤阳劫阴之弊,凡表虚自汗、气虚咳喘、脾虚水肿、阴虚喘咳等症当慎用。

3. 独味女贞子治类风湿关节炎[16]

制法:女贞子 60 克,清水煎,日 1 剂,早晚 2 次各服 1 次,连服 30 日为 1 个疗程。本品有滋补肝肾,明目乌发之功。适用于类风湿关节炎。

使用注意:寒凉性滑,有碍阳滑肠之弊。凡脾胃虚寒、便泻与阳虚者忌用。

4. 独味雷公藤治类风湿关节炎[16]

制法:雷公藤去皮,根,切成饮片,每日 15 克,清水煎 2 小时,晚饭后 1 次顿服,15 日为 1 个疗程。本品有祛风除湿,杀虫解毒之功。适用于类风湿关节炎。

5. 独味山苍子根治类风湿关节炎[16]

制法:山苍子根饮片,每日 60 克,用文火清水煎 30 分钟,煎取药汁约 500 毫升,其中 300 毫升分 2 次口服。另 200 毫升用小毛巾烫洗肿痛关节,每次 20 分钟,40 日为 1 个疗程。本品有祛风散寒,理气止痛之功。适用于类风湿关节炎。

6. 独味乌梢蛇治类风湿关节炎[16]

制法:活乌梢蛇去头、尾、皮、内脏,放砂锅中加清水煮。可加少许葱、姜和料酒,每周吃1~2条,吃满4条为1个疗程。本品有祛风通络,除湿攻毒之功。适用于各型类风湿关节炎。

使用注意:孕妇慎用,血虚生风者忌用。

7. 独味生地黄治类风湿关节炎[16]

制法:干生地黄90克,切碎,加清水600~800毫升,煮沸约1小时,滤出药液约300毫升,日1剂,1次或2次服完,儿童酌减。本品有清热滋阴,凉血止血,养阴生津之功。适用于类风湿关节炎。

使用注意:凡脾虚有湿,腹满便溏者慎用或忌用。

8. 独味虎杖治类风湿关节炎[16]

制法:虎杖切片,按250生药,500毫升白酒的比例炮制,封缸半个月后开启,成人每次服15毫升,日2次。本品有清热解毒,散瘀止痛之功。适用于类风湿关节炎。

9. 独味川芎治类风湿关节炎[16]

制法:川芎500克,研极细末,用时取川芎少许,以温水或醋调至糊状,涂在纱布上敷于患处,然后以纱布条固定,2日换药1次。本品有祛风胜湿,活血止痛之功。适用于类风湿关节炎。

使用注意:阴虚火旺、月经过多者忌用。

10. 独味金线莲治类风湿关节炎[14]

制法:金线莲15克,猪蹄1只(250克),炖服,2日1剂。本品有平肝固肾,祛风利湿之功。适用于类风湿关节炎。

11. 独味牛膝治类风湿关节炎[14]

制法:牛膝50克,清水煎,日1剂,2次分服。另以50毫升清水煎后,浸湿毛巾敷患处5~10分钟,再浸再敷共约30分钟。本品有补肝肾,强筋骨,逐瘀通经之功。适用于类风湿关节炎属寒邪痛痹之症。

12. 独味全蝎治类风湿关节炎[14]

制法：全蝎适量，用香油炸至深黄色，研为细末，1次服2.5克，日2次，开水冲服。本品有熄风止痉，通络止痛，解毒散结之功。适用于类风湿关节炎属瘀血阻滞者。

使用注意：孕妇及血虚生风者忌用。

13. 独味生川乌治类风湿关节炎[14]

制法：生川乌(或生草乌)500克，研细粉备用，用时取本品少许，醋调糊，涂于纱布上敷于患处。外用热水袋敷之，使热气带药力透于体内，每次15～30分钟，日2次。本品有温经散寒，祛风止痛之功。适用于类风湿关节炎属寒湿者。

14. 独味金刚刺治类风湿关节炎[2]

制法：鲜金刚刺120克，猪蹄1只(250克)，清水炖服，日1剂，分次喝汤食肉。本品有祛风湿，利小便，消肿毒之功。适用于类风湿关节炎。

15. 独味椋木根治类风湿关节炎[2]

制法：椋木根白皮15克，黄酒、清水各半煎，日1剂，3次分服。本品有祛风除湿，利水消肿，散瘀止痛之功。适用于类风湿关节炎。

使用注意：孕妇慎用。

16. 独味独活治类风湿关节炎[11]

制法：独活20克，清水煎，日1剂，3次分服。本品有祛风除湿止痛之功。适用于类风湿关节炎属风湿痹阻者。

使用注意：阴虚血燥慎用，虚风、内风忌用。

17. 独味狗骨治类风湿关节炎[3]

制法：狗骨、白酒各适量，将狗骨洗净打碎成粗末，浸入白酒内，15日后即可饮服，每服15～25毫升，日服2次。本品有益血脉，暖腰膝之功。适用于类风湿关节炎属风湿痹症，腰腿疼痛，肌肉萎缩等。

18. 独味野苜蓿治类风湿关节炎[3]

制法：野苜蓿15克，清水煎，日1剂，2次分服。本品有安中和胃,舒筋活络之功。适用于类风湿关节炎筋骨痛、神经痛。

19. 独味木棉树皮治类风湿关节炎[3]

制法:木棉树皮 15 克,清水煎去渣,冲少许黄酒,日 1 剂,2次温服。本品有清热解毒,祛风化湿之功。适用于类风湿关节炎疼痛。

20. 独味薜荔茎治类风湿关节炎[1]

制法:薜荔茎 120~150 克,烧酒 500 克,浸 14 日后,过滤去渣,每日 2 次,饭后适量饮用。本品有补肾固精,消炎散肿之功。适用于类风湿关节炎。

21. 独味宝塔菜治类风湿关节炎[3]

制法:宝塔菜干品 15 克(鲜品 60 克),黄酒、清水各半煎,日1 剂,3 次分服。本品有活血祛风,散瘀止痛之功。适用于类风湿关节炎。

22. 独味侧柏树枝节治类风湿关节炎[3]

制法:侧柏树枝节,劈碎 15 克,清水煎去渣,加赤砂糖适量,日 1 剂,2 次分服。本品有凉血止血,祛风除湿之功。适用于类风湿关节炎风寒湿痹。

23. 独味菟丝子治类风湿关节炎[11]

制法:菟丝子 30~60 克,清水煎,日 1 剂,3 次分服,30 日为1 个疗程。本品有补益肝肾,固精缩尿之功。适用于类风湿关节炎轻症。

使用注意:菟丝子为平补之品,但偏补阳,阴虚火旺、阳强不痿、大便秘结、小便短赤者忌服。

24. 独味淫羊藿治类风湿关节炎[11]

制法:淫羊藿 500 克,锉细,用生绢袋盛装,放入盛酒的容器中加白酒 5 000 毫升,密封(春夏季浸泡 3 日,秋、冬季浸泡 5 日),每日温服,每次 30 毫升,一日 2 次。本品有祛风除湿,补肾壮阳之功。适用于类风湿关节炎肾阳虚损,风湿阻滞,肌肉关节疼痛。

使用注意:淫羊藿为燥列之品,伤阴助火,故阴虚相火易动、口干、潮热、盗汗、手足心热者忌服,阳强易举者亦忌之。

25. 独味松节治类风湿关节炎[11]

制法:松节 500 克,与糯米 2 500 克,酒曲 250 克共拌和,入缸密封 3 周。每次温服 10 毫升,日 3 次。本品有祛风燥湿,通络止痛之功。适用于类风湿关节炎风湿痹痛、肌肉关节酸痛、脚腿不利。

使用注意:阴虚血燥者慎服。

26. 独味金线草治类风湿关节炎[14]

制法:金线草 9～30 克,清水煎,日 1 剂,3 次分服。本品有止血,除湿散瘀,止痛之功。适用于类风湿关节炎风湿痹痛。

使用注意:孕妇忌用。

⊙**友情提示**

急性发作期患者要注意休息,关节制动,恢复期注意关节的功能锻炼,保持肌肉和关节的正常功能,患者应尽早在疾病早期得到充分而合理的治疗(因为此时关节炎尚有可逆性的可能,待至关节软骨受到破坏时则往往是不可逆的)。患者应保持乐观的情绪,不要意志消沉,也不要焦虑急躁,生活调护上类同风湿性关节炎,患者应避免潮湿与受寒,随气温变化增减衣物,并增加营养的摄入,提高机体自身免疫力。

五十五、三叉神经痛

三叉神经痛是指三叉神经分布区短暂的反复发作性剧烈疼痛。以三叉神经的第 2 支和第三支受累最为多见,常咀嚼等面部刺激诱发,女性多于男性,多于 40 岁后起病,多数为单侧性,少数为双侧性,每次数秒,每日数十次至数百次,痛如电击样,烧灼样,刀割样,针刺样,剧痛时可伴有同侧面肌痉挛。

1. 独味壁虎治三叉神经痛[11]

制法:壁虎 90 克,用鲜壁虎,文火烘干,研细末,每服 2 克,日服 3 次,开水送服,连服 15 日为 1 个疗程。本品有祛风镇惊,解毒散结,行血活络之功。适用于三叉神经痛。

使用注意:体虚者及孕妇慎用。

2. 独味蔓荆子治三叉神经痛[14]

制法:蔓荆子 60 克,炒至焦黄,研为粗末,入 500 毫升的白酒中浸泡 3～7 天(夏季泡 3 天,冬季泡 7 天),兑凉开水 200 毫升,取汁 700 毫升,每服 50 毫升,早、晚 2 次,7 天为 1 个疗程。本品有疏风清热,清利头目之功。适用于三叉神经痛。

使用注意:脾胃虚弱、阴虚火旺者忌用。

3. 独味向日葵盘治三叉神经痛[14]

制法:向日葵盘 100～200 克,将其掰碎,水煎 2 次,取汁约 500 毫升,每日早、晚饭后 1 小时分服。本品有清热平肝,清湿热,止痛之功。适用于三叉神经痛。

4. 独味寻骨风治三叉神经痛[16]

制法:寻骨风 500 克,浸入 50 度以上高粱酒 2 500 毫升中,密封,1 周后即可饮用,每日早晚各服 20 毫升,并可用药棉蘸药酒时外敷于下关穴(位于颧弓下缘,下颌骨髁状突之前方,切迹之间凹陷中,合口有孔,张口即闭)。一般用药 1 日后疼痛减轻,发作次数减少,3 日后疼痛即可消失。本品有祛风除湿,行气止痛之功。适用于三叉神经痛。

使用注意:阴虚内热者、孕妇忌用。

5. 独味桑椹治三叉神经痛[16]

制法:桑椹 150 克,清水煎,日 1 剂,3 次分服,连用 15～20 日为 1 个疗程。本品有滋阴补血,生津润燥,止痛之功。适用于三叉神经痛。

使用注意:脾胃虚寒、脘腹冷痛、大便溏泻者忌服,糖尿病患者慎用。

6. 独味牛蒡子治三叉神经痛[16]

制法:牛蒡子 20～30 克,清水煎,日 1 剂,早晚 2 次分服。或配伍其他中药连用,10～20 日为 1 个疗程。本品有疏风散热,清热解毒之功。适用于三叉神经痛。

使用注意:牛蒡子为寒凉之品,非热证,实证不可滥用。有滑肠通便,伤脾败胃之弊。脾虚腹胀腹泻者忌用。

7. 独味生艾叶治三叉神经痛[16]

制法:生艾叶 150 克,捣成绒状后加少许水入瓷碗煨沸,调鸡蛋清趁热敷患处,每次 30 分钟,每日 2 次,连续用至疼痛消失。本品有温经止血,温里止痛之功。热敷患处适用于三叉神经痛。

使用注意:艾叶性质温燥,阴虚血热者慎用。

8. 独味萝卜治三叉神经痛[16]

制法:萝卜 100 克,切细丝,加入米醋 50 毫升,混匀后敷于病侧面部,30 分钟后取掉,日敷 3 次,轻者 10 日可愈,严重者 15～20 日可明显好转。本品有清热解毒,顺气利尿之功。适用于三叉神经痛。

使用注意:艾叶性质温燥,阴虚血热者慎用。

9. 独味吴茱萸治三叉神经痛[16]

制法:吴茱萸研细末 5 克,加入面粉少许,用水调成糊状。敷于足底涌泉穴,睡前敷,日 1 次,一般 1 日后痛减,4 日后痛大减,15 日后可痊愈。本品有温中降逆,温肝止痛之功。外敷涌泉穴可治三叉神经痛。

使用注意:阴虚火旺者忌用,孕妇慎用。

10. 独味白芷治三叉神经痛[1]

制法:白芷 15 克,茶叶 6 克,清水煎,日 1～2 次。本品有疏风解表,散寒止痛,除湿解毒之功。适用于三叉神经痛。

使用注意:阴虚血热、虚火者忌服。

11. 独味巴豆仁治三叉神经痛[1]

制法:巴豆仁适量,研成末,取豆粒大小一块,敷痛点上,4 小时后取下,起 1 水泡刺破,涂紫药水,隔 3 日 1 次。本品有泻下寒积,逐水祛痰,解毒蚀疮之功。适用于三叉神经痛。

使用注意:若非沉寒固冷、癥瘕积聚不得使用,阴虚火旺、体虚者及孕妇禁用。

12. 独味当归治三叉神经痛[11]

制法：当归60克，与白酒1 000毫升，共煮至600毫升，每次服30毫升，日2次。本品有补血活血，调经止痛，润肠通便之功。适用于气滞血瘀型三叉神经痛。

使用注意：当归性温，入血分，实热内盛、有出血倾向、月经过多、大便溏泄者忌服。

13. 独味半夏治三叉神经痛[11]

制法：半夏适量，取秋天采挖鲜半夏若干，浸入冷水中半个月，每日换水1次，去除上浮之泡沫。然后置砂锅内煮沸，立即取出以冷水冲洗淘净，连续煮沸3次，晒干研末后装入胶囊（每粒胶囊含半夏粉1克），口服视病情及年龄，每次1～2粒，日2～3次。本品有燥湿祛痰，降逆止呕，消痞散结之功。适用于三叉神经痛。

使用注意：阴虚燥咳、咯血、吐血、内热津伤、肝肾功能不全者及孕妇忌用。

14. 独味地龙治三叉神经痛[11]

制法：地龙10克，研末，与砂糖10克共搅匀，加清水500毫升，沉淀取上清液，随时顿服。本品有清热熄风，活血通络之功。适用于三叉神经痛肝阳上亢、瘀血阻络、头面疼痛或抽搐、眩晕者。

使用注意：脾胃虚弱、大便溏泄者慎用。

15. 独味阳桃根治三叉神经痛[11]

制法：鲜阳桃根30～45克，清水煎半小时，去渣，取液加入豆腐150克文火炖服，每日1次。本品有祛风活络止痛之功。适用于三叉神经痛风邪入络、头面疼痛、遇风加重者。

16. 独味丹参治三叉神经痛[11]

制法：丹参30克，与粳米50克（洗净）共煮服，日1次。本品有活血化瘀，通经止痛，清心除烦，凉血消痈之功。适用于三叉神经痛。

使用注意：本品苦寒清热，适用于瘀血兼有热证者。凡外感风寒,内伤生冷,脾胃虚弱,肾阳虚衰者不宜长期服用。

17. 独味麝香治三叉神经痛[1]

制法:麝香少许,用绵纸包裹,塞入耳孔内(哪边痛塞哪边)。本品有开窍醒神,活血通经,消肿止痛之功。适用于三叉神经痛。

使用注意:麝香为走窜通关之品,耗气伤阴、夺血伤阴,无论阳虚、气虚、血虚、阴虚均慎用,虚脱、孕妇忌用。

18. 独味全蝎治三叉神经痛[1]

制法:全蝎 3 克,研细末,开水冲服,日早晚各 1 次。本品有熄风止痉,通络止痛,解毒散结之功。适用于三叉神经痛。

使用注意:孕妇及血虚生风者忌用。

⊙**友情提示**

由于本病病因尚不明确,西医学在防治上尚无很好的方法,中医学在治疗三叉神经痛上面有一定的特色和优势。中医学的阴阳学说等给原发性三叉神经痛的预防带来了许多新的启迪。平时注意风寒,风热的侵袭,保持良好心态,劳逸有度,起居规律,避免过劳或忧思恼怒等精神刺激,增强体质,对于长期精神紧张者宜给予心理治疗及中医疏肝解郁之品,必要时可服用镇静药,以防止和减少本病发作。疼痛发作时应注意休息。

五十六、坐骨神经痛

坐骨神经痛,是指沿坐骨神经通路及其分布区的疼痛。分为原发性和继发性两大类。临床主要表现为臀部,大腿后面中部,小腿外侧,足外侧疼痛,任何使坐骨神经紧张的姿势,都可使疼痛加剧。本病属中医学腰痛、筋痹范畴,多由于肝肾不足,气血虚弱,风、寒、湿之邪乘虚而入,邪留经络,气血运行不畅,阻塞经络而致。

1. 独味蜈蚣治坐骨神经痛[14]

制法:蜈蚣 3 克,鸡蛋 1 只,戳 1 小孔,装入蜈蚣蒸熟,每日早、晚各 1 次。本品有熄风止痉,通络止痛之功。适用于坐骨神经痛。

使用注意:血虚生风及孕妇忌用。

2. 独味杜仲治坐骨神经痛[14]

制法:杜仲 30 克,猪腰子(猪肾)1 副,剖开除白色的筋膜,加冷水 1 000 毫升与杜仲一起武火煎沸后再文火煮 30 分钟,以猪肾熟烂为度。除去杜仲,趁热服食猪肾及药汁,日 1 剂。本品有补肝肾,强筋骨之功。适用于原发性坐骨神经痛。

使用注意:本品为甘温之品,凡阴虚火旺者慎用,有内热如发热、烦躁、鼻衄者禁用。

3. 独味威灵仙治坐骨神经痛[14]

制法:威灵仙根适量,自然阴干,研细末,每服 10 克,黄酒送服,日 2 次。若不能饮酒,开水送服亦可。本品有散风除湿,通络止痛之功。适用于坐骨神经痛。

使用注意:气虚血弱、无风湿、痰壅滞者忌用,有耗散真气之弊,宜暂用,不宜久服。

4. 独味靳蛇治坐骨神经痛[14]

制法:靳蛇 1 条,焙干研细末,每服 2.5 克,日 2 次,开水冲服。本品有通络止痛之功。适用于坐骨神经痛。

5. 独味皂角刺治坐骨神经痛[14]

制法:皂角刺 20～40 克,清水 600 毫升,煎至 300 毫升,去渣,分 2 次服,日 1 剂,直至疼痛消失后,再巩固治疗 3～5 天停药。本品有祛风散结之功。适用于坐骨神经痛。

6. 独味老鹳草治坐骨神经痛[14]

制法:老鹳草 30 克,清水煎,代茶频饮,日 1 剂。本品有祛风通络,清热燥湿之功。适用于坐骨神经痛。

7. 独味马钱子治坐骨神经痛[16]

制法:炙马钱子适量,研为细末,每次 0.3～0.6 克,日 1 次或 2 次,开水冲服。本品有通络止痛,散结消肿之功。适用于坐骨神经痛及下肢痿软无力。

使用注意：本品有大毒，内服不宜生用及多服久服，孕妇禁用，体弱者忌用。

8. 独味豨莶草治坐骨神经痛[16]

制法：豨莶草 15～30 克，清水煎，日 1 剂，2 次分服，连用 7～10 日为 1 个疗程。本品有祛风除湿，通经活络，止痛痹之功。适用于坐骨神经痛。

使用注意：痹痛由脾肾两虚，阴血不足，不由风湿而得者忌服，孕妇及儿童慎用。

9. 独味细辛治坐骨神经痛[16]

制法：细辛 3～6 克，清水煎，日 1 剂，2 次分服。本品有祛风解毒，散寒止痛之功。适用于坐骨神经痛。

使用注意：气虚多汗、血虚头痛、阴虚咳嗽等忌用，风热阴虚禁用。

10. 独味蔓荆子治坐骨神经痛[16]

制法：蔓荆子 70 克，炒至焦黄，轧为粗末，加入到白酒 500 毫升内浸泡 3～7 日（夏天泡 3 日 1，冬天泡 7 日），兑入凉开水适量，取汁 700 毫升，日分早晚 2 次各饮 50 毫升，7 日为 1 个疗程。本品有疏散风热，清利头目之功。适用于坐骨神经痛。

使用注意：脾胃虚弱及阴虚火旺者忌用。

11. 独味陈艾叶治坐骨神经痛[1]

制法：陈艾叶 60 克，加清水 1 000 毫升煎汤，趁热先熏患处，后热浴洗患肢，日 1～2 次。本品有温经止血，温里止痛之功。适用于坐骨神经痛。

12. 独味丹参治坐骨神经痛[1]

制法：丹参 60 克，白酒 500 毫升，将丹参洗净切碎，浸入白酒中，密封瓶口，每日振摇数次，浸泡 15 日即可饮服，每次 20 毫升，日 2 次，常饮定有疗效。本品有活血化瘀，通经止痛之功。适用于坐骨神经痛。

使用注意：丹参苦寒清热之品，适用于瘀血兼有热证者，凡外感风寒、内伤生冷、脾胃虚弱、胃阳虚衰者不宜长期服用，孕妇慎用。

13. 独味五加皮治坐骨神经痛[1]

制法：五加皮 60 克，糯米 500 克，酒曲适量，将五加皮洗净，加水浸透，文火煎沸 30 分钟取汁 1 次，共取汁 2 次，混匀后，与淘净的糯米共烧成米饭，待冷，加入酒曲，发酵成酒酿，适量佐餐食用。本品有祛风化湿，强筋通络之功。适用于坐骨神经痛。

14. 独味苡仁治坐骨神经痛[3]

制法：生苡仁 100 克，糯米 500 克，酒曲适量，将生薏苡仁、糯米淘净洗干净。煮成干饭，候凉加入酒曲适量，发酵成酒酿，适量佐餐食用。本品有健脾益气，清热利湿之功。适用于坐骨神经痛。

15. 独味黑豆治坐骨神经痛[3]

制法：黑豆 500 克，将黑豆洗净，加水煮熟，捞出黑豆，再将黑豆汤熬炼浓缩至膏状备用。每次饭后服 1 汤匙，每日 3 次，开水冲服。本品有活血祛风，补肾止痛之功。适用于坐骨神经痛。

⊙**友情提示**

本品的发生与感染、外伤、肿瘤压迫有关，寒冷、潮湿为发诱因。以一侧腰痛放射至下肢腿足、走路跛行为其特点，也有不少坐骨神经痛是由于腰椎间盘突出压迫神经引起的。所以平时应避免外感寒湿，日常生活和工作中要讲究正确的姿势，避免影响腰椎，座位的高低也要适当。

五十七、男性不育症

结婚 2 年以上的男性，因男方原因未能使女方怀孕称为男性不育。本病病因尚不明确，一般认为是多种综合因素的结果，而不是一种独立的疾病。常见的因素主要有精液异常、睾丸异常或损伤、精子运送受阻、鞘膜积液、内分泌因素、遗传因素、免疫因素、生殖器官感染、神经功能障碍以及神经系统疾病、精索静脉曲张、慢性疾病、供血障碍、环境影响、精神心理因素、药物和放射治疗、毒性化学物质等。

1. 独味枸杞子治男性不育症[11]

制法：枸杞子 500 克,每晚嚼服 15 克,连服 1 个月,为 1 个疗程,精液正常后再服 1 个疗程以巩固疗效。本品有滋补肝肾,益精明目之功。适用于男子不育症精液异常者。

使用注意：外有表邪,内有实热,以及脾虚湿滞肠滑者均忌用。

2. 独味肉苁蓉治男性不育症[11]

制法：肉苁蓉 30 克,与羊睾丸 60 克,加清水 500 毫升共煮汤并加入葱白,盐调味,空腹服,2 日 1 次,连服 10 次。本品有补肾益精,润肠通便之功。适用于男子不育症精子少、活动力差或畸形并伴腰膝酸软、乏力为主症者。

使用注意：本品燥湿,凡属肾虚火旺及脾虚便溏者忌用。

3. 独味核桃仁治男性不育症[14]

制法：核桃仁适量,每日取大核桃仁 2～3 个,个小者每日 5～6 个,每食 2～3 千克为 1 个疗程。本品有补肾肝,益精血之功。适用于男性不育症。

使用注意：阴虚火旺,表现为咽干口燥、心烦易怒、骨蒸潮汗、吐血、衄血者忌服。不宜多食,多食易生内热。

4. 独味水蛭治男性不育症[16]

制法：水蛭适量,研细粉,每服 3 克,温开水送服,日 2 次,2 周为 1 个疗程。本品有破血逐瘀之功。适用于精液不液化所致的男性不育症。

使用注意：体弱血虚、无瘀血蓄积者忌用。

5. 独味蛤蚧散治男性不育症[14]

制法：蛤蚧 6 对,研成细末,备用,每服 2 克,日服 2 次,温黄酒送服。本品有补肾阳,益精血之功。适用于精少症属肾阳虚衰者。

使用注意:本品为补肺肾、纳气定喘之品,凡外感、实热喘咳者均忌用。

6. 独味蚂蚁治男性不育症[14]

制法:蚂蚁适量,烘干粉碎,每日 15 克,1 次或分次口服,30日为 1 个疗程。本品有补肾通经络之功。适用于男性不育症。

7. 独味骨碎补治男性不育症[3]

制法:骨碎补 15 克,猪肾 1 对,精盐适量,将猪肾剖开,去筋膜、洗净切块,与骨碎补一同入锅,加清水炖 1 小时,入盐调味,吃肾喝汤,日 1 剂,分次服食。本品有温肾壮阳之功。适用于肾虚精子异常所致的男性不育症。

使用注意:阴虚火旺、实火诸证忌用。

8. 独味菟丝子治男性不育症[16]

制法:菟丝子 10 克,红糖 15 克,将菟丝子制成粗末,与红糖一同放入锅内煮沸,代茶频饮。日 1 剂。本品有补益肝肾,固精缩尿之功。适用于肾虚精冷、阳痿遗精、男性不育症。

9. 独味仙茅治男性不育症[1]

制法:仙茅 15 克,瘦猪肉 200 克,一同放入,盐少量。将猪肉切块,与仙茅一同放入砂锅内,加水炖至烂熟,用盐调味,吃肉喝汤,日 1 剂。本品有温肾壮阳,补气益精之功。适用于肾阳虚衰所致的精液稀少、滑精、小便频数、腰膝冷痛致男性不育。

10. 独味九香虫治男性不育症[3]

制法:九香虫 180 克,将九香虫焙干,研为细末,每服 3 克,日服 2 次,温开水送下。本品有疏肝理气,温补肾阳之功。适用于肾阳虚衰所致精液稀少、小便频数致男性不育症。

11. 独味人参治男性不育症[16]

制法:人参浸膏,口服,每次 10 毫升,日 2 次,连服 1 个月为 1个疗程,一般 1~2 个疗程可见效。本品有大补元气,复脉固脱之功。适用于男性不育症。

使用注意：本品甘温性升，如肝阳上亢、肺热痰多、火郁内热及湿阻热盛者均忌用。

12. 独味地龙治男性不育症[16]

制法：鲜地龙适量，焙干研细粉，每服 5 克，日服 2 次或 3 次，温黄酒或温开水冲服，1 个月为 1 个疗程，共需用药 1～3 个疗程。本品有清热止痉，通经活络之功。适用于男性不育症。

使用注意：脾胃虚弱，大便溏泻者宜慎用。

13. 独味韭菜籽治男性不育症[4]

制法：韭菜籽 6 克，粳米适量，食盐少许，将韭菜籽研细末备用。另将粳米煮粥，粥成时剔取上层厚汁，加入韭菜籽末，再加炒过食盐少许，睡前食之，日 1 次。本品有补肝肾，强腰膝之功。适用于肾虚精液清稀、少精或无精致男性不育症。

◉**友情提示**

本病患者平时应起居有常，戒烟、限酒，不食棉籽油。有研究表明，长期大量食用粗制棉籽油（含有棉酚），可导致睾丸萎缩而造成不育。保持情绪稳定，避免情志过度紧张，坚持适度性生活，性交次数不能过频或间隔时间过长，以免影响精子质量。可选择女方排卵期性交，增加精子与卵子结合的机会，改善机体的功能，加强营养，锻炼身体，增强体质，有原发性疾病者应作针对性治疗。性功能障碍者亦应作相应的处理，避免接触有害物质和放射线等。

五十八、遗　精

遗精是指不因性交而精液自行泄出的病症。其中有梦而遗精的，名为"梦遗"，无梦而遗精的甚至清醒时精液出者，名为"滑精"。本病中医学认为主要病机为肾气不固、肾精不足而致肾虚不藏，常由劳心过度，妄想不遂，致相火偏亢，或饮食不节，醇酒厚味，积湿成热,湿热下注等所致。本病包括西医的性神经衰弱,前列腺炎,精囊炎等引起的遗精。

1. 独味韭菜子治遗精[13]

制法:韭菜子10克,黄酒适量,韭菜子清水煎,日1剂,2次黄酒送服。本品有补肝肾强腰膝之功。适用于无梦遗精。

2. 独味白果仁治遗精[13]

制法:生白果仁2枚,鸡蛋1只,将生白果仁研碎,鸡蛋打一小孔,将碎白果仁塞入,用纸糊封,然后上笼蒸熟,每日早、晚各吃1只鸡蛋,可连续食用至愈。本品有滋阴补肾之功。适用于遗精。

3. 独味荔枝树根治遗精[13]

制法:荔枝树根60克,猪小肚1只,将根切成段,洗净,清水2碗同炖至剩1碗,去渣食猪小肚饮汤,日1剂。本品有补益精血之功。适用于遗精日久、神衰乏力。

4. 独味荷叶治遗精[13]

制法:荷叶50克(鲜品加倍),研末,每服5克,每日早晚各1次,热米汤送服,轻者1剂或2剂,重者3剂即愈。本品有清热止血,升发清阳之功。适用于梦遗滑精。

5. 独味沙果治遗精[13]

制法:沙果500克,将沙果切成厚片,加清水800毫升,烧开后,小火煮至沙果酥时,加入蜂蜜250毫升,继续煮至成胶状,取出放凉,每日嚼食2~3次,每次2~3片。本品有生津止渴,涩精止泻之功。适用于遗精。

6. 独味山萸肉治遗精[14]

制法:山萸肉20克,粳米100克,白糖适量,按常法煮粥食用。日1剂,3~5剂为1个疗程,可间断服食,直至病愈。本品有养肝益血,补肾涩精之功。适用于心肾不交之遗精。

7. 独味金樱根治遗精[14]

制法:鲜金樱根50克,小母鸡1只(500克左右),白酒适量。将母鸡去毛及内脏,金樱根洗净切片,纳入鸡腹,加入白酒,清水适量,放入钵内隔水炖熟烂,调味后吃肉喝汤,日 1 剂,分 3～4 次食服。连服 3～5 剂。本品有补中益气,固精止遗之功。适用于肾气不固所致的遗精。

8. 独味芡实治遗精[4]

制法:芡实 100 克,鸭子 1 只(1 500 克左右),调味适量,按常法炖熟烂食用,每 3～4 日 1 剂。本品有滋阴降火,益肾固精之功。适用于肾阴虚所致的遗精。

9. 独味刺猬皮治遗精[14]

制法:刺猬皮 1 具,将刺猬皮焙干研为细末,分为 3 份,每晚取 1 份,用黄酒送服,一般连服 3 具刺猬皮即可痊愈。本品有补肾涩精之功。适用于肾虚遗精。

10. 独味牡蛎治遗精

制法:牡蛎 300 克,将牡蛎炒黄研末,每服 10～15 克,黄酒送服,睡前空腹 1 次服。本品有涩精止遗之功。适用于遗精。

使用注意:多服、久服易致纳呆、腹胀和便秘。

11. 独味鸡内金治遗精[14]

制法:鸡内金 120 克,将鸡内金炒焦黄研末,每服 6 克,日服 2 次,黄酒送服。本品有健脾固肾,止遗之功。适用于肾虚遗精。

使用注意:脾虚无积者慎服。

12. 独味金樱子治遗精[4]

制法:金樱子 30～50 克,清水煎服,日 1 剂,或取金樱子数千克,水煎 2 次,去渣,浓缩成膏,每服 15～20 毫升,每日 2 次,连服 15～30 日。本品有补肾固精,缩尿止泻之功。适用于肾虚遗精。

使用注意:有实火、邪热者忌服。

13. 独味响铃草治遗精[4]

制法:响铃草 30 克,猪肾 1 对,加清水同炖熟烂,去药渣,加食盐少许,喝汤吃肾,日 1 剂。本品有补脾肾,敛肺气,利水解毒之功。适用于肾虚遗精。

14. 独味菟丝子治遗精[4]

制法：鲜菟丝子藤 15 克,清水煎,加红糖、黄酒适量,日 1 剂,分早晚 2 次温服。本品有补肾益精,清热利水之功。适用于阳痿、遗精、腰膝酸痛。

使用注意：本品能补肾阳,凡肾火旺、大便燥结者忌用。

15. 独味莲须治遗精[14]

制法：莲须适量,清水煎,日 1 剂,代茶频饮。本品有清心益肾,涩精之功。适用于遗精或滑泄。

16. 独味泽泻治遗精[14]

制法：泽泻 10～15 克,清水煎,日 1 剂,每天早晚各服 1 次。本品有清膀胱湿热,泄肾经虚火之功。适用于相火妄动之遗精。

使用注意：无湿热及滑精者忌用。

17. 独味锁阳治遗精[14]

制法：锁阳 60 克,瘦猪肉 50 克,用清水煮熟,食盐调味,日 1 剂,分 2 次食肉喝汤。本品有补肾阳,益精血之功。适用于遗精。

使用注意：本品性温质润,水亏火炽、肠滑泄泻者当忌用。

18. 独味鹿角霜治遗精[14]

制法：鹿角霜适量,研末,取鲜鸡蛋 1 只,顶端戳一小孔,纳入鹿角霜细末 1.5 克,用筷子搅和,封口,蒸熟,去壳吃蛋,日 1 次。本品有摄精兴阳之功。适用于肾虚遗精阳痿。

19. 独味五味子治遗精[14]

制法：北五味子适量,晒干,研细末,每服 3 克,黄酒送服,日 2 次,或取北五味子 500 克,洗净,清水浸 1 夜,手按去核,纱布过滤取汁,置于砂锅内,入冬蜜 1 000 克,慢火熬成膏,每次 1 匙,饭前温开水送服。本品有收敛固涩,宁心安神之功。适用于梦遗滑精,对兼有心悸失眠者尤其适宜。

使用注意：本品酸涩收敛,凡外有表邪束闭、内有实热结聚均当慎用。

20. 独味枇杷根治遗精[14]

制法：鲜枇杷根 30～120 克，与猪腰节 1 只，共炖烂，喝汤食猪脚，日 1 剂，连服 3 次。本品有收敛止遗之功。适用于遗精。

21. 独味分心木治遗精[14]

制法：分心木(分心木即核桃果核内的木质隔膜)15 克，清水煎，日 1 剂，每晚睡前服。本品有固肾涩精之功。适用于肾虚遗精或滑泄。

22. 独味山药治遗精[11]

制法：山药 20～30 克，清水煎，日 1 剂，3 次分服，吃山药。本品有补脾养胃，补肾涩精之功。适用于遗精夜尿者。

使用注意：甘平质润，兼能固涩如湿，盛胸腹满闷者当忌用。

23. 独味酸枣仁治遗精

制法：酸枣仁 30 克，研碎，加白砂糖适量，制成丸剂或散剂，每次服 2 克，日 2 次。本品有养心补肝，宁心安神之功。适用于遗精。

使用注意：本品酸敛，有敛邪之弊，内有实邪、热者忌用。

24. 独味附子治遗精[11]

制法：附子 9 克，研末，猪肾 1 只切开去膜，入附子末于内，湿纸包，煨熟，空腹服食，并饮黄酒 1 杯，日 1 剂。本品有回阳救逆，补火助阳，散寒止痛之功。适用于遗精腰痛足软者。

使用注意：凡阳证、火证、热证及阴虚内热、血虚均禁用。

25. 独味白及治遗精[11]

制法：白及(研末炒)30 克，加白糖 30 克，拌调绿壳鸭蛋白 3 个共蒸食，日 1 剂。本品有收敛止血，消肿生肌之功。适用于遗精。

使用注意：肺胃有湿热者慎用。

26. 独味棕榈根治遗精[11]

制法：棕榈根 15 克，清水煎，日 1 剂，冲白糖，3 次分服。本品有收敛止血，涩肠止痢之功。适用于遗精。

27. 独味铁锈治遗精[11]

制法：铁锈 3 克，研细末，冷开水送服，日 1 剂。本品有清热解毒，镇心平肝之功。适用于遗精小便不畅者。

28. 独味石莲子治遗精[11]

制法：石莲子 12 克，与猪小肚 1 只共炖服，日 1 剂。本品有清热利湿，开胃进食，除烦，涩精之功。适用于肾虚遗精。

使用注意：无湿热而虚寒者勿服。

29. 独味芭蕉根治遗精[11]

制法：芭蕉根 15～30 克，猪精肉 100 克，清水同煮，吃肉喝汤。本品有清热解毒，止渴利尿之功。适用于遗精相火妄动、夜梦遗精者。

30. 独味核桃仁治遗精[11]

制法：核桃仁 60 克，日 1 剂，睡前服，连服月余。本品有补肾固精，敛肺润肠之功。适用于遗精。

使用注意：本品为温补助阳之品，凡痰火积热、或阴虚火旺者忌用。

⊙友情提示

患者要注意调摄心神，宁心少欲，节制房事，禁戒手淫，饮食起居要有规律，晚饭不宜过饱、被褥不宜过厚，衬裤内裤不宜过紧，要学习有关的性知识，树立正确的性观念。建立正常的性生活规律，避免过度兴奋，同时加强体育锻炼，增强体质，把主要精力运用到学习和工作中去。积极治疗原发疾病。如包茎、包皮过长，尿道炎、前列腺炎等，这些疾病均可引起遗精，因神经衰弱引起的可适当口服镇静药，因肾气不固遗精者，宜常吃温肾固涩之品。

第二章 妇 产 科

五十九、月 经 不 调

月经不调是指妇女的月经周期或经量出现异常的一类疾病,临床主要表现为月经周期、经期、经色、经质发生异常,同时也可伴随头晕、头痛、烦躁、胸闷、乳房胀痛、腹泻、四肢及面目水肿等症状。

1. 独味排钱草根治月经不调[2]

制法:排钱草根 30～60 克,老母鸡 1 只,黄酒适量,将老母鸡宰杀,洗净,切块,同排钱草根同炖,饭前服用,吃鸡喝汤。本品有行血破瘀,除湿消肿之功。适用于月经不调。

使用注意:孕妇及血虚者忌用。

2. 独味益母草治月经不调[14]

制法:益母草 5 千克,将益母草熬为膏,用 2/3 的益母膏加 1/3 的红糖搅匀,放干净的瓶内,每日早晚各服 50 克。本品有活血调经,祛瘀止痛之功。适用于月经先后不定期。

使用注意:气虚、阴虚、脾虚便溏者慎用。

3. 独味全当归治月经不调[11]

制法:全当归 30 克,将当归煎浓汁,每日一次空腹服,可连续服用,亦可用当归 60 克浸入好黄酒 1 000 毫升内,7 天后,隔水炖透,每晚睡前服一杯。本品有补血和血,调经止痛之功。适用于月经不调。

使用注意:湿阻中满及大便溏泄者慎服。

4. 独味七星剑治月经不调[2]

制法:七星剑 30 克,清水煎,日 1 剂,代茶频饮,连续服 5～7

日。本品有散瘀消肿,止血止痛、祛风解毒之功。适用于月经不调。

5. 独味黑大豆治月经不调[2]

制法:黑大豆 50 克,红糖 30 克,先将黑豆泡发,与红糖同煎汤,日 1 剂,2 次分服。本品有补肾养心,祛风解毒,活血利水之功。适用于月经不调。

6. 独味大蓟根治月经不调[2]

制法:大蓟根研细粉,每次 15 克,拌水,酒炒鸡蛋食,每于月经干净前 1 天服 1 次,连服 3 次。本品有凉血止血,祛瘀消肿之功。适用于月经不调。

7. 独味马鞭草治月经不调[2]

制法:鲜马鞭草 60 克,老母鸭 500 克,煲水,食鸭喝汤,2 日 1 剂。本品有活血散瘀,清热解毒之功。适用于月经不调。

使用注意:孕妇忌服。

8. 独味丹参治月经不调[2]

制法:丹参 15 克,研细粉,分 3 次温黄酒送服,日 1 剂。本品有祛瘀止痛,活血通经,清心除烦之功。适用于月经不调。

使用注意:不宜与藜芦同用。

9. 独味地桃花治月经不调[2]

制法:地桃花根 100 克,母鸡汤炖服,日 1 剂,2 次分服。本品有清热解毒,祛风利湿,健脾益虚之功。适用于月经不调。

10. 独味卷柏治月经不调[2]

制法:卷柏适量(炒黑)研细末,每次服 3 克,米酒冲服,日服 3 次。本品有活血通经,止血化瘀之功。适用于月经不调。

使用注意:孕妇忌用。

11. 独味葫芦茶根治月经不调[2]

制法:鲜葫芦茶根 60 克,与瘦猪肉 200 克,煲服,食肉喝汤,日 1 剂,2 次分服。本品有清热解毒,除烦止呕,利湿之功。适用于月经不调。

12. 独味紫茉莉根治月经不调[2]

制法：紫茉莉根切片晒干，三蒸三晒，每日 30 克同瘦猪肉 200 克炖服，食肉喝汤，日 1 剂，2 次分服。本品有清热利湿，活血调经，散瘀消肿之功。适用于月经不调。

使用注意：孕妇忌用。

13. 独味瞿麦治月经不调[2]

制法：瞿麦 15 克，红糖 30 克，清水煎，日 1 剂，代茶频饮。本品有利尿通淋，破血通经之功。适用于月经不调。

使用注意：脾肾气虚及孕妇忌服。

14. 独味桃仁治月经不调[14]

制法：桃仁 6～9 克，清水煎，日 1 剂，3 次分服。本品有破血行瘀，润燥滑肠之功。适用于月经不调。

使用注意：孕妇忌服。

15. 独味藏红花治月经不调[14]

制法：藏红花 1.5 克，鸡蛋 1 只，戳一小孔入藏红花，蒸熟后吃，每月经期临后一天吃 1 只，一直到月经干净为止。可连续服用几个月经周期。本品有活血调经，散郁开结之功。适用于月经不调。

16. 独味阿胶治月经不调[14]

制法：阿胶 10 克，先将其烊化，再加黄酒适量冲服，日 1 次。本品有滋阴补血，润燥止血之功。适用于月经不调。

使用注意：脾胃虚弱、呕吐泄泻、痰饮内停以及表证者均忌用。

17. 独味黑木耳治月经不调[14]

制法：黑木耳适量，研细末，每服 3～6 克，日 2 次，空腹时用红糖水送服。本品有滋养和血，养营，凉血止血之功。适用于月经不调。

18. 独味川芎治月经不调[14]

制法：川芎 6～9 克，鸡蛋 1～2 个，加水适量同煮，至鸡蛋熟后剥壳,将鸡蛋再煮片刻,去渣吃蛋喝汤,日 1 次,连服数日。本品有行气开郁,活血调经之功。适用于月经不调。

使用注意:阴虚火旺、月经过多者忌用。

19. 独味贯众治月经不调[14]

制法:贯众适量,炒炭,研细末,每服 6～9 克,日 2 次,白开水送服。本品有清热解毒,凉血止血之功。适用于月经不调。

使用注意:阴虚内热及脾胃虚寒者不宜。

20. 独味红高粱花治月经不调[11]

制法:红高粱花,红糖各适量,将红高粱花洗净,加清水,入红糖同煎煮 1 小时 ,日 1 剂,2 次分服。本品有清热凉血之功。适用于月经不调,倒经。

21. 独味高粱根治月经不调[11]

制法:高粱根(隔年更佳)2 个,将高粱根洗净,清水煎,日 1剂,代茶频饮。本品有养血调经,止血利尿之功。适用于月经不调,经血过多不净。

22. 独味墨旱莲治月经不调[11]

制法:墨旱莲 15～30 克,加红糖少许,清水煎,日 1 剂,3 次分服。本品有凉血止血,补肾益阴之功。适用于月经不调。

使用注意:脾肾虚寒者忌服。

23. 独味棉花子治月经不调[11]

制法:棉花子 250 克,焙黄研碎末,分 14 包,每日 1 包,1 次服完,以黄酒为引,红糖水送服,服完 14 包为 1 个疗程。本品有温肾,补虚止血之功。适用于月经不调。

使用注意:阴虚火旺者忌服。

24. 独味黄芩治月经不调[11]

制法:黄芩 60 克,用米醋浸 7 日,炙干为末,醋糊为丸,如绿豆大,白酒送服,每次 6 克,每日 2 次。本品有泻实火、除湿热、止血之功。适用于月经不调。

使用注意:苦寒之品能损胃气而伤脾胃阴,若湿热火邪已去不可滥用。

25. 独味红花治月经不调[11]

制法：红花 3～10 克，加红糖适量，清水煎，日 1 剂，代茶频饮。本品有活血通经，和血止痛之功。适用于月经不调，经阻不通者。

使用注意：月经过多、崩漏、孕妇忌用，血证慎用。

26. 独味蚕沙治月经不调[11]

制法：蚕沙 240 克，入糯米酒浸 3 周，每次口服 100 毫升，每日早、晚各 1 次。本品有祛风除和胃化浊之功。适用于月经不调。

27. 独味韭菜汁治月经不调[11]

制法：韭菜汁 1 杯，开水冲服，日 1 次。本品有温中行气，散血解毒之功。适用于月经不调。

使用注意：阴虚内热及疮疡、目疾患者均忌食。

⊙**友情提示**

患者应注意经期卫生，忌食生冷或刺激性物品，避免精神刺激，减轻体力劳动，防止受寒、调整好自己的心态。并养成多运动的习惯，以增强体力，促进血液循环，注意劳逸结合，不要熬夜，以免影响生理钟及内分泌代谢，保持精神愉快，避免精神刺激和情绪波动，月经期有下腹发胀、腰酸、乳房胀痛，轻度腹泻，容易疲倦，嗜睡，情绪不稳定，易怒或易忧郁等。不必过分紧张。

六十、月 经 过 多

月经过多是指月经周期基本正常而经量明显多于既往，又称经水过多或日水过多。一般认为，月经量以 30～80 毫升为适宜，超过 100 毫升为月经过多。临床以经量明显增多，但在一定时间内能自然停止为临床特点，月经周期一般正常，也可伴见月经提前或推后，或经期延长。

1. 独味棉籽治月经过多[1]

制法：棉籽适量炒焦研为细末，每服6克，饭前以赤砂糖汤送下，一日2次，(糖尿病患者用粥汤送服)。本品有强壮补气补血之功。适用于月经过多。

2. 独味墨旱莲治月经过多[4]

制法：墨旱莲30克，清水煎，日1剂，2次分服。本品有凉血止血，滋阴补肾之功。适用于月经过多。

使用注意：胃弱便溏、肾气虚寒者慎用。

3. 独味青箱子治月经过多[4]

制法：青箱子花60克，猪瘦肉90克，清水煎，喝汤食肉，日1剂。本品有清肝热，散风热之功。适用于月经过多。

使用注意：本品耗气伤阳，凉脾败胃，除肝火热毒者外不宜常服。

4. 独味美人蕉花治月经过多[4]

制法：美人蕉花适量，晒干研末，每用适量，白酒调敷于涌泉(足心)穴，日1次。本品有清热利湿，安神降压之功。适用于月经过多血热证。

5. 独味菱角治月经过多[4]

制法：鲜菱角500克，红糖20克，将菱打碎，清水煎去渣，加入红糖服之，日1剂。本品有益气健脾，解毒消肿之功。适用于月经过多。

6. 独味蔷薇根治月经过多[3]

制法：鲜蔷薇根30克，猪瘦肉60克，加清水共炖服，隔日1次，连用3～5次。本品有清热利湿，祛风活血、解毒之功。适用于月经过多。

7. 独味艾叶治月经过多[2]

制法：艾叶15克，清水煎，冲鸡蛋1只内服，日1剂。本品有散寒止痛，温经止血之功。适用于月经过多。

使用注意：阴虚血热者慎用。

8. 独味鸡冠花治月经过多[2]

制法：鸡冠花 30 克，黄糖 30 克，先将鸡冠花炒黑，加清水煎，日 1 剂，代茶频饮，连服 3～5 日。本品有健脾利湿，凉血止血，收涩之功。适用于月经过多。

9. 独味蛇莓治月经过多[2]

制法：蛇莓 30 克，鸡蛋 2 只，煎蛋汤或煲鸡蛋吃，日 1 剂，2 次分服。本品有清热解毒，活血消肿之功。适用于月经过多。

10. 独味天冬治月经过多[3]

制法：天冬（连皮）15～30 克，大米 100 克，先将天冬水煎去渣，再入洗净的大米煮成稀粥，日 1 剂，2 次分服。本品有养阴清热，润燥生津之功。适用于血热所致的月经过多。

使用注意：虚寒泄泻及外感风寒致嗽者皆忌服。

11. 独味马齿苋治月经过多[1]

制法：鲜马齿苋 250 克，鸡蛋 2 只，将马齿苋洗净，清水煎去渣，打入鸡蛋搅匀，稍煮片刻，调味食用，日 1 剂，分次服食。本品有清热解毒，凉血止血之功。适用于血热型月经过多。

使用注意：脾胃虚寒、肠滑作泻者，孕妇均忌服。

12. 独味荠菜花治月经过多[12]

制法：荠菜花 15 克，清水煎，日 1 剂，代茶频饮。本品有凉肝止血，利湿通淋之功。适用于月经过多。

13. 独味鲜藕治月经过多[12]

制法：鲜藕捣烂绞汁，每次 50～100 毫升，加糖适量口服，日 1 次或 2 次。本品有清热凉血，散瘀益血之功。适用于血热型月经过多。

14. 独味淡菜治月经过多[12]

制法：淡菜 50～100 克，猪肉 150 克同煮食，吃肉喝汤（经前即服用），日 1 剂。本品有补肝肾，益精血之功。适用于体弱虚症月经过多。

15. 独味地榆炭治月经过多[11]

制法：地榆炭 30 克，米醋、清水各半共煎，日 1 剂，2 次分服。本品有凉血止血，清热解毒之功。适用于月经过多。

使用注意：虚寒者忌服。

16. 独味陈高粱根治月经过多[11]

制法：陈高粱根 2 个，洗净清水煎，日 1 剂，代茶频饮。本品有利尿止血，消肿止痛之功。适用于月经过多。

17. 独味阿胶治月经过多[11]

制法：阿胶 9 克，用蛤蚧粉炒焦，研细末，黄酒兑服。本品有补血止血，滋阴润燥之功。适用于月经过多血热证。

使用注意：本品粘腻、滞邪，脾胃虚弱、呕吐泄泻、痰饮内停以及表证者均忌用。

18. 独味木贼治月经过多[11]

制法：木贼适量，炒，研细末，水酒各半送服，每次 9 克，日 1 次。本品有疏风散热，解肌退翳之功。适用于月经过多、不绝。

使用注意：本品为发散、克伐之品，有耗气伤阴之弊，凡气虚、血虚、阳虚、阴虚宜慎用。

19. 独味贯众治月经过多[11]

制法：贯众适量，烧炭存性研细末服，每次 6～9 克，日 2～3 次。本品有清热解毒，凉血止血之功。适用于月经过多。

使用注意：阴虚内热及脾胃虚寒者忌用，孕妇慎用。

20. 独味丝瓜络治月经过多[11]

制法：丝瓜络适量，烧炭存性，研末，盐开水送服，每次 9 克，日 2 次。本品有通经活络，清热化瘀之功。适用于月经过多。

21. 独味西瓜子仁治月经过多[11]

制法：西瓜子仁 9 克，研末水调，于经期服。本品有清肺润肠，和中止渴之功。适用于月经过多。

22. 独味苎麻根治月经过多[11]

制法：苎麻干根 50 克，清水煎，日 1 剂，代茶频饮。本品有清热解毒,止血散瘀之功。适用于血热所致的月经过多。

使用注意:胃弱腹泻者勿服,诸病不是血热者亦不宜用。

23. 独味槐花治月经过多[11]

制法:槐花 30 克,洗净清水煎去渣,取汁与粳米 50 克煮成粥,日 1 剂,连用 3～5 日。本品有凉血止血,清热之功。适用于月经过多。

使用注意:脾胃虚寒者慎服。

24. 独味棕树根治月经过多[11]

制法:棕树根 30 克,煮鸡蛋 2 只,熟后剥去蛋壳,再煮片刻,食蛋喝汤,日 1 剂。本品有止血祛湿,消肿解毒之功。适用于月经过多。

25. 独味月季花根治月经过多[11]

制法:月季花根 30 克,清水煎,炖绿壳鸭蛋吃。本品有活血调经,消肿解毒之功。适用于月经过多。

⊙**友情提示**

本病如不及时治疗或治疗不当可伴发月经周期紊乱,严重影响身体健康,如病程过长则可发展为崩漏或贫血。有内科疾病(如肝病、血液病等)者,应同时治疗内科病,病愈经亦能自调。月经过多时,要稳定患者情绪,避免精神刺激,配合治疗。血止后根据患者的身体情况进行调养,调整脏腑气血功能,防止复发。注意劳逸结合,在经期更应适当休息。平时加强体质锻炼,增强脏腑功能,保持机体正气充足。

六十一、功能失调性子宫出血

功能失调性子宫出血简称功血,是指由调节生殖的神经内分泌机制失常引起的异常子宫出血。是一种常见的妇科疾病。临床表现为月经失去其正常有规律的周期,代之以不同节率的经量过多,经期过长的子宫出血,本病属于中医学"崩漏"范畴。

1. 独味藕节治功能失调性子宫出血[16]

制法:鲜藕节 60 克(干品 30 克),去须,洗净淤泥,切成薄片,放入砂锅内,加清水 1 500 毫升,煮开 10~15 分钟,趁热饮汁,吃藕节片,日 2 次或 3 次,连服 2 月。本品有收敛止血之功。适用于功能失调性子宫出血。

2. 独味川芎治功能失调性子宫出血[16]

制法:川芎 24~48 克,加白酒 30 毫升,清水 250 毫升,浸泡 1 小时后,加盖用文火炖煎,2 次分服。一般 2~3 日血即可止。本品有行气开郁,祛风胜湿,活血止痛之功。适用于功能失调性子宫出血。

使用注意:阴虚火旺、上盛下虚及气弱之人忌服。

3. 独味党参治功能失调性子宫出血[16]

制法:党参 30~60 克,清水煎,日 1 剂,日晚 2 次分服。于月经期或行经第 1 日开始,连续服用 5 日。本品有补中益气,养血生津之功。适用于功能失调性子宫出血。

使用注意:中满邪实及气火实盛者忌用。

4. 独味莱菔子治功能失调性子宫出血[16]

制法:莱菔子 120~150 克,清水煎,日 1 剂,3 次分服,可服 1 剂或 2 剂。本品有消食导滞,降气祛痰之功。适用于功能失调性子宫出血。

使用注意:气虚而无食积、痰滞者慎用。

5. 独味生地黄治功能失调性子宫出血[16]

制法:生地黄 60 克,黄酒、清水各 500 毫升煎,浓缩 2 次,加红糖调味后分 2 次口服,日 1 剂,在经期的第 4~7 日服用。本品有清热滋阴,凉血止血,养阴生津之功。适用于功能失调性子宫出血。

使用注意:凡脾虚有湿、腹满便溏者慎用或忌用。

6. 独味天冬治功能失调性子宫出血[16]

制法:连皮天冬 15~25 克(鲜品 50 克),清水煎,红糖适量为引,日 1 剂,连用 1～3 剂即可治愈。本品有滋阴润燥,清肺降火之功。适用于功能失调性子宫出血。

使用注意:虚寒泄泻及外感风寒致嗽者皆忌服。

7. 独味莲子治功能失调性子宫出血[16]

制法:莲子 60 克,猪肚洗净,纳入莲子,两端扎紧,置锅中炖烂,加入适量食盐调味。日 1 剂,分次食。本品有健脾止泻,益肾固精,养心安神之功。适用于功能失调性子宫出血。

使用注意:中满痞胀及大便燥结者忌服。

8. 独味益母草治功能失调性子宫出血[16]

制法:益母草 30 克,鸡蛋 2 只,益母草清水煎汤取汁,放入去壳的熟鸡蛋再煮,吃蛋喝汤,日 1 剂,2 次分服,连服 7 日。本品有活血祛瘀,调经消水之功。适用于功能失调性子宫出血。

使用注意:阴虚血少者忌服。

9. 独味艾叶治功能失调性子宫出血[16]

制法:艾叶 15 克,老母鸡 1 只,鸡去毛除内脏杂洗净,加入艾叶文火炖熟服食,食鸡喝汤。本品有理气血,逐寒湿,温经止血之功。适用于功能失调性子宫出血。

使用注意:阴虚血热者慎用。

10. 独味荆芥穗治功能失调性子宫出血[16]

制法:炒荆芥穗 25 克,清水煎,日 1 剂,代茶频饮。本品有祛风宣毒,和血止血之功。适用于功能失调性子宫出血。

使用注意:表虚自汗、阴虚火旺者忌用。

11. 独味荔枝治功能失调性子宫出血[16]

制法:荔枝干果 20 克。清水煎,日 1 剂,吃果喝汤,分 2 次服食。本品有生津益血,理气止痛之功。适用于功能失调性子宫出血。

12. 独味芋艿治功能失调性子宫出血[16]

制法:鲜芋艿 100～200 克(按出血量定),加清水适量煎 1 小时,去水留渣再加水适量煮 10～15 分钟,滤出液汁,加红糖适量微煎,候温1次服食,日1次,6~7日为1个疗程。本品有消疬散结,益脾胃,调中气之功。适用于功能失调性子宫出血。

13. 独味川牛膝治功能失调性子宫出血[16]

制法:川牛膝30~45克,清水煎,日1剂,2次分服。连服2~4日后血止,病程长者,血止后应减量继续服5~10剂。本品有祛风利湿,通经活血之功。适用于功能失调性子宫出血。

使用注意:有耗气、导气下陷、伤血、引血下行之弊,不宜久服。

14. 独味地榆治功能失调性子宫出血[16]

制法:地榆50克,陈醋400毫升,煎滚,再慢火熬片时,露一宿,次晨空腹炖温服。本品有凉血止血,泻火解毒之功。适用于功能失调性子宫出血。

使用注意:虚寒血症及出血者瘀者忌用。

15. 独味血余炭治功能失调性子宫出血[14]

制法:血余炭适量,研极细末,每次1.5~3克,于月经第2天开始服,连服3~5天。本品有止血消瘀之功。适用于功能失调性子宫出血。

16. 独味乌梅治功能失调性子宫出血[14]

制法:乌梅适量,烧成灰,每次3~6克,饭前用乌梅汤送服,日1~2次。本品有敛肺涩肠,收敛止血、和胃安蛔之功。适用于功能失调性子宫出血。

使用注意:有实邪者忌服。

17. 独味石韦治功能失调性子宫出血[14]

制法:石韦适量,研为细末,每次9克,日早晚各服1次,温黄酒调服。本品有利水通淋,凉血止血之功。适用于功能失调性子宫出血。

使用注意:阴虚无湿热者慎用。

18. 独味贯众治功能失调性子宫出血[14]

制法:贯众适量,与米同炒,研细末,每次9克,日早晚各服1

次,用酒或醋送服。本品有清热解毒,凉血止血之功。适用于功能失调性子宫出血。

使用注意:阴虚内热及脾胃虚寒者忌用,孕妇慎服。

19. 独味阿胶治功能失调性子宫出血[14]

制法:阿胶适量,炒焦研为细末,每次 6 克,日服 2 次,黄酒送服。本品有补血止血,滋阴润燥之功。适用于功能失调性子宫出血。

使用注意:阿胶阴柔粘腻、滞邪,脾胃虚弱、呕吐泄泻、痰饮内停以及有表证者均忌用。

20. 独味木贼治功能失调性子宫出血[14]

制法:木贼 9 克,清水煎,日 1 剂,代茶频饮。本品有散热止血,解肌退翳之功。适用于功能失调性子宫出血属血热者。

使用注意:气血虚者慎服。

21. 独味大蓟根治功能失调性子宫出血[14]

制法:大蓟根 30～60 克,洗净,捣烂绞汁服,或慢火炖开,加红糖适量调服,日 1 剂。本品有凉血止血,消散痈肿之功。适用于功能失调性子宫出血属血热者。

使用注意:脾胃虚寒而无瘀滞者忌服。

22. 独味五灵脂治功能失调性子宫出血[14]

制法:五灵脂适量,炒令烟尽,研为细末,每服 3 克,日服 3 次,温黄酒调下。本品有活血散瘀,止痛止血之功。适用于功能失调性子宫出血。

使用注意:血虚无瘀者忌用,孕妇慎用。

23. 独味黄芩治功能失调性子宫出血[14]

制法:黄芩适量,焙干研细末,每服 3 克,日服 3 次,温开水或熟黄酒送服。本品有凉血止血,清热泻火、燥湿安胎之功。适用于功能失调性子宫出血。

使用注意:脾肺虚热、血虚腹痛、脾虚水肿、肾虚溏泄、血枯经闭以及妊娠胎寒欲坠者,慎用或忌用。

24. 独味香附治功能失调性子宫出血[14]

制法：香附适量，去毛，炒焦研为细末，每次 6 克，日服 2 次，热黄酒或米汤送服。本品有理气解郁，调经止痛之功。适用于功能失调性子宫出血。

使用注意：凡气虚无滞，阴虚气弱者，不宜单用。

25. 独味夏枯草治功能失调性子宫出血[14]

制法：夏枯草适量，焙干研细末，每次服 6 克，日服 2 次，米汤送下。本品有清肝火，散郁结之功。适用于功能失调性子宫出血。

使用注意：脾胃虚弱者慎服。

26. 独味黄芪治功能失调性子宫出血[11]

制法：黄芪 60 克，粳米 100 克，先将黄芪清水煎去渣，再入粳米煮成粥，日 1 剂，2 次分服。本品有补气升阳，托疮生肌，固表止汗之功。适用于功能失调性子宫出血。

使用注意：实证及阴虚阳盛者忌服。

27. 独味金樱子根治功能失调性子宫出血[11]

制法：金樱子根 60 克，炒微黄，清水煎，日 1 剂，代茶频饮。本品有涩肠止泻，活血散瘀之功。适用于功能失调性子宫出血。

使用注意：有实邪热者忌服。

28. 独味马鞭草治功能失调性子宫出血[11]

制法：鲜马鞭草 90 克，清水煎，日 1 剂，3 次分服。本品有清热解毒，活血散瘀，利水消肿之功。适用于功能失调性子宫出血。

使用注意：孕妇慎服。

29. 独味蒲黄治功能失调性子宫出血[11]

制法：蒲黄醋炒 60～120 克，清水煎，日 1 剂，3 次分服。本品有凉血止血，活血消瘀之功。适用于功能失调性子宫出血。

使用注意：孕妇慎服。

30. 独味莲房治功能失调性子宫出血[11]

制法：莲房 60 克，烧(存性)，研细末，用开水或温黄酒冲服，每次 6～9 克，日服 3 次。本品有消瘀，止血，祛湿之功。适用于功能失调性子宫出血。

⊙**友情提示**

　　本病是妇女的常见多发病,其治疗方法多种多样,如果只是月经不规律,出血量不多时,可先观察2~3个月。多数出血会减少或停止。出血期间应注意适当休息,避免精神紧张,过度劳累或剧烈运动。若出血很多,应卧床休息,以减少盆腔出血,青春期患者,一般应先止血,血止后进行周期疗法,诱发排卵,恢复卵巢功能,但必须在医生指导下进行。已婚妇女经药物治疗难以控制,应查明原因对症治疗,围绝经期妇女,经药物治疗无效可行手术治疗。

六十二、痛　　经

　　痛经表现为在经期或经行前后出现小腹疼痛、坠胀、伴腰酸或其他不适而严重影响生活和工作质量者,临床主要表现为经期或经行前后,出现下腹疼痛、坠胀、伴腰酸或其他不适,严重者可见恶心、呕吐、腹泻、面色苍白、冷汗淋漓甚至昏厥等。中医学又称本病"经行腹痛"。

　　1. 独味益母草治痛经[2]

　　制法:益母草15克,红糖15克,清水煎,日1剂,2次分服,连服2~4剂。本品有活血调经,祛瘀止痛,利水退肿之功。适用于痛经。

　　使用注意:阴虚血少者忌服。

　　2. 独味川芎治痛经[2]

　　制法:川芎6克,茶叶3克,将上2味放入砂锅内,加清水500~600毫升,煮至200~300毫升,取汁饮服,日1~2剂,煎温饮服。本品有活血祛瘀,行气止痛之功。适用于痛经。

　　3. 独味当归治痛经[2]

　　制法:当归15克,米酒15克,当归加清水煎取浓汁,兑入米酒调匀,日1剂,2次分服,月经期每日1剂。本品有补血活血,调经止痛之功。适用于痛经气血虚弱型。

使用注意:本品补血且润,能助湿滑肠,凡湿盛中满、大便滑泄者均当慎用。

4. 独味丹参治痛经[2]

制法:丹参30克,清水煎,日1剂,代茶频饮。本品有活血祛瘀,调经止痛之功。适用于痛经气滞血瘀型。

5. 独味艾叶治痛经[11]

制法:炒艾叶9克,红糖适量,炒艾叶用开水煎煮数沸后加入红糖温服。本品有理气血,逐寒湿,温经止血之功。适用于痛经。

使用注意:阴虚血热者慎用。

6. 独味七星剑治痛经[2]

制法:七星剑30克,清水煎,日1剂,3次分服。本品有祛风解毒,散瘀消肿,止血止痛之功。适用于痛经。

7. 独味大风艾治痛经[2]

制法:大风艾30克,鸡蛋2只,用米酒适量同煲服,日1剂。本品有祛风通络,活血调经之功。适用于痛经。

8. 独味广东土牛膝治痛经[2]

制法:广东土牛膝15克,清水煎冲红糖适量内服,日1剂,2次分服。本品有清热解毒,凉血利咽之功。适用于痛经。

9. 独味月季花根治痛经[2]

制法:月季花根30克,鸡蛋2只,清水共煲,日1剂,2次分服。本品有涩精止带之功。适用于痛经。

10. 独味酸藤木根治痛经[2]

制法:酸藤木根30克,清水煎,日1剂,代茶频饮。本品有清热解毒,收敛生泻,活血散瘀之功。适用于痛经。

使用注意:孕妇慎服。

11. 独味白芍治痛经[14]

制法:白芍60克,炒研为末,分成8包,月经来时每日服1

包,黄酒冲服,连服 3 个月经周期。本品有养血敛阴,柔肝止痛之功。适用于痛经。

使用注意:白芍为阴柔寒凉之品,凡阳衰阴寒内盛、中满者皆当忌用。

12. 独味红花治痛经[14]

制法:红花 5 克,沸水冲泡,代茶频饮,日 1 剂。本品有活血通经,和血止痛之功。适用于痛经瘀血内停型。

使用注意:月经过多、崩漏、孕妇忌用,血证慎用。

13. 独味莪术治痛经[14]

制法:莪术 3 克,清水煎,日 2～3 剂,经前 1 周开始服用至月经干净停药。本品有行气破血,消积止痛之功。适用于痛经。

使用注意:月经过多、孕妇忌用,虚者慎用。

14. 独味三七治痛经[14]

制法:三七适量,研为细末,每服 3 克,用黄酒冲服,日 1 次。本品有止血化瘀,消肿定痛之功。适用于痛经血瘀型。

使用注意:三七有散瘀耗血之弊、血虚或血证无瘀滞者宜慎用。

15. 独味金荞麦治痛经[14]

制法:金荞麦根 50 克,清水煎,日 1 剂,2 次分服。每次约服 200 毫升,于正常月经来潮前 3～5 日用药,连服 2 剂,2 个月经周期为一疗程。本品有清热解毒,排脓散瘀,活血通经之功。适用于原发性痛经。

16. 独味补骨脂治痛经[14]

制法:补骨脂适量,焙干研为细末,每次 10 克,红糖水冲服,日 2 次,服至经停为止,连服 3 个月经周期。本品有补肾助阳,温经止痛之功。适用于寒滞血凝之痛经。

使用注意:本品辛温助阳,易伤阴液,阴虚火旺及大便燥结者忌服。

17. 独味马齿苋治痛经[16]

制法:马齿苋干品 30 克,粳米 100 克,清水共煮成粥,分次服用,日 1 剂。本品有清热解毒,凉血止血之功。适用于痛经血热型。

18. 独味女贞子治痛经[16]

制法:女贞子 10 克,甲鱼 1 只,女贞子用布包,同甲鱼一起煮烂,放调料,食鱼喝汤。本品有补肝肾,强腰膝之功。适用于肝肾两虚之痛经。

使用注意:脾胃虚寒泄泻及阳虚者忌服。

19. 独味独一味治痛经[16]

制法:独一味 10 克,清水煎,日 1 剂,3 次分服。本品有活血行瘀,消肿止痛之功。适用于痛经血瘀型。

使用注意:无瘀滞者及孕妇勿服。

20. 独味薏苡仁治痛经[16]

制法:薏苡仁 100 克,加清水适量,煎熬为稀粥。日 1 剂,2次分服,经前 3 日始服,至本周期症状消失时止。本品有健脾补肺,清热利湿之功。适用于痛经。

使用注意:脾约便难及孕妇慎服。

21. 独味麦撇花藤治痛经[11]

制法:麦撇花藤 15 克,清水煎,日 1 剂,3 次分服。本品有调经活血,祛风除湿之功。适用于痛经。

22. 独味木芙蓉花治痛经[11]

制法:木芙蓉花蒂 7 个,清水煎,日 1 剂,兑冰糖适量顿服。本品有清热凉血,消肿解毒之功。适用于痛经。

23. 独味虫莲治痛经[11]

制法:虫莲 15 克,清水煎,日 1 剂,2 次分服。本品有补血调经之功。适用于痛经。

24. 独味棉花子治痛经[11]

制法:棉花子 20 克,捣碎,清水煎,兑红糖适量服。本品有温肾补虚,止血止痛之功。适用于痛经。

使用注意:阴虚火旺者忌服。

25. 独味白芷治痛经[11]

制法：白芷12克,炒黄,清水煎,日1剂,3次分服。本品有祛风燥湿,消肿止痛之功。适用于痛经。

使用注意：阴虚血热者忌服。

26. 独味阿胶治痛经[11]

制法：阿胶适量,炒黄,研末,黄酒冲服,每次6克,轻者日1次,重症者日3～5次。本品有补血止血,滋阴润燥之功。适用于痛经。

使用注意：脾胃虚弱者慎服。

27. 独味土鳖虫治痛经[11]

制法：土鳖虫7只,焙焦,研末,用煨姜煎汤兑白糖冲服。本品有破瘀血,续筋骨之功。适用于痛经。

使用注意：孕妇及出血病患者禁用。

28. 独味雪莲花治痛经[11]

制法：雪莲花3棵,用黄酒或白酒1 000毫升,共浸泡3周,每日饮酒20毫升。本品有除寒壮阳,调经止血之功。适用于痛经。

使用注意：孕妇忌服,饮服不可过量。

29. 独味桃仁治痛经[11]

制法：桃仁10～15克,捣烂,水泡,研汁去渣,与粳米、红糖共煮粥,于经前5日开始服用,每日2次,连服3～5日。本品有破血行瘀,润燥滑肠之功。适用于痛经瘀血型。

使用注意：孕妇禁用,大便稀薄者忌用。

30. 独味姜黄治痛经[11]

制法：鲜姜黄20克,鸡蛋2只(清水煮熟,去壳),共煎,取鸡蛋加甜酒1杯,日1剂,在行经时连服2～3剂。本品有行气破血,通经止痛之功。适用于痛经气滞血瘀型。

使用注意：血虚而无气滞血瘀者忌服。

31. 独味枸杞根治痛经[11]

制法：枸杞根30克,与猪瘦肉30～60克,清水煮熟烂,食肉喝汤,日 1 剂。本品有清血解热,利尿健胃之功。适用于痛经。

⊙友情提示

患者首先应注意精神调养,保持心情愉悦,月经来时有轻度不适属正常生理反应,应保持心情舒畅,特别是在月经来潮之前及经期更要保持良好的心理状态。应注意经期卫生,经期注意保暖,避免受寒,并积极治疗慢性疾病。应合理调配饮食,不仅要注意饮食的数量,而且要对饮食的软硬、冷热、品类等进行选择,脾虚胃弱而造成的月经病,常因进食生冷,辛辣或进硬食而加重病情,疼痛剧烈的患者,应到医院就诊,以排除生殖器炎症及其他器质性疾病。

六十三、闭 经

闭经是指无月经或月经停止分为原发性闭经和继发性闭经两种,凡年过 18 岁仍未行经者称原发性闭经,在月经初潮以后,正常绝经以前的任何时间内(妊娠或哺乳期除外),月经闭止超过 6 个月者称继发性闭经。本病属于中医学"女子不月""月事不来""经水不通""经闭"等范畴。

1. 独味茜草根治闭经[2]

制法:茜草根 12 克,红糖适量,清水煎,日 1 剂,2 次分服。本品有凉血止血,引血通经之功。适用于闭经。

使用注意:凡精虚血少、脾胃虚弱、阴虚火旺者慎用。

2. 独味益母草治闭经[2]

制法:益母草 15 克,红糖 30 克,清水煎,日 1 剂,分早晚 2 次服,需连服 4 剂。本品有活血祛瘀,调经消水之功。适用于闭经。

使用注意:孕妇忌用,气虚、阴虚、脾虚便溏者慎用。

3. 独味丹参治闭经[2]

制法:丹参 18～30 克,清水煎,日 1 剂,加红糖 15 克冲汤饭前服用,2 次分服。本品有活血化瘀,凉血宁心之功。适用于闭经。

使用注意：无瘀血者慎用。

4. 独味鸡血藤治闭经[2]

制法：鸡血藤 15 克，瘦猪肉 100 克，加清水共炖服，日 1 剂，连服 5 天为 1 疗程。本品有活血补血之功。适用于闭经。

使用注意：阴虚内热者忌用。

5. 独味黄豆治闭经[2]

制法：黄豆 100 克，田鸡（青蛙）1 只，将田鸡宰杀去皮头及内脏，与泡发的黄豆一起炖汤服食。本品有补肾养心，祛风解毒，活血利水之功。适用于闭经。

6. 独味马鞭草治闭经[2]

制法：鲜马鞭草 60 克，老母鸭 500 克，清水煲，1 剂，分 2 日服食。本品有活血散瘀，清热解毒，利水消肿之功。适用于闭经。

使用注意：孕妇忌服。

7. 独味刘寄奴治闭经[2]

制法：刘寄奴 30 克，清水煎，日 1 剂，2 次分服。本品有活血散瘀，通经止痛，利湿解毒之功。适用于闭经。

使用注意：气虚血弱、脾虚作泄者忌服。

8. 独味鸡矢藤治闭经[2]

制法：鸡矢藤老藤茎 60 克，第 2 次洗糯米水 1 000 毫升，煎取500 毫升，日 1 剂，2 次分服。本品有祛风活血，止痛解毒，消食导滞，除湿消肿之功。适用于瘀滞型闭经。

9. 独味卷柏治闭经

制法：卷柏（炒黑）研细末，每次 3 克，每日 3 次，米酒冲服。本品有活血通经，止血化瘀之功。适用于闭经腹痛。

使用注意：孕妇忌用。

10. 独味草珊瑚治闭经[2]

制法：草珊瑚根 15 克，清水煎，日 1 剂，代茶频饮。本品有抗菌消炎，祛风通络，活血散瘀之功。适用于闭经。

11. 独味凤仙根治闭经

制法：凤仙根 10 克,清水煎,日 1 剂,2 次分服。本品有活血通经,软坚消肿之功。适用于闭经。

使用注意：孕妇忌服忌用。

12. 独味射干治闭经[2]

制法：射干 15 克(鲜品 30 克),清水煎,日 1 剂,2 次分服。本品有清热解毒,利咽消痰之功。适用于闭经。

使用注意：孕妇忌服,无实火及脾虚便溏者不宜。

13. 独味排钱草根治闭经[2]

制法：排钱草根 60 克,老母鸡 1 只,酒少许,共炖,饭前服食,2 日 1 剂。本品有祛风清热,活血散瘀之功。适用于闭经。

使用注意：孕妇及血虚者忌用。

14. 独味朝天罐治闭经[2]

制法：朝天罐根 60 克,鸡肉 120 克,炖服,饮汤食肉,日 1 剂,2 次分服。本品有补虚益肾,收敛止血之功。适用于闭经。

15. 独味酸藤木根治闭经[2]

制法：酸藤木根 30 克,清水煎,日 1 剂,2 次分服。本品有清热解毒,收敛止泻,活血散瘀之功。适用于闭经。

使用注意：孕妇慎服。

16. 独味瞿麦治闭经[2]

制法：瞿麦 15 克,红糖 30 克,清水煎,日 1 剂,2 次分服。本品有清热利水,破血通经之功。适用于闭经。

使用注意：脾、肾气虚者及孕妇忌服。

17. 独味薏米根治闭经[14]

制法：薏米根 30 克(鲜品 60 克),清水煎,日 1 剂,代茶频饮,月经周期前服 3~5 剂。本品有清热利湿,健脾杀虫之功。适用于闭经属湿热内盛、气血不通型。

18. 独味地龙治闭经[14]

制法：地龙(蚯蚓),适量,瓦上焙黄,研为细末,另取黄酒 15

毫升冲服,每服 6 克,日 1 剂。本品有清热止痉,通经活络之功。适用于闭经。

19. 独味山楂治闭经[14]

制法:生山楂 45 克,加清水煎浓汁,调入红糖 30 克,日 1 剂,分早、晚空腹饮服,或将其研为末,再入红糖 60 克拌匀,每次 9 克,开水送服。本品有消食健胃,行气散瘀之功。适用于闭经。

20. 独味水蛭治闭经[14]

制法:水蛭适量,将其微炒,研为细末,每服 1.5～3 克,日服 2 次,开水或白糖送下。本品有破血逐瘀,散瘀通经之功。适用于闭经血瘀型。

21. 独味三七治闭经[14]

制法:三七适量,研为细末,每次服 3 克,日服 3～4 次,开水送服。本品有止血化瘀,消肿定痛之功。适用于闭经。

22. 独味刀豆壳治闭经[14]

制法:刀豆壳适量,焙干,研为细末,每服 3 克,黄酒送下,日服 3 次。本品有和中下气,散瘀活血之功。适用丁闭经。

23. 独味急性子治闭经[14]

制法:急性子 15～30 克,清水煎,日 1 剂,2～3 次分服。本品有破血消积,软坚之功。适用于闭经血脉瘀滞型。

使用注意:内无瘀积者及孕妇忌服。

24. 独味丝瓜络治闭经[16]

制法:丝瓜络,焙干,研细末,用白鸽血调成饼,晒干研末,每服 6 克,日服早、晚 2 次。空腹黄酒送下。本品有通经活络,清热化痰之功。适用于闭经。

25. 独味大黄治闭经[16]

制法:大黄 30 克,清水煎,日 1 剂,代茶频饮。本品有攻积导滞,活血消瘀之功。适用于闭经。

使用注意:体虚、无实热积滞瘀结者以及胎前产后均宜慎用。

26. 独味鳖甲治闭经[16]

制法：鳖甲 50 克，白鸽 1 只（去毛，除内脏），鳖甲研细末，放入白鸽腹内，加清水适量煮烂，调味后食肉喝汤，日 1 剂，2 次分服。本品有养阴清热，软坚散结之功。适用于闭经。

使用注意：脾胃阳衰、食减便溏者或孕妇慎用。

27. 独味枸杞子治闭经[16]

制法：枸杞子 30 克，兔肉 200 克，清水共煮，调味食肉喝汤。本品有滋补肝肾，益精明目之功。适用于闭经。

使用注意：外有表邪、内有实热以及脾虚湿滞肠滑者均忌用。

28. 独味穿山甲治闭经[16]

制法：穿山甲适量，瓦上焙，酒淬 3 次至现黄色，研细末，每服 6 克，黄酒冲服。日 2 次，本品有活血消瘀，通经下乳之功。适用于闭经虚血瘀型。

使用注意：虚人慎用或忌用。

29. 独味紫河车治闭经[16]

制法：以纯洁干燥的胞衣、清水洗净，烘干，研细粉装胶囊，每粒含紫河车粉 0.5 克，每服 4 粒，日服 3 次。本品有补气，养血，益精之功。适用于闭经气血两虚型。

使用注意：有实邪者忌用。

30. 独味月季花治闭经[16]

制法：月季花 30～90 克，公鸡 1 只，洗净去内脏，将月季花填入鸡腹内，隔水炖服，月 1 剂，经前服用，2～3 天服完。本品有活血调经，消肿解毒之功。适用于闭经。

使用注意：孕妇慎用。

⊙**友情提示**

本病常可由多种原因引起，在确诊闭经之后尚须明确是经病还是它病所致，因它病致闭经者应先治它病后调经。首先要避免把怀孕误作闭经，其次哺乳期暂时性的停经，或少女初潮后一段时间内有停经现象,或个别妇女因生活环境改变而偶有一二次月经不来,又无其他不适者,均属正常,不要误作闭经。中医文献中有终生不来月经而受孕(称"暗经")对此需要谨慎。目前,服用减肥药的妇女为数不少,部分妇女由此而闭经,应加以重视。

六十四、子 宫 脱 垂

子宫脱垂是指子宫从正常位置沿阴道下降,子宫颈外口达坐骨棘水平以下,甚至子宫脱出阴道口外,临床上根据脱垂程度分为3度。1度轻型,子宫颈外口距处女膜缘小于4厘米未达处女膜缘,重型,子宫颈外口已达处女膜缘,在阴道口可见到子宫颈。2度轻型,子宫颈已脱出阴道口外,子宫体仍在阴道内,重型,子宫颈及部分宫体已脱出阴道口外。3度子宫颈及子宫体全部脱出至阴道口外,祖国医学称之为"阴挺""阴菌""阴脱"等。

1. 独味升麻治子宫脱垂[11]

制法:升麻4克研细末,鸡蛋1个。先将鸡蛋顶端开一黄豆大圆孔。再将升麻放入蛋内搅匀,取白纸一块蘸水将孔盖严,口向上平放于蒸笼内蒸熟,去壳内服,早晚各1次。10天为1个疗程,1个疗程后,停药后2天再服。本品有清热解毒,升阳举陷之功。适用于子宫脱垂。

使用注意:上部出血、肝阳上亢、真阴亏损、气逆呕哕、痧疹已透、伤寒无热者忌用。

2. 独味苎麻根治子宫脱垂[2]

制法:鲜苎麻根250克,切碎捣烂,煎水熏洗,日2～3次。本品有清热利尿,祛风解毒之功。适用于子宫脱垂。

3. 独味金樱子根治子宫脱垂[2]

制法:金樱子根60克,清水煎,日1剂,2次分服,连服3～5剂。本品有涩肠止泻,活血散瘀之功。适用于子宫脱垂(肾虚证)。

使用注意:有实火、邪热者忌服。

4. 独味鸡眼草治子宫脱垂[2]

制法：鸡眼草 30 克，清水煎，日 1 剂，2 次分服。本品有清热解毒，利湿健脾之功。适用于子宫脱垂。

5. 独味苦参治子宫脱垂[2]

制法：苦参 10 克，研细粉煮蛋吃，另取苦参适量煎汤洗患处。本品有清热燥湿，杀虫利尿之功。适用于子宫脱垂。

使用注意：脾胃虚寒者慎服。

6. 独味排钱草根治子宫脱垂[2]

制法：排钱草根 30 克，鸡肉 200 克，共炖服，日 1 剂，2 次分服。本品有祛风清热，活血散瘀之功。适用于子宫脱垂。

使用注意：孕妇及血虚者忌用。

7. 独味蛇床子治子宫脱垂[2]

制法：蛇床子适量，研细粉，先用蜜糖涂子宫，然后撒上蛇床子粉。本品有祛风燥湿，温肾壮阳之功。适用于子宫脱垂。

8. 独味枳壳治子宫脱垂[14]

制法：枳壳 30 克，清水煎汤浸洗患处。本品有破气消积，收敛升提之功。适用于子宫脱垂。

9. 独味韭菜治子宫脱垂[14]

制法：韭菜 250 克。清水煎汤熏洗外阴部。本品有温中行气，散血，解毒之功。适用于子宫脱垂。

10. 独味泽兰治子宫脱垂[14]

制法：泽兰适量，清水煎，趁热先熏后洗坐浴，每日早、晚各 1 次。本品有活血祛瘀，利水消肿之功。适用于子宫脱垂。

11. 独味丝瓜络治子宫脱垂[14]

制法：丝瓜络 100 克，将其烧成炭，研细，分成 14 小包，每日早、晚饭前各服 1 包，白酒适量送服。7 日为 1 疗程。本品有祛风通络，行血清热之功。适用于子宫脱垂湿热型。

12. 独味南瓜蒂治子宫脱垂[14]

制法：南瓜蒂 6 个，将其剖开，煎取浓汁顿服，日 1 剂，连服 5 日为 1 疗程。本品有解毒利水之功。适用于子宫脱垂。

13. 独味水仙花治子宫脱垂[14]

制法：水仙花瓣适量，将其与红糖共捣烂，外敷患处。本品有祛风除湿，活血调经之功。适用于子宫脱垂。

14. 独味棕榈治子宫脱垂[11]

制法：棕榈适量，煎汤先熏后洗患处，日2～3次。本品有收敛止血之功。适用于子宫脱垂之子宫收缩不全。

15. 独味龙骨治子宫脱垂[11]

制法：煅龙骨适量，研末散布上，敷患处。本品有平肝潜阳，收敛固涩之功。适用于子宫脱垂、阴道奇痒。

16. 独味蚕茧治子宫脱垂[11]

制法：蚕茧9克，烧灰（存性）研细末，酒调搽患处。本品有止血，止消渴，消痈肿之功。适用于子宫脱垂。

17. 独味百草霜治子宫脱垂[11]

制法：百草霜6克，拌熟猪肉服。本品有止血消积之功。适用于产后子宫脱垂。

18. 独味五灵脂治子宫脱垂[11]

制法：五灵脂30克，清水煎，先熏后洗患处，日2次。本品有活血散瘀，止痛止血之功。适用于子宫脱垂。

19. 独味半夏治子宫脱垂[11]

制法：半夏3克，研细末，吹鼻中。本品有燥湿祛痰，降逆止呕，消痞散结之功。适用于子宫脱垂。

20. 独味槟榔治子宫脱垂[11]

制法：槟榔50克，清水浓煎，日1剂，频洗患处。本品有杀虫破积，利气行水之功。适用于子宫脱垂。

21. 独味莲房治子宫脱垂[11]

制法：干莲房5～6只，清水煎，先熏后洗患处，日2次。本品有消瘀，止血，祛湿之功。适用于子宫脱垂。

22. 独味鱼腥草治子宫脱垂[11]

制法：鱼腥草100克，清水煎汤，先熏后洗患处，日3次。本品有清热解毒,利水通淋之功。适用于子宫脱垂。

23. 独味大蒜治子宫脱垂[11]

制法:大蒜 300 克,清水煎汤,洗患处,日 2 次。本品有行滞气,暖脾胃,消癥积之功。适用于子宫脱垂。

24. 独味陈艾叶治子宫脱垂[11]

制法:陈艾叶 15 克,清水煎出味后,去渣取汁煮蛋 2 只(略加红糖),日 1 剂。每隔 3 日空腹服 1 次。本品有理气血,逐寒湿,温经止血之功。适用于子宫脱垂。

25. 独味仙人掌治子宫脱垂[11]

制法:仙人掌 1 枝,放入猪肚内,炖服,日 1 剂。本品有行气活血,清热解毒之功。适用于子宫脱垂。

26. 独味乌龟肉治子宫脱垂[11]

制法:乌龟肉适量,煮食。本品有补益精血,祛风湿之功。适用于产后子宫脱垂。

27. 独味芭蕉根治子宫脱垂[11]

制法:芭蕉根 30 克,瘦猪肉 200 克,清水共煮,日 1 剂,食肉汤喝。本品清热止渴、利尿解毒之功。适用于子宫脱垂。

28. 独味茄蒂治子宫脱垂[11]

制法:茄蒂 9 克,清水煎,日 1 剂,代茶频饮。本品有凉血解毒之功。适用于轻度子宫脱垂。

29. 独味棕树心治子宫脱垂[11]

制法:棕树心 15 克,清水煎,日 1 剂,2 次分服。本品有养心安神,收敛止血之功。适用于子宫脱垂。

30. 独味紫荆根治子宫脱垂[11]

制法:紫荆根 12 克,清水煎,日 1 剂,代茶频饮。本品有破瘀活血,消痈解毒之功。适用于子宫脱垂。

31. 独味白背叶根治子宫脱垂[2]

制法:白背叶根 30 克,清水煎,日 2 次。本品有清热利湿,收涩固脱,止痛止血之功。适用于子宫脱垂。

⊙**友情提示**

　　本病为妇科的一种常见病,一般有症状的轻度子宫脱垂者,经保守治疗病情多可好转,痊愈,脱垂较重者,尤其是合并有阴道前后壁脱出者,保守治疗效果欠佳,往往须行手术治疗。患者预防调护方面,应注意加强营养,适当安排休息和工作,避免重体力劳动,保持大便通畅,积极治疗慢性咳嗽、便秘、盆脱内大肿瘤或大量腹水等疾病。加强产后护理,避免产后过早参加重体力劳动。

六十五、带 下 病

　　带下病是指妇女从阴道里流出来一种少量带有黏性的白色液体,无气味。若其量、色、气味异常,并伴有某些症状者,多见于阴道炎、宫颈炎、盆腔炎、宫颈糜烂等疾病。其中,带下量明显增多者称带下过多,带下量明显减少者称带下过少。中医认为,素体脾虚、水湿内生,或肾阳虚衰,气化失常,水湿内停,或肝郁侮脾、肝火挟脾湿下注,或房事不洁等以致感受湿邪,均可使任脉不固,带脉失约而致带下过多。肝肾亏虚,血枯瘀阻、阴液不足不能润泽阴户,则可致带下过少。

　　1. 独味龙眼根皮治带下病[11]

　　制法: 龙眼根皮(去外层栓皮)60 克,猪瘦肉 100 克,白酒适量。将龙眼根皮切碎,加酒炒焦,加猪肉和清水,文火炖烂,日 1 剂。2 次分服,吃肉喝汤。本品有补益心脾,养血安神,收敛止血之功。适用于白带过多。

　　2. 独味佛手治带下病[14]

　　制法: 佛手 15～30 克,猪小肠 150 克,清水共煎,日 1 剂,2 次分服,食肠喝汤。本品有行气止痛,化痰止咳之功。适用于白带异常。

使用注意：阴虚有火、无气滞者慎用。

3. 独味韭菜子治带下病[14]

制法：韭菜子250克，加醋煮沸，焙干，研细末，炼蜜为丸，如梧子大，每服30丸，空腹温酒送下，日2次。本品有补肝肾，暖腰膝，壮阳固精之功。适用于肾虚带下清稀。

使用注意：阴虚火旺者忌服。

4. 独味硫黄治带下病[14]

制法：硫黄粉适量，鸡蛋1只，将鸡蛋戳一小孔，放入硫黄0.03～0.3克，调匀，封好蛋孔，蒸熟去壳服食，每晚1次，连服3～6次。本品有温阳祛湿止带之功。适用于寒湿带下。

使用注意：阴虚阳亢及孕妇忌用。

5. 独味莲房治带下病[14]

制法：莲房适量，烧存性，研为细末，每服3～6克，日2次，用温开水送服。本品有消瘀止血，清热利湿之功。适用于脾虚带下、兼有湿热者。

6. 独味白矾治带下病[14]

制法：白矾2克，取鸡蛋2只，先将其各戳一小孔，倒出鸡蛋清少许，再将白矾研末放入鸡蛋中拌匀，用8层湿草纸封鸡蛋口，细线固定后放在青瓦上，微火焐熟，每晚吃鸡蛋2只。本品有收敛止带，解毒燥湿之功。适用于老年性带下病。

使用注意：阴虚胃弱、无湿热者忌服。

7. 独味乌梅治带下病[14]

制法：乌梅30克，炒焦、研细末，每日早晨空腹服6克。本品有收敛止带之功。适用于白带过多。

8. 独味鳖甲治带下病[14]

制法：鳖甲9克，用瓦片焙黄研为细末，兑入过量黄酒中调匀饮服，日1剂。本品有养阴清热，软坚散结之功。适用于肾亏所致的妇女带下量多、淋漓不断、腰酸等症。

使用注意：脾胃阳衰、食减便溏者或孕妇慎服。

9. 独味鹿角霜治带下病[14]

制法：鹿角霜 30 克,研细末,每次 6～9 克,早晚水酒各半冲服。本品有补肾温阳,强精活血之功。适用于带下色白量多、属下焦虚寒者。

使用注意：阴虚阳元者忌服。

10. 独味鹿茸治带下病[14]

制法：鹿茸适量,研细末,每次 1～3 克,温开水冲服,日 1 次。本品有壮元阳,补气血,益精髓,强筋骨之功。适用于白带过多、色白清稀属冲任虚寒、带脉不固者。

使用注意：阴虚阳元者忌服。

11. 独味益母草治带下病[14]

制法：益母草适量,花开时采的,阴干研为细末,每服 6 克,温开水送服,日 2 次。本品有活血祛瘀,利湿止带,清热解毒之功。适用于湿毒瘀热阻滞之赤白带下。

使用注意：孕妇忌用,气虚、阴虚、脾虚便溏者慎用。

12. 独味栗子治带下病[14]

制法：栗子 130 克,加红糖 30 克,清水炖,日 1 剂,2 次分服。本品有补脾健胃,补肾强筋,活血止血之功。适用于白带过多、腰背酸痛。

13. 独味海螵蛸治带下病[14]

制法：海螵蛸适量,炒黄,研末,每次 6～9 克。早晚水酒各半冲服。本品有收敛止血,涩精止带之功。适用于白带量多。

14. 独味藕治带下病[11]

制法：藕 250 克,洗净,切碎,与白糖 125 克,放砂锅内,加水 1 000 毫升煮至 300 毫升,去渣服,每服 150 毫升,日 2 次,日 1 剂,连服 7 日。本品有健脾开胃,止泻固精之功。适用于白带异常。

15. 独味松叶治带下病[11]

制法：鲜松叶 500 克,水浓煎,去渣,取约 2 碗药汁,次晨兑糖后服 1 碗,晚上再服 1 碗。本品有祛风燥湿,杀虫止痒之功。适用

16. 独味凤眼草治带下病[11]

制法：凤眼草 60 克，清水煎，日 1 剂，2 次分服，亦可焙干研末，每服 9 克，日 2 次。红糖调服。本品有止血止带之功。适用于带下病。

17. 独味凤仙花治带下病[11]

制法：凤仙花梗适量，切碎，每用 10 克，鲜品 30 克，清水煎，日 1 剂，代茶频饮。本品有祛风活血，消肿止痛之功。适用于带下病。

18. 独味香榧子治带下病[11]

制法：香榧子 30 克，加红糖 20 克，共清水煎，日 1 剂，2 次分服。本品有清肝明目，镇肝泻火之功。适用于赤白带下。

使用注意：本品有散瞳仁之弊，虚性目疾忌用。

19. 独味黄毛耳草治带下病[11]

制法：黄毛耳草 30～60 克，清水煎，日 1 剂，2 次分服。本品有清热解毒，祛湿通络之功。适用于带下病之红崩白带。

20. 独味侧柏叶治带下病[11]

制法：侧柏叶 30 克，炖黄酒 2 碗，分 2 日温服。本品有凉血止血之功。适用于带下病。

使用注意：出血而有瘀血者慎用。

21. 独味瓜蒌皮治带下病[11]

制法：瓜蒌皮 10 克，清水煎，日 1 剂，2 次分服。本品有清热化痰，利气宽胸之功。适用于崩中带下。

使用注意：寒饮、脾虚便溏者忌用。

22. 独味赤芍治带下病[11]

制法：赤芍 15 克，清水煎，日 1 剂，2 次分服。本品有行瘀止痛，凉血消肿之功。适用于带下病。

使用注意：血虚者慎用。

23. 独味败酱草治带下病[11]

制法：败酱草 15 克，清水煎，日 1 剂，代茶频饮。本品有清热解毒,祛瘀止痛之功。适用于赤白带下。

使用注意:气虚、血虚而无实热瘀滞者切勿滥用。

24. 独味蒲黄花粉治带下病[11]

制法:蒲黄花粉9~15克,清水煎,日1剂,代茶频饮。本品有凉血止血,活血消瘀之功。适用于白带量多。

使用注意:孕妇和阴虚内热而无瘀滞者宜慎用。

25. 独味蜂房治带下病[11]

制法:蜂房(焙枯,研末),每次0.2克,温黄酒送服,日2次。本品有攻毒消肿之功。适用于五色带下。

使用注意:气虚血弱者慎用。

26. 独味仙鹤草治带下病[11]

制法:仙鹤草根芽50克,清水煎,浓缩为1克1毫升浓度,用药液泡过带线消毒棉珠塞入阴道,保留12小时,日1次。另用仙鹤草30克,清水煎,日1剂,代茶频饮。本品有收敛止血,解毒消肿,杀绦虫之功。适用于赤白带下。

27. 独味白胡椒子治带下病[11]

制法:白胡椒子10克,略焙干,研细末,取鸡蛋1只开1小孔,加入胡椒子末1克,再用适量面粉加水调好,包在蛋外蒸熟,剥壳后食,每日1次,10日为1个疗程。本品有下气温中之功。适用于白带异常。

28. 独味治丹参带下病[11]

制法:丹参15克,与猪瘦肉100克,清水共煮熟(去丹参、不放盐),食肉喝汤。本品有活血化瘀,凉血宁心之功。适用于红崩白带。

29. 独味何首乌治带下病[11]

制法:何首乌50克,与鸡蛋2只一起加清水煎煮至蛋熟,剥去壳再煮片刻,去渣食蛋喝汤,日1剂,2次分服。本品有补血生精,通便解毒之功。适用于肾气不足之白带。

使用注意:便溏及有湿痰者忌用。

30. 独味韭菜根治带下病[11]

制法：韭菜根 50 克，与鸡蛋 2 只，清水同煮，蛋熟，食蛋饮汤，日 1 剂，2 次分服。本品有温中，行气散瘀之功。适用于肾气不足所致的白带。

使用注意：阴虚内热及疮疡者忌服。

⊙**友情提示**

本病以带下增多为主要症状，临床必须辨证与辨病相结合进行诊治，并针对病因治疗以提高疗效。带下过多经及时治疗多可痊愈，预后良好。预防本病，应保持外阴清洁干爽。勤换内裤，注意经期、产后卫生，禁止盆浴。经期勿冒雨涉水和久居阴湿之地，以免感受湿邪。具有交叉感染的患者，在治疗期间需禁止性生活，性伴侣应同时接受治疗，禁止游泳和使用公共洁具，定期进行妇科普查，发现病变及时治疗。平时应注意调节情志，保持良好的心理状态，饮食宜清淡，不宜过食肥甘或辛辣之品，以免滋生湿热。

六十六、产 后 缺 乳

产后缺乳又称为"乳汁不行""乳汁不下"。是指妇女分娩 3 天以后即哺乳期间，乳汁分泌过少或全无乳汁的疾患，临床主要表现为产妇在哺乳期中，乳汁甚少，不足以喂养婴儿；或全无乳汁，亦有原本乳汁正常，情志过度刺激后突然缺乳者。中医认为本病有虚实之分。

1. 独味三白草根治缺乳[2]

制法：三白草根 30 克，猪前蹄 1 只，加清水炖烂服，食肉喝汤，日 1 剂，连服 2～3 剂。本品有清热解毒，利水除湿之功。适用于产后乳汁不足。

2. 独味山海螺治缺乳[11]

制法：山海螺 60 克，猪蹄 1 只，加清水炖烂，日 1 剂，2 次分服。本品有滋养强壮,解毒消肿,祛痰催乳之功。适用于乳汁不足。

3. 独味冬葵根治缺乳[4]

制法:冬葵根 60 克,猪瘦肉 90 克,加清水共炖烂,加食盐少许,日 1 剂,2 次分服。本品有利尿下乳,补中益气之功。适用于乳汁不足。

4. 独味地龙治缺乳[4]

制法:鲜地龙 50 克,红糖、糯米酒酿适量,将地龙洗净焙干,研细末,再将红糖、米酒煮开,冲地龙末服,日 1 剂,1 次分服,连服 2～3 次。本品有清热镇痉,舒筋活络之功。适用于缺乳。

5. 独味地锦草治缺乳[4]

制法:地锦草 20 克,猪前蹄 1 只,甜酒 60 毫升,将地锦草与猪蹄共炖烂、去药渣,加甜酒煮开,日 1 剂,2 次分服。本品有清热利湿,凉血止血之功。适用于乳汁不足。

6. 独味南瓜子治缺乳[4]

制法:生南瓜子 30 克,去壳取仁(不必炒)捣烂如泥,加白糖少许,开水冲,早晚空腹各服 1 次,连服 3～5 日。本品有补中益气,驱绦虫之功。适用于缺乳。

7. 独味铁苋菜治缺乳[4]

制法:鲜铁苋菜 30 克,鲫鱼(250 克左右),清水煎铁苋菜,去渣,入鱼再煮熟,加盐少许,吃鱼喝汤,日 1 剂。本品有清热解毒,凉血止血之功。适用于缺乳。

8. 独味萱草根治缺乳[4]

制法:萱草根 60 克,猪前蹄 1 只,清水共炖烂(去浮油),食肉喝汤,日 1 剂,2 次分服。本品有清热利湿之功。适用于乳汁不足。

9. 独味花生米治缺乳[4]

制法:花生米 90 克,猪前蹄 1 只,加清水共炖烂,日 1 剂,2 次分服,隔日 1 次,连服 3～5 次。本品有补脾润肺,补中益气之功。适用于乳汁不足。

使用注意：体寒湿滞及肠滑便泄者不宜服。

10. 独味棉花子治缺乳[4]

制法：棉花子 10 克，打碎，加黄酒 15 毫升，清水适量，共煎服，日 1 剂，2 次分服。本品有强腰膝，暖胃催乳之功。适用于缺乳。

11. 独味黑芝麻治缺乳[4]

制法：黑芝麻 30 克，炒香，研碎，加白糖适量，热米汤冲服，日 1 次，连服 5～7 日。本品有滋补肝肾，养血润肠，通乳之功。适用于乳汁分泌不足。

12. 独味锦鸡几根治缺乳[4]

制法：锦鸡几根（去粗皮）50 克，猪蹄 1 只，加清水共炖烂，日 1 剂，2 次分服。本品有补气益肾，活血祛风之功。适用于乳汁不足。

13. 独味薜荔果治缺乳[4]

制法：鲜薜荔果 60 克，猪前蹄 1 只，黄酒清水各半同炖烂，喝汤吃肉，日 1 剂，2 次分服。本品有补肾固精，活血消肿。安胎下乳之功。适用于乳汁不足。

14. 独味紫河车治缺乳[11]

制法：紫河车 1 只，去膜洗净、慢火炒黄，研为细末，每服 0.5～1 克，日服 3 次。本品有补气养血，益精之功。适用于乳汁不足。

15. 独味赤小豆治缺乳[13]

制法：赤小豆 250 克，煮汤成浓汁，每日早晚 2 次服用，日 1 剂，连服 3～5 日。本品有健脾利水，清热利湿，通乳之功。适用于缺乳。

16. 独味王不留行治缺乳[11]

制法：王不留行 6～9 克，清水煎，日 1 剂，代茶频饮。本品有清热解毒，通经下乳之功。适用于乳汁缺乏属气滞者。

使用注意：中病即止、久服耗气伤阴。

17. 独味黄芪治缺乳[2]

制法：黄芪 15 克，猪蹄 1 只（250 克左右），清水共煮烂喝汤食肉，日 1 剂，分次服食。本品有益气养血利水消肿之功。适用于气血不足之缺乳。

18. 独味鲫鱼治缺乳[13]

制法：活鲫鱼 200 克，猪蹄 1 只（250 克左右），清水共炖烂，日 1 剂，2 次分服。本品有温中补虚，健脾利水之功。适用于缺乳。

19. 独味章鱼治缺乳[13]

制法：章鱼 150 克，母猪脚 2 只，将猪脚斩碎，清水共煮汤，服食，日 1 剂，2 次分服。本品有养血益气之功。适用于缺乳。

使用注意：有荨麻疹病史者不宜服。

20. 独味豆腐治缺乳[13]

制法：豆腐 150 克，红糖 30 克，清水共煮熟后加黄酒 30 毫升，食之，日 3 次。本品有益气和中，生津润燥，清热解毒之功。适用于缺乳。

21. 独味豌豆治缺乳[13]

制法：干豌豆 60 克，红糖适量，将豌豆加清水，大火烧开，文火炖至酥烂，入红糖，至糖溶化，日 1 剂，2 次分服。本品有和中下气利小便之功。适用于缺乳。

22. 独味虾米治缺乳[13]

制法：干虾米 150 克，黄酒适量，用黄酒将虾米炖烂，然后兑入熬好的猪蹄汤服食，日 1 剂，分次服食。本品有补肾壮阳，通乳托毒之功。适用于缺乳。

23. 独味无花果治缺乳[11]

制法：无花果 60～120 克，猪蹄 1 只（250 克左右），加清水适量，文火共炖至烂熟，加食盐少许服食，日 1 剂，分次服食。本品有健胃清肠，消肿解毒之功。适用于无乳。

24. 独味漏芦治缺乳[11]

制法：漏芦 12 克，加清水 500 毫升，共煎，去渣，入鸡蛋 2 只煎沸，食蛋喝汤，日 1 剂，2 次分服。本品有清热解毒，消肿排脓之功。适用于缺乳气血虚证。

⊙ 友情提示

加强对产妇产后缺乳的预防和调护，孕期做好乳头护理，发现有乳头凹陷者应经常提拉乳头，并用肥皂洗乳头，防止乳头皲裂而造成哺乳困难。孕期有贫血，营养不良者，应及时纠正。产后应防止大出血，加强产后营养，保证高蛋白质和维生素的摄入量，多吃新鲜蔬菜、水果以及充足的汤水。若情志抑郁、肝气不疏等引起的经脉涩滞，乳汁不行者，应先安定神志、疏理肝气、调畅气机，不要马上吃大补的食物。产后即应早期哺乳，定时哺乳以促进乳汁分泌。

六十七、回　乳

回乳又名断乳，是人为用药物中断乳汁分泌。如产妇不欲哺乳，或乳母体质虚弱不宜授乳，或已到断乳之时，或人流后，可予回乳。若不回乳，任其自退，往往可致回乳不全、月经失调，甚者数年后仍有溢乳或继发不孕，所以务必用药尽快退乳，限制乳汁分泌，中药在促进回乳方面有其独到的效果。

1. 独味大麦芽治回乳[14]

制法：大麦芽 30～60 克，清水煎，日 1 剂，代茶频饮。本品有益气调中，宽中下气之功。适用于回乳时乳房胀痛。

2. 独味花椒治回乳[14]

制法：花椒 15 克，红糖 60 克，清水 600 毫升，浸泡 15 分钟后，煎成 300 毫升，加入红糖，于断奶当日 1 次服下，日服 1 次，连服 3 次。本品有中散寒，行气止痛之功。适用于回乳。

3. 独味枇杷叶治回乳[14]

制法：老枇杷叶 60 克，将枇杷叶去毛，切碎，加清水煎 2 次，分 3 次服完，日 1 剂，服至乳汁停止分泌。本品有清肺止咳，降逆止呕之功。适用于回乳。

使用注意：寒嗽及胃寒呕逆者慎用。

4. 独味莱菔子治回乳[14]

制法：莱菔子(炒)30 克，清水煎，日 1 剂，2 次温服，连用 2～3 日。本品有消食除胀，祛痰下气之功。适用于回乳。

使用注意：气虚而无食积、痰滞者慎用。

5. 独味淡豆豉治回乳[11]

制法：豆豉 250 克，清水煎，服 300 毫升，余液洗乳房，干后再洗，保持湿润，日 1 剂。本品有宣肺解表，和中清热之功。适用于回乳乳胀。

6. 独味牡荆子治回乳[1]

制法：牡荆子 15 克，研细末，用温开水加黄酒各半调服，日 1 剂。本品有祛风化痰，下气止痛之功。适用于回乳。

7. 独味芒硝治回乳[14]

制法：芒硝 200 克(炎热季节用 300 克)，将其用纱布包好，分置于两侧乳口，用胸带固定，经 24 小时(天热 12 小时)取下，如 1 次未见效，可继续用第 2 次。本品有软坚下结，泻火消痰之功。适用于回乳。

8. 独味番泻叶治回乳[14]

制法：番泻叶 4 克，沸水 200～400 毫升冲泡，10 分钟后分 2～3 次饮服，日 1 剂，短则 3 天。长则 7 天可获疗效。本品有泻热导滞之功。适用于回乳。

使用注意：服药期间可能有轻度腹痛、便稀、脾胃虚弱者忌用。

9. 独味神曲治回乳[14]

制法：神曲 120 克，略炒，研细末，每次用温黄酒调服 6 克，日

2 次。本品有健脾和胃,消食调中之功。适用于回乳。

使用注意:脾阴虚、胃火盛者不宜用。

10. 独味蒲公英治回乳[14]

制法:蒲公英 15 克,清水煎 2 次,所得药液分 2~3 次服,日 1 剂。本品有清热解毒,利尿散结之功。适用于回乳。

11. 独味大豆浆治回乳[14]

制法:浓豆浆 1 碗,加砂糖适量,调匀温服,日 1 次。本品有补益脾胃,健身宁心之功。适用于回乳。

12. 独味大葱白治回乳[3]

制法:大葱白 3 个,煮成半生半熟吃,日 1 剂。本品有通阳宣痹之功。适用于回乳。

13. 独味苎麻皮治回乳[11]

制法:苎麻皮 30~45 克,清水煎,日 1 剂,2 次分服。本品有清热利尿,祛风解毒之功。适用于回乳。

14. 独味丝瓜瓤治回乳[11]

制法:丝瓜瓤适量,清水煎,日 1 剂,2 次分服。本品有清热化痰,凉血解毒之功。适用于回乳。

15. 独味小麦麸治回乳[11]

制法:小麦麸 60 克,炒黄,兑红糖 30 克混合,炒匀,2 日分服,日服 2 次。本品有养心益肾,调中去热之功。适用于回乳。

16. 独味三七治回乳[3]

制法:三七粉 24 克,食醋 180 毫升(三七粉每次服 4 克,食醋每次 30 毫升,日服 3 次),服药 2 天后,乳汁可减少大半。为巩固疗效可处以炒三楂、木瓜、乌梅、白芍、酸枣仁等药煎汤,代茶频饮,2 剂后乳汁止。三七有止血化瘀,消肿定痛之功,适用于回乳。

◉友情提示

回乳最好选择在春秋两季进行,避开夏季断奶前要做好婴儿的饮食准备,婴儿 6 个月大时可逐渐增加辅食,由少到多,由稀到干,让孩子逐渐养成吃的习惯,为断奶打下基础。乳母的饮食要清淡,宜多食消导食品。在回乳过程中,乳母忌食鸡、鸭、鱼肉减少各种荤性汤类,少饮水,要注意预防乳腺炎的发生。

六十八、产 后 腹 痛

产后腹痛是指产妇分娩之后,出现下腹坠胀疼痛,阴道时下恶露为主要特征,临床主要表现为新产后至产褥期内出现小腹部阵发性剧烈疼痛,或隐隐作痛,多日不解,不伴寒热,常伴有恶露量少,色紫暗有块,排出不畅。或恶露量少,色淡红。属中医学"儿枕痛"范畴。

1. 独味艾叶治产后腹痛[14]

制法:陈艾叶 1 000 克,焙干捣碎,敷于脐上以绢覆住,热水袋温之,待口中艾气出痛自止。本品有温中止痛,理气活血,逐寒湿之功。适用于产后感寒腹痛。

2. 独味泽兰治产后腹痛[14]

制法:泽兰叶 30～60 克,红糖适量,共清水煎服,日 1 剂,2 次分服。本品有活血祛瘀,行水消肿之功。适用于瘀血阻滞所致的产后腹痛。

3. 独味延胡索治产后腹痛[14]

制法:延胡索适量,研细粉,每次服 1.5 克,黄酒送下,每隔 4 小时服 1 次。本品有活血化瘀,行气止痛之功。适用于气滞血瘀之产后腹痛。

使用注意:气虚、血虚所致诸痛慎用。

4. 独味五灵脂治产后腹痛[14]

制法:五灵脂适量,将其置锅内加热,随炒随加米醋拌匀,待嗅到药味后,取出研细末,每服 6 克,黄酒送下,日服 3 次。本品有活血祛瘀,止痛止血之功。适用于产后腹痛。

使用注意:血虚无瘀者忌用。

5. 独味鹿角霜治产后腹痛[14]

制法：鹿角霜 30 克，研细末，黄酒、清水各半煎服，日 1 剂，3 次分服。本品有补虚助阳，和血调气之功。适用于产后腹痛属虚寒者。

6. 独味柞木根皮治产后腹痛[11]

制法：鲜柞木根皮 60 克，洗净，切碎，置瓦罐内加水 1 000 毫升，煎 20～30 分钟，去渣，取汁浓缩至 300～400 毫升，温服（餐前服 1 次，隔 4 小时再服 1 次）。本品有除热燥湿之功。适用于产后腹痛。

7. 独味小白菜治产后腹痛[11]

制法：小白菜 500 克，阴干，加清水 3 000 毫升，煎数沸，热服 500 毫升，余液倒入盆内，令产妇坐其上先熏后洗。本品有和中滑肠之功。适用于产后腹痛。

8. 独味冬瓜皮治产后腹痛[11]

制法：冬瓜皮 60 克，清水煎，兑冰糖适量温服。本品有利水消肿之功。适用于产后瘀积腹痛、面浮。

使用注意：因营养不良而致虚肿者慎用。

9. 独味柑子皮治产后腹痛[11]

制法：柑子皮 15 克，与酒 50 毫升，共清水煎服，日 1 剂，3 次分服。本品有理气调中之功。适用于产后水肿、胃气痛。

10. 独味干芹菜治产后腹痛[11]

制法：干芹菜全株 60 克，清水煎，兑糖和半酒各半，空腹服，日 1 剂。本品有清热利湿，平肝凉血之功。适用于产后腹痛。

11. 独味桃子治产后腹痛[11]

制法：经霜未落的桃子 7 个，清水煎服，日 1 剂，代茶频饮。本品有生津润肠，活血消积之功。适用于产后少腹痛。

12. 独味菱壳治产后腹痛[11]

制法：老菱壳 250 克，清水煎，兑砂糖 30 克，日 1 剂，顿服。本品有利尿通乳，止消渴，解酒毒之功。适用于产后腹痛。

13. 独味木瓜根治产后腹痛[11]

制法：木瓜根 120 克，加清水 1 000 毫升煎至 500 毫升，日 1 剂，2 次分服。本品有清暑解毒，舒肝止痛之功。适用于产后腹痛。

14. 独味鳖甲治产后腹痛[11]

制法：鳖甲适量，醋制 3 次，黄酒煎，每次 9 克，日 1 剂。本品有滋阴清热，软坚散结之功。适用于产后腹痛。

使用注意：阳虚无热、胃弱呕吐、脾虚泄泻等症均当忌用。

15. 独味芭蕉根治产后腹痛[11]

制法：芭蕉根 120 克，洗净，清水煎，日 1 剂，2 次分服。本品有清热止渴，利尿解毒之功。适用于产后腹痛。

使用注意：胃弱脾弱、肿毒系阴分者禁用。

16. 独味金橘根治产后腹痛[11]

制法：金橘根 12 克，黄酒，清水各半煎服，日 1 剂，2 次分服。本品有行气散结，舒筋活络之功。适用于产后腹痛。

17. 独味密蒙花根治产后腹痛[11]

制法：密蒙花根 12 克，清水煎服，日 1 剂，3 次分服。本品有祛风凉血，润肝明目之功。适用于产后腹痛。

18. 独味鱼腥草治产后腹痛[11]

制法：鱼腥草 60 克，黄酒、清水各半煎服，日 1 剂，2 次分服。本品有清热解毒，利尿通淋之功。适用于产后腹痛。

19. 独味土鳖虫治产后腹痛[11]

制法：土鳖虫 3～9 克，清水煎服，日 1 剂，代茶频饮。本品有破瘀血，续筋骨之功。适用于产后腹痛。

使用注意：出血病患者禁用。

20. 独味羌活治产后腹痛[11]

制法：羌活 60 克，黄酒、清水各半煎，日 1 剂，2 次分服。本品有散表寒，祛风湿，利关节之功。适用于产后腹痛。

使用注意：血虚动风、阴虚发热者忌用。

21. 独味甘薯治产后腹痛[11]

制法：甘薯 1 只，紫火内煨成炭（存性）研细末，黄酒送服。本品有补脾益胃，解毒消痈之功。适用于产后腹痛，服用去瘀行气药不效者。

22. 独味花蕊石治产后腹痛[11]

制法：花蕊石 9 克，煅、研细末，开水冲服，日 1 次，本品有化瘀止血之功。适用于产后恶露不下，腹痛拒按者。

使用注意：凡无瘀滞者忌服。

23. 独味郁金治产后腹痛[11]

制法：郁金 10 克，烧（存性）研为末，米醋 30 毫升冲服，日 1 次。本品有行气解郁，清热凉血之功。适用于产后血气上冲、胸腹疼痛。

使用注意：阴虚失血及无气滞血瘀者忌用。

24. 独味苋菜籽治产后腹痛[11]

制法：苋菜籽适量，炒黄，研细末，每服 10 克，用红糖开水冲服，日服 2 次。本品有清肝明目，通利二便之功。适用于产后腹痛。

使用注意：忌辛辣生冷食物。

25. 独味白胡椒治产后腹痛[11]

制法：白胡椒 3 克，研细末，每服 3 克，日服 2 次。本品有下气温中，祛痰，健胃之功。适用于产后腹痛。

使用注意：阴虚有热、湿热实火者均忌用。

26. 独味百草霜治产后腹痛[11]

制法：百草霜 12 克，研细末，加红糖 30 克，调匀，开水送服，日 1 次。本品有止血止泻，消肿消积之功。适用于产后腹痛。

使用注意：阴虚火燥、咳嗽肺损者忌用。

27. 独味老丝瓜治产后腹痛[11]

制法：老丝瓜适量。烧炭（存性），研为细末，黄酒冲服，每服 10 克，日服 2 次。本品有通经活络，清热化痰之功。适用于产后腹痛。

28. 独味棉花子治产后腹痛[11]

制法：棉花子适量,焙枯、研细末,每服 9 克,冰糖适量开水泡服,日 2 次。本品有温肾补虚,止血止痛之功。适用于产后腹痛。

29. 独味马齿苋治产后腹痛[11]

制法：鲜马齿苋适量,洗净捣烂,取汁 100 毫升,加冷开水 100 毫升,兑入白糖顿服,日 2 次。本品有清热解毒,散血消肿之功。适用于产后腹痛。

使用注意：凡脾胃虚寒、肠滑作泄者勿用。

30. 独味白菊花根治产后腹痛[11]

制法：白菊花根 3 个,洗净,捣汁,开水兑红糖适量泡服。本品有疏风清热,消肿止痛之功。适用于产后腹痛。

◉友情提示

本病是妇女产后常见病症,孕妇分娩后由于子宫收缩复旧作用,小腹呈阵阵作痛,于产后 1~2 日出现,持续 2~3 日自然消失,属于正常生理现象,一般不需特殊治疗。但腹部阵痛加剧,难以忍受,或腹痛绵绵,疼痛不已,影响产妇健康者,则为病态,应予以积极治疗,大多能缓解或痊愈,产后应消除恐惧和精神紧张,注意保暖,避免受寒,饮食宜清淡,少吃生冷食物,保持大便通畅,产妇不要卧床不动,经 2~3 日休息后体质尚好,应及早起床活动,并按照体力渐渐增加活动量。产后 3 个月内禁止房事。腹痛时忌滥服抗生素以及止痛药。

六十九、产后尿潴留

产后尿潴留是指新产后膀胱内有尿而不能排出,小腹胀急疼痛。多发生于产后 3 日内,亦可发生于产褥期中,以初产妇、难产、滞产及手术助产者多见。是产后常见疾病之一。本病属中医学

"产后小便不通""产后癃闭"范畴。

1. 独味全栝楼治产后尿潴留

制法：全栝楼 60 克,加清水 5 000 毫升,煎至 400 毫升,待不烫手时坐浴,约 30 分钟,以汗出为佳。本品有清热化痰,宽胸散结,消痈肿,润肠燥之功。适用于产后尿潴留。

2. 独味蝉蜕治产后尿潴留

制法：蝉蜕(去头足)9 克,红糖 20 克,加清水 600 毫升,煎至 400 毫升,去渣,加入红糖溶化 1 次服完,如 5～6 小时内仍未小便,可照方再服 1 剂。本品有疏散风热,透疹止痒,熄风止痉之功。适用于产后尿潴留。

3. 独味车前草治产后尿潴留

制法：车前草 30 克,清水煎服,日 3 次。本品有利水清热,明目祛痰之功。适用于产后尿潴留。

4. 独味梨汁治产后尿潴留

制法：梨适量,人乳 1 杯,将梨切碎榨取汁 1 杯,同人乳共饮,早晚各饮 1 次。本品有清热降火,解毒利尿之功。适用于产后尿潴留。

5. 独味血余炭治产后尿潴留

制法：血余炭 10 克,将血余炭研为细末,温黄酒适量送服,日 1 剂,1 次服。本品有止血消瘀,利尿之功。适用于产后尿潴留。

6. 独味葱白治产后尿潴留[14]

制法：葱白适量,捣烂炒热,布包熨脐部,凉后用暖水袋加温,用此法,立见功效。本品有温经通阳,祛痰利尿之功。适用于气虚寒阻致产后尿潴留。

7. 独味小茴香治产后尿潴留[14]

制法：小茴香适量,炒热,布包温熨下腹部。本品有温阳散寒,理气止痛之功。适用于产后尿潴留。

8. 独味大蒜治产后尿潴留[14]

制法：大蒜适量,捣烂炒热,布包熨脐部,凉后用暖水袋加温,本品有温经通阳,解毒通窍之功。适用于产后尿潴留。

9. 独味白芥子治产后尿潴留[14]

制法:白芥子 6 克,将其泡于 30℃ 温水中搅拌成泥状,外敷少腹膀胱胀满部位 10～15 分钟。本品有利气豁痰,温中散寒,通络止痛之功。适用于产后尿潴留。

10. 独味滑石粉治产后尿潴留[14]

制法:滑石粉 50～60 克,以沸水浸泡至水温适宜,将其搅匀后稍作沉淀。取混浊液 200～250 毫升,1 次服完,视病情需要可每天服 1～2 次。本品有利于通淋之功。适用于产后尿潴留。

11. 独味高粱根治产后尿潴留[11]

制法:高粱根 3～5 个,清水煎,兑入红糖 30～60 克,日 1 剂,1 次服完。本品有平喘,利尿,止血之功。适用于产后尿潴留。

12. 独味过路黄治产后尿潴留[11]

制法:过路黄 60～100 克,洗净、切成短节,清水煎,连服数次。本品有清热解毒,利尿排石之功。适用于产后尿潴留。

13. 独味莱菔子治产后尿潴留[11]

制法:莱菔子 10 克,炒黄研末,清水煎服,日 1 剂,2 次分服。本品有消食除胀,祛痰下气之功。适用于产后尿潴留。

使用注意:气虚而无食积、痰滞者慎用。

14. 独味知母治产后尿潴留[11]

制法:知母 30 克,清水煎,餐前服,日 1 剂。本品有滋阴降火,润燥滑肠之功。适用于产后尿潴留。

使用注意:脾胃虚寒、大便溏泻、肾气亏虚者忌用。

15. 独味菠菜籽治产后尿潴留[11]

制法:菠菜籽 15 克,清水煎,日 1 剂,代茶频饮。本品有开通关窍,利肠胃之功。适用于产后尿潴留。

16. 独味蒲草根治产后尿潴留[11]

制法:蒲草根 30 克,清水煎服,日 1 剂,代茶频饮。本品有清热利尿之功。适用于产后尿潴留。

17. 独味地肤子治产后尿潴留[11]

制法：地肤子 30 克,清水煎浓汁,日 1 剂,3 次分服。本品有利尿通淋,祛湿止痒之功。适用于产后尿潴留。

18. 独味金钱草治产后尿潴留[11]

制法：金钱草 30 克,清水煎浓汁温服,日 1 剂,2 次分服。本品有除湿利胆,利水通淋,清热解毒之功。适用于产后尿潴留。

19. 独味路路通治产后尿潴留[11]

制法：路路通 7 枚,清水煎服,日 1 剂,2 次分服。本品有祛风通络,利水除湿之功。适用于产后尿潴留。

20. 独味大麦芽治产后尿潴留[11]

制法：大麦芽适量,微炒、研末、开水送服,每次 9 克,日 3 次。本品有益气调中,宽中下气之功。适用于产后尿潴留。

21. 独味水蛭治产后尿潴留[11]

制法：水蛭适量,在新瓦上焙黄,研细末,每服 9 克,黄酒送服,日 1 次。本品有破血逐瘀,散症通经之功。适用于实证致产后尿潴留。

使用注意：体弱血虚、无瘀血蓄积者忌用。

22. 独味橘红治产后尿潴留[11]

制法：橘红 6 克,研细末,日分 2 次,空腹,温黄酒送服。本品有消痰利气,宽中散结之功。适用于产后尿潴留。

23. 独味鼠妇治产后尿潴留[11]

制法：鼠妇 7 个,炙研细末,日 1 次,黄酒送下。本品有破血利水,解毒止痛之功。适用于产后尿潴留。

24. 独味山羊角治产后尿潴留[11]

制法：山羊角适量,磨酒,每日早、晚各服 2 杯。本品有平肝熄风,清热镇惊之功。适用于产后尿潴留、虚肿。

25. 独味紫苏子治产后尿潴留[11]

制法：紫苏子 60 克,捣烂,开水冲服,日 1 次。本品有下气消痰,润肺宽肠之功。适用于产后尿潴留、少腹胀痛。

使用注意：气虚久嗽、阴虚喘逆、脾虚便滑者皆不可用。

26. 独味冬瓜汁治产后尿潴留[11]

制法：冬瓜汁 1 杯，与蜂蜜 1 杯同调服，日 1 次。本品有清热利水，解毒生津之功。适用于产后尿潴留。

27. 独味满天星治产后尿潴留[11]

制法：满天星 30 克，清水煎服，日 1 剂，代茶频饮。本品有清热解毒，利尿消肿之功。适用于产后尿潴留。

28. 独味青蒿治产后尿潴留[11]

制法：鲜青蒿 200～300 克，搅细碎，敷脐部，排尿后即可去药。本品有清透虚热，凉血除蒸解暑之功。适用于产后尿潴留。

使用注意：凡产后脾胃薄弱、血虚、内寒作泻及饮食停滞泄泻者勿用。

29. 独味余甘子治产后尿潴留[11]

制法：余甘子幼枝 30 克，食盐少些，捣烂敷脐部。本品清热解毒，化痰止咳之功。适用于产后尿潴留。

30. 独味地龙治产后尿潴留[11]

制法：地龙 6 条，捣烂，敷小腹膀胱处。本品有清热止痉，通经活络，利尿通淋之功。适用于产后尿潴留。

使用注意：脾胃虚弱、大便溏泻者宜慎用。

⊙友情提示

产后尿潴留若经及时治疗，大多可治愈。若延治，膀胱过度膨胀可致破裂，或肌肉失去张力而难以恢复，膀胱积尿过久易感染邪毒而致产后尿淋，严重影响产妇生活及产褥期恢复。因此，对产后尿潴留应该引起重视，积极治疗，加强预防。一般鼓励产妇产后应尽早自解小便，产后 4 小时即让产妇排尿，排尿困难者，应消除产妇紧张怕痛心理，多饮水，鼓励产妇坐起排尿。下腹部按摩或放置热水袋，刺激膀胱肌肉收缩，促使排尿。

七十、先兆流产

先兆流产是指怀孕以后阴道内不时少量下血,或时下时止,或淋漓不断,伴有腰酸下坠或腹胀等症状。临床主要表现为妊娠试验阳性,并见阴道少量出血,时下时止,或淋漓不断,或伴有轻微腰酸,腹胀坠痛。若妊娠试验由阳性转为阴性说明已经流产。中医学将妊娠期间阴道少量出血,时下时止,无腰酸、腹痛,小腹坠胀等现象者称为"胎漏""漏胎",妊娠期间仅有腰酸、腹部坠胀,或阴道有少许出血者称为"胎动不安"。

1. 独味五倍子治先兆流产[14]

制法:五倍子末适量,每次黄酒送服 6 克,日 2 次。本品有收敛固涩,解毒止血之功。适用于孕妇漏胎。

使用注意:表邪未解、滞热泻痢者忌用。

2. 独味艾叶治先兆流产[14]

制法:艾叶 5 克,黄酒、清水各半煎服,日 1 剂,2 次分服。本品有温经止血,暖宫安胎之功。适用于妊娠胎动不安、腰痛,下焦胞宫虚寒所致者尤其适宜。

使用注意:阴虚血热者慎用。

3. 独味荷蒂治先兆流产[14]

制法:荷蒂 1 枚(炙),研为细末,糯米淘汁 1 盏调服。本品有和血安胎之功。适用于妊娠胎动不安。

4. 独味白扁豆治先兆流产[14]

制法:白扁豆生用研细末,米汤调服 30 克,或煮浓汁服,食豆饮汁。本品有和中下气,健脾化湿之功。适用于妊娠误服药、胎动欲堕。

5. 独味香附治先兆流产[14]

制法:香附适量,炒、去皮,研为细末,每次服温开水送服 3 克,日 1 次。本品有理气解郁,止痛调经之功。适用于胎动不安。

6. 独味红参治先兆流产[14]

制法：红参 3～5 克，清水煎，日 1 剂，代茶频饮。本品有补气安胎之功。适用于先兆流产属气血两虚者。

使用注意：肝阳上亢、肺热痰多、火郁内热及湿阻热盛者均忌用。

7. 独味蚕茧治先兆流产[14]

制法：蚕茧适量，炒熟研细末，每次 9～12 克，加砂糖少许调服。本品有止血安胎之功。适用于胎动不安。

8. 独味杜仲治先兆流产[14]

制法：杜仲 50 克，炒研细末，日早、晚各服 6～9 克，白开水送下。本品有补肝肾，强筋骨，暖子宫，安胎气之功。适用于先兆流产属肾虚者。

使用注意：阴虚火旺者当慎用。

9. 独味桑寄生治先兆流产[14]

制法：桑寄生 30 克，清水煎，日 1 剂，代茶频饮。本品有补肾养血安胎之功。适用于先兆流产属肾虚者。

10. 独味葱白治先兆流产[11]

制法：葱白 300 克，清水煎浓，日 1 剂，2 次分服。本品有解表，通阳，解毒之功。适用于胎动下血。

11. 独味竹茹治先兆流产[11]

制法：竹茹 30 克，黄酒、清水各 500 毫升，同煎服，日 1 剂。本品有清热化痰，凉血止呕之功。适用于妊娠跌伤胎。

12. 独味藿梗治先兆流产[11]

制法：藿梗 9 克，清水煎，日 1 剂，代茶频饮。本品有行气化湿，和中止呕之功。适用于胎气不安、心烦欲呕。

13. 独味葡萄根治先兆流产[11]

制法：葡萄根 60 克，清水煎，日 1 剂，代茶频饮。本品有除风湿，续筋，利尿之功。适用于妊娠呕逆、胎动不安。

14. 独味萱草根治先兆流产[11]

制法： 萱草根 10～15 克,清水煎,日 1 剂,代茶频饮。本品有清热利湿,凉血之功。适用于胎动不安。

15. 独味金银花治先兆流产[11]

制法： 金银花 12 克(焙研),秤砣烧红淬水泡服。本品有清热解毒,养血止渴之功。适用于胎热上逼、腹部急痛。

16. 独味赤小豆治先兆流产[11]

制法： 赤小豆适量,研末,黄酒冲服,每次 30 克,日 3 次。本品有利水消肿,解毒排脓之功。适用于孕妇胎漏。

17. 独味莲房治先兆流产[11]

制法： 莲房适量,炒炭(存性),研细末,每服 9 克,日 2 次,黄酒送服。本品有消瘀,止血,去湿之功。适用于漏胎下血。

18. 独味苎麻叶治先兆流产[11]

制法： 苎麻叶 100 克,清水煎汤,加鸡蛋 2 只煮熟,食蛋喝汤,日 1 剂,2 次分服,连服数日。本品有祛风解毒,止血安胎之功。适用于胎动不安。

19. 独味阿胶末治先兆流产[11]

制法： 阿胶末 60 克,糯米 100 克,将糯米煮粥趁热加入阿胶末,日 1 剂,2 次分服。本品有滋阴补血,安胎之功。适用于胎动不安。

使用注意： 脾胃虚弱、呕吐泄泻、痰饮内停以及表证者,均忌用。

20. 独味荞麦治先兆流产[11]

制法： 荞麦 200 克,研粗末,煮粥糊食,日 1 剂,分次食。本品有开胃宽肠,下气消积之功。适用于胎动漏红。

21. 独味三白草根治先兆流产[11]

制法： 三白草根 30～60 克,猪瘦肉 100 克,清水共炖,食肉喝汤,日 1 剂,2 次分服。本品有利水除湿,清热解毒之功。适用于胎动不安。

22. 独味南瓜根治先兆流产[11]

制法：南瓜根 30 克(鲜者 100 克)，与鸡蛋 2 只，清水共煮，日1 剂，食蛋喝汤，2 次分服。本品有利湿热，消肿解毒之功。适用于胎动不安。

23. 独味芭蕉根治先兆流产[11]

制法：芭蕉根 30 克，猪瘦肉 100 克，清水共煮，食肉喝汤，日 1剂，2 次分服。本品有清热止渴，利尿解毒之功。适用于胎动不安。

使用注意：胃弱脾虚、肿毒系阴分者禁用。

⊙**友情提示**

临床先兆流产大多是可以预防的，应提倡婚前、孕前检查，在夫妻双方最佳状态下妊娠，做到未病先防，怀孕后应严禁性生活，特别是怀孕 3 个月以内，不要参加重体力劳动和剧烈运动，避免劳累，保证充足的睡眠，阴道出血量少时，可以适当散步。如阴道出血量多，必须尽快到医院进行诊治，为使肾气充足、气血旺盛，除了注意营养外还可以多吃一些补肾健脾的食品。避免食用可致流产的药物，在安胎过程中，随时注意孕妇全身情况，腹痛、肠道出血及妊娠反应等，应及时去医院检查。

七十一、不 孕 症

不孕症指夫妻同居两年以上未经避孕而不能怀孕的症状，婚后未避孕而从未妊娠者，称原发性不孕。曾有过妊娠而后未避孕连续 2 年不孕者，称继发性不孕。夫妇一方有先天或后天解剖生理缺陷无法纠正而不能受孕者，称绝对不孕，夫妇一方因某种原因阻碍受孕者，称相对不孕。中医学认为原发性不孕为"无子"，继发性不孕为"断嗣"。

1. 独味狗头骨治不孕症[13]

制法：全狗头骨 1 个，将头骨砸成碎块，炖干或用砂炒干焦，研成细末。服药前测基础体温,有排卵的体温曲线呈双相型,即月经后 3～7 日开始服,每晚临睡时服狗头骨散 10 克,黄酒红糖送下,连服 4 日为 1 个疗程,忌食生冷。未成孕者,下次月经过后再服,连用 3 个疗程而无效者,改用他法治疗。本品有补虚壮阳之功。适用于宫寒、子宫发育欠佳,不能受孕者。

2. 独味玉兰花治不孕症[13]

制法:玉兰花将开,未放者 10 朵,清水煎,日 1 剂,代茶频饮。本品有解肌,益肺和气之功。适用于痛经不孕症。

3. 独味藏红花治不孕症[3]

制法:藏红花 1.5 克,鸡蛋 1 只,打 1 个小口,放入藏红花,搅饼蒸熟,经期最后一天开始服,一天吃 1 只蛋,连吃 9 只,然后等下一个月月经最后一天,再开始服,持续 3～4 个经期。若服后下次月经未来就停服,并去医院检查。本品有活血化瘀,散郁开结之功。适用于不孕症。

4. 独味土续断治不孕症[3]

制法:土续断(肥大者)3 棵,母鸡 1 只,土续断洗净切片,将母鸡去肠杂,不落水,将药纳入肚内,隔锅蒸熟服食,每于月经前 2 日服食,每月服 1～2 次。本品有补肝肾,续筋骨,调血脉之功。适用于不孕症。

5. 独味叶上珠治不孕症[3]

制法:叶上珠根、叶各 9 克,清水煎,日 1 剂,3 次分服。本品有清热解毒,调虚损之功。适用于不孕症。

6. 独味草苁蓉治不孕症[1]

制法:草苁蓉 90 克,白酒 500 毫升,将药浸泡酒内。半个月后可服,每服 30 毫升,日 2 次。本品有补肾壮阳,强心之功。适用于不孕症。

7. 独味锈钉子治不孕症[6]

制法:锈钉子 100 克,鸡肉 150 克,清水共煨熟,吃肉喝汤,日 1 剂,分次服。本品有活血调经,理气止痛之功。适用于体虚不孕症。

8. 独味菟丝子治不孕症[14]

制法：菟丝子 30～60 克，粳米 100 克，白糖 20 克，先将菟丝子清水煎去渣，再入粳米煮成稀粥，服时加入白糖，日 1 剂，2 次分服。本品有补肝肾，益精髓之功。适用于肾阳虚型女子不孕。

9. 独味鹿茸治不孕症[3]

制法：鹿茸 10 克，乌鸡 250 克，将乌鸡洗净切块，与鹿茸一同放入炖盅内，加清水适量，隔水清蒸至熟烂，调味，吃肉喝汤，日 1 剂，分次服食。本品有壮元阳，补气血，益精髓，强筋骨之功。适用于子宫虚冷型不孕症。

10. 独味胡萝卜治不孕症[3]

制法：胡萝卜 150 克，粳米 100 克，白糖 15 克，将胡萝卜洗净，切成小块，备用，粳米淘净洗干净，入锅煮粥，八成熟时加入胡萝卜块，再煮至粥成，加入白糖调服，日 1 剂，2 次分服。本品有补肾壮阳，化滞下气之功。适用于肝郁型女子不孕症。

11. 独味生姜治不孕症[16]

制法：生姜、红糖各 500 克，将生姜洗净，捣烂如泥，混入红糖，上蒸笼，蒸 1 小时，取出，日 3 晒，共 9 蒸 9 晒，最后在夏季三伏，每伏各蒸晒 3 次即成，每服 1 匙，日 3 次，温开水冲服，每于月经期开始时连服 1 个月，服药期间忌房事。本品有温中散寒，活血止痛之功。适用于宫寒不孕。

使用注意：阴虚内热者忌服。

12. 独味水蛭治不孕症[16]

制法：生水蛭适量，焙干研成极细粉，每日早、晚 2 次，每次温开水冲服 4 克，3 个月为 1 个疗程。本品有破血，逐瘀，通经之功。适用于不孕症。

使用注意：体弱血虚、无瘀血停聚者忌服。

13. 独味月季花治不孕症[16]

制法：月季茶 15 克，红糖少量，清水煎汤顿服，日 1 剂。本品有活血调经，消肿解毒之功。适用于不孕症。

14. 独味紫河车治不孕症[16]

制法：紫河车 1 具，洗净，阴阳瓦焙干，研细末，装胶囊每粒 0.33 克，每服 3 粒，日服 3 次。本品有补气，养血，益精之功。适用于气血不足型不孕症。

15. 独味野生丹参治不孕症[16]

制法：野生丹参洗净后晒干研末，月经干净后早、晚各服 6 克，温开水冲服，经期停服。1 个月为 1 个疗程。本品有宽胸补气，祛风除湿之功。适用于不孕症。

使用注意：服药期间忌生冷，戒怒嗔。

16. 独味葱白治不孕症[14]

制法：葱白 6 根，捣烂，锅内加热敷脐部，每晚 1 次。本品有温经通阳之功。适用于宫寒不孕症。

17. 独味薏苡仁治不孕症[14]

制法：薏苡仁 30～60 克，清水煎服，或煮粥食。本品有健脾渗湿，诱发排卵之功。适用于不孕症。

18. 独味海马治不孕症[14]

制法：海马 4 对，炙，研极细末，每服 1.5 克，日服 2 次，热黄酒送服。本品有补肾壮阳，调气和血之功。适用于肾阳不振、冲任亏虚、宫寒不孕。

使用注意：阴虚火旺者忌服。

19. 独味益母草治不孕症[14]

制法：益母草 30 克(鲜品 60 克)，下蛋雌鸡 1 只，重约 1 千克。宰杀去毛及内脏、洗净，将切碎的益母草加少许盐、姜和米酒调味，放入鸡腹内，然后把整只鸡放入有盖的大碗内，加少量清水，盖好盖，再放入锅内隔水用文火炖至熟烂，晚餐吃鸡肉、喝汤。当日吃不完次日晚上再吃。本品有活血调经，祛瘀消水之功。适用于不孕症。

使用注意：阴虚血少者忌服。

20. 独味南瓜柄治不孕症[14]

制法：南瓜柄适量，焙干，研成细末，每服 6 克，日服 2 次，温开水送服。本品有解毒利之功。适用于久不受孕。

21. 独味陈皮治不孕症[3]

制法：陈皮 20 克，鸡肉 100 克，粳米 100 克，盐少量，先将陈皮清水煎取汁，备用，鸡肉洗净，切成小块，与洗净的粳米同煮为粥，兑入药汁，再煮一二沸，加入食盐即可食用，日 1 剂，2 次分服。本品的理气健脾、补肾填精之功。适用于肝郁气滞型不孕症。

使用注意：外感热病、火热内炽、阴虚火旺、血热血虚等症不宜服用。

22. 独味青虾治不孕症[3]

制法：青虾 250 克，韭菜 100 克，按常法烹制成菜肴食用，日 1 剂，分次服食。本品有温中益气，补肾壮阳之功。适用于肾阳虚型不孕症。

23. 独味黑芝麻治不孕症[11]

制法：黑芝麻 30 克，炒熟，临睡前用糯米酒糟送服，每月月经来前服 1～2 次。本品有补肝肾，润五脏之功。适用于肾虚不孕。

使用注意：脾弱便溏者勿服。

24. 独味小麦胚芽治不孕症[11]

制法：小麦胚芽 60～90 克，清水煎粥，日 1 剂，2 次分服。本品有养心益肾，除热止渴之功。适用于不孕症。

⊙友情提示

引起不孕的原因虽很多，但首先应改善全身状况，增强体质和增进健康，纠正营养不良和贫血，戒烟酒、戒毒，积极治疗内科疾病。掌握性知识，学会预测排卵期，性交次数适度以增加受孕机会，患者心理上要坦然，不能过分焦虑和忧虑。一些可能影响生育的工作，应当注意防护。患者应多食一些肝、脑等动物内脏，有利于性激素的合成，而维生素类也是必需营养，以利于增加受孕机会。工作压力会影响生殖能力，要想怀孕时，必须将身心调整到最佳。

第三章 儿　　科

七十二、小 儿 惊 厥

小儿惊厥是指小儿时期出现的以全身性或局限性肌群强直性和阵挛性抽搐并伴有意识障碍的一种常见的急重病症。一年四季均可发生,多见于1～5岁的儿童。临床主要表现为起病急骤,意识丧失、头向后仰、眼球固定、上翻或斜视、口吐白沫、牙关紧闭、面部或四肢肌肉呈阵挛或强直性抽搐。严重者可出现颈项强直,角弓反张,呼吸不整,青紫或大小便失禁,甚至惊厥持续状态,高热惊厥者,可出现体温明显增高等。中医将本症纳入"惊风"范畴。

1. 独味一枝黄花治惊风[4]

制法:鲜一枝黄花30克,生姜1片。洗净同捣烂取汁,用开水冲服,日1剂。本品有疏风清热,消肿解毒之功。适用于小儿急惊风。

2. 独味天葵子治惊风[4]

制法:天葵子研细末1.5克,开水送服。本品有清热解毒,消肿散结之功。适用于惊风。

3. 独味木芙蓉叶治惊风[4]

制法:木芙蓉嫩叶适量,捣烂,和入鸡蛋煎熟成饼,贴敷患儿脐上,冷则随换。本品有凉血解毒,消肿止痛之功。适用于小儿惊风肚痛及急惊风。

4. 独味连钱草治惊风[2]

制法:鲜连钱草15克,捣烂,加入冷开水搓的淘米水30毫升,过滤取汁,分次喂服。本品有清热解毒,利尿排石,散瘀消肿之功。适用于小儿惊风。

5. 独味景天治惊风[4]

制法:景天适量,清水煎洗浴。本品有清热解毒,活血止血之功。适用于烦热惊风。

6. 独味蛇莓根治惊风[2]

制法:蛇莓根3克,清水煎,日1剂,分次喂服。本品有清热解毒,活血消肿之功。适用于小儿高热惊风。

7. 独味钩藤叶治惊风[13]

制法:钩藤叶9克,清水煎,日1剂,分次喂服。本品有清热平胆,熄风定惊之功。适用于小儿惊风。

8. 独味山羊角治惊风[13]

制法:山羊角削片或研末30克,清水煎,依年龄酌量内服,日1剂,代茶频喂。本品有镇静镇痉,平肝熄风之功。适用于小儿惊风。

9. 独味牛黄治惊风[13]

制法:牛黄0.5～1.5分,依年龄酌量,梨汁适量,将2物搅匀内服。本品有清心化痰,利胆镇惊之功。适用于小儿急惊风。

10. 独味鱼鳔治惊风

制法:鱼鳔15克,黄酒120克,将鱼鳔、黄酒放入砂锅,煮成呈胶状即可,灌服。本品有镇惊熄风,补肾益精之功。适用于小儿急惊风。

11. 独味牛筋草治惊风[11]

制法:鲜牛筋草120克,清水煎去渣,加食盐少许,代茶频,12小时内服完。本品有清热解毒,祛风利湿、益气活血之功。适用于高热神昏、抽筋。

12. 独味水仙花治惊风[11]

制法:水仙花适量,取残花,线悬阴干,将干花数十朵和糖少许,加清水和蜂蜜煎服,日1剂。本品有祛风除热,活血调经之功。

适用于小儿惊风。

13. 独味茅膏菜治惊风[11]

制法：茅膏菜全草 15 克,清水煎服,日 1 剂,3 次分服。本品有祛风活络,活血止痛之功。适用于小儿惊风。

14. 独味鹅掌金星草治惊风[11]

制法：鹅掌金星草全草 15～30 克,清水煎服,日 1 剂,3 次分服。本品有清热凉血,利尿解毒之功。适用于小儿急慢惊风。

15. 独味醉鱼草治惊风[11]

制法：醉鱼草根皮 15 克,清水煎,日 1 剂,3 次分服。本品有止咳平喘,活血祛瘀之功。适用于小儿惊风。

16. 独味枳椇子治惊风[11]

制法：枳椇子 30 克,清水煎,日 1 剂,3 次分服。本品有补中益气,止渴除烦之功。适用于小儿惊风。

使用注意：脾胃虚寒者禁用。

17. 独味蛇蜕治惊风[11]

制法：蛇蜕适量,取腰身 1 节 5 寸长,以未见雨霜者为佳。放瓦上焙燥,以手搓碎,以开水兑服。本品有祛风定惊,退翳消肿之功。适用于小儿急惊风。

18. 独味棉花子治惊风[11]

制法：棉花子适量,焙干,研末,开水冲服,每服 1.5 克。本品有温肾补虚,止血之功。适用于小儿急惊风症见抽眼风(即眼睛鼓起不闭者)。

使用注意：阴虚火旺者忌服。

19. 独味蚱蜢治惊风

制法：蚱蜢 3 只,煅成性,研细末,砂糖少量和服,日 1 剂,1 次服完。本品有暖胃助阳,健脾运食之功。适用于小儿惊风。

20. 独味重楼治惊风[11]

制法：重楼 3 克,研细末,凉开水冲服。本品有清热解毒,消肿止痛,凉肝定惊之功。适用于小儿惊风。

21. 独味槐胶治惊风[11]

制法：槐胶 6 克，为丸，开水送服。本品有祛一切风，化涎之功。适用于小儿急惊症见头向后仰、手足抽搐、目珠反上。

使用注意：血虚气滞者禁用。

22. 独味蜘蛛治惊风[11]

制法：蜘蛛 1 只，去头足，用酒杯盛，放适量水，饭锅上蒸熟，去蜘蛛，饮水。本品有祛风，消肿，解毒之功。适用于小儿急惊风。

23. 独味野菊花叶治惊风[11]

制法：野菊花叶适量，洗净，捣烂绞汁，口服，每服 1 酒杯。本品有清热解毒之功。适用于小儿急惊风症见抽筋发热口渴者。

使用注意：胃气虚弱者慎用。

24. 独味麦冬果实治惊风[11]

制法：麦冬苗上所结果实适量，捣烂，米泔水浸 1 小时，去渣灌服。本品有养阴润肺，清心除烦，益胃生津之功。适用于小儿急惊风。

25. 独味苦瓜根治惊风 1[1]

制法：苦瓜根适量，捣烂，和米泔水温服，每服 9 克。本品有清热解毒之功。适用于小儿惊风。

26. 独味娃儿藤治惊风[11]

制法：娃儿藤鲜根 6 克，捣烂取汁，用冷开水兑服。本品有祛风化痰，解毒散瘀之功。适用于小儿惊风。

27. 独味天麻治惊风[11]

制法：天麻 6 克，姜汁磨服。本品有熄风定惊之功。适用于小儿急惊风。

28. 独味络石藤治惊风[11]

制法：络石藤适量，清水煎，洗患儿。本品有祛风通络，止血散瘀之功。适用于小儿惊风。

29. 独味蕲蛇治惊风[11]

制法：蕲蛇适量，焙干，研细末，每服 1.5 克，日服 2 次。本品有祛风通络止痉之功。适用于小儿慢惊风、脾虚肝亢证。

使用注意：阴虚内热及血虚生风者禁服。

30. 独味壁钱治惊风[11]

制法：壁钱 7 只，清水煎，日 1 剂，灌服。本品有清热解毒，定惊止血之功。适用于小儿急惊风。

⊙**友情提示**

本病为临床常见的危重急症（尤其是急惊风），往往起病急骤，发展迅速，易出现高热、神昏、脑水肿等，危及患儿生命。对于惊风的急救，首先应将小儿平卧、头侧位，用纱布包住压舌板将口扩开，以防舌咬伤，并保持呼吸道通畅。同时，保持安静，减少刺激。若有发绀，应适当供给氧气。伴高热者，立即给退热药，并密切注意病情变化。慢惊风的防治，除中药内服外也可运用针灸、推拿等手法，长期卧床的患儿，要经常改变体位。应积极治疗原发疾病，防止急惊风反复发作。

七十三、小儿发热

小儿发热是指体温超过正常高限的现象，一般而言，当腋下，口腔或直肠内温度分别超过 37℃、37.3℃和 37.6℃，一昼夜体温波动在 1℃以上称发热，导致小儿发热的原因较多。主要有感染热和非感染性热两大类因素。感染性发热，是人体对感染的一种防御反应，最为常见（尤以呼吸道、泌尿道和消化道感染最多见），非感染性发热包括风湿性疾病、结缔组织病过敏、血液病、恶性肿瘤和中暑、药物热、甲状腺危象，多为低热和中等热，少数（如中暑、癫痫持续态等）可导致高热、体温可超过 41℃。本病中医学属"发热"范畴。

1. 独味地龙干治小儿发热[4]

制法：地龙干 9 克，清水煎，日 1 剂，频频喂服。本品有清热镇痉,平喘利尿之功。适用于小儿发热、小便不通。

2. 独味连钱草治小儿发热[4]

制法:鲜连钱草 30 克,洗净,捣烂,加冷开水搅拌,纱布包绞汁,分 3～4 次服,日 1 剂。本品有清热解毒,利尿排石,散瘀消肿之功。适用于小儿夏季热。

3. 独味狗尾草穗治小儿发热[4]

制法:狗尾草穗 15 克,清水煎去渣,冰糖调服,日 1 剂。本品有清热利尿,祛风明目之功。适用于小儿脾虚发热(每日下午发热、手足心热、疲倦、不思食)。

4. 独味地耳草治小儿发热

制法:地耳草 25 克,清水煎,日 1 剂,代茶频频喂服。本品有清热解毒,消肿散瘀之功。适用于小儿麻痹症发热期。

5. 独味千日红治小儿发热[6]

制法:鲜千日红 15 克,清水煎,日 1 剂,代茶频频喂服。本品有清宣肺气,化痰平喘,平肝明目之功。适用于小儿肝热。

6. 独味叶下珠治小儿发热[2]

制法:鲜叶下珠 50 克,鸡肝 60 克,清水共蒸熟,去药渣,食肝喝汤,日 1 剂,2 次分服。本品有清肝明目,利湿解毒之功。适用于小儿久热不退。

7. 独味白英治小儿发热[6]

制法:鲜白英 15 克,清水煎,日 1 剂,代茶频频饮服。本品有清热解毒,利湿消肿之功。适用于小儿发热。

使用注意:体虚无湿热者忌服。

8. 独味肺形草治小儿发热[6]

制法:肺形草 6 克,冰糖少许,清水煎,日 1 剂,频频喂服。本品有清肺止咳,解毒消肿之功。适用于小儿发热。

9. 独味含羞草治小儿发热[6]

制法:含羞草 10 克,清水煎,日 1 剂,频频喂服。本品有清热安神,消积解毒之功。适用于小儿发热。

10. 独味钩藤根治小儿发热[6]

制法：钩藤根 9～15 克，清水煎，日 1 剂，频频喂服。本品有舒筋活络，清热消肿之功。适用于小儿发热。

11. 独味过坛龙治小儿发热[6]

制法：过坛龙鲜叶 15～30 克，加冰糖、清水，煎服，日 1 剂，连服 3 剂。本品有清热利湿，消瘀散肿之功。适用于小儿发热。

12. 独味狼尾巴蒿果治小儿发热

制法：狼尾巴蒿果 3～10 枚，煎水，加红糖少许，取上清液，加烧红灶心土适量，代茶频频喂服，日 1 剂。本品有清热镇痉之功。适用于小儿高热惊厥。

13. 独味千日红治小儿发热[4]

制法：千日红鲜花序 7～14 朵，清水煎，代茶频频喂服，日 1 剂。本品有清热散结，止咳定喘之功。适用于小儿疳热。

14. 独味十大功劳治小儿发热[6]

制法：鲜十大功劳根 60 克，冰糖 20 克，开水冲，炖服，日 1 剂。本品有清热补虚，止咳化痰之功。适用于小儿疳热。

15. 独味野甘草治小儿发热[6]

制法：鲜野甘草 15 克，酌加冰糖，冲开水，顿服，日 1 剂。本品有清热解毒，利尿消肿之功。适用于小儿肝火烦热。

16. 独味苦瓜治小儿发热[4]

制法：鲜苦瓜 1 个，茶叶适量，将苦瓜洗净，切断去瓤，纳入茶叶，再接合，悬挂于通风处阴干，切碎备用，每取 6～9 克，以沸水冲沏，代茶频频喂服，日 2 次。本品有清暑涤热，明目解毒之功。适用于小儿暑湿感冒发热。

17. 独味莲子治小儿发热[1]

制法：干莲子（去心）50 克，冰糖 20 克，将莲子用温开水洗净，放入锅内，加清水煮至熟透，再加入冰糖令溶即成，日 1 剂。本品有养心安神，清心益脾之功。适用于小儿夏季热。

18. 独味野菊花治小儿发热[11]

制法：野菊花 30 克，清水煎，日 1 剂，代茶频频喂服。本品有清热泻火，解毒散结之功。适用于小儿高热不退。

19. 独味南瓜藤治小儿发热[11]

制法：南瓜藤 60 克，清水煎，日 1 剂，代茶频频喂服。本品有清热，和胃，通络之功。适用于小儿发热。

20. 独味荠菜治小儿发热[11]

制法：荠菜 12 克，晒干、研细末，加白糖少许，开水冲服。本品有清热解毒，凉血止血之功。适用于小儿稽留热，不思饮食者。

21. 独味鹅不食草治小儿发热[11]

制法：鹅不食草适量，捣烂，开水冲，去渣服，日 1 剂。本品有通窍散寒，祛风利湿，散瘀消肿之功。适用于小儿高热。

22. 独味钟乳石治小儿高热[11]

制法：钟乳石适量，井水磨服。本品有温肺气，壮元阳之功。适用于小儿身热，汤药难下者。

23. 独味桃叶治小儿发热[11]

制法：嫩桃叶 120 克，与沸水 1 000 毫升煮十余沸，候温时从头洗至足，每日洗 5～6 次。本品有祛风湿，清热，杀虫之功。适用于小儿壮热不出汗者。

24. 独味水杨柳治小儿发热[11]

制法：水杨柳适量，熬水，洗身。本品有清热，利胆，消炎解毒之功。适用于小儿发热不退。

25. 独味食盐治小儿发热[11]

制法：食盐 50 克，放脚盆内，冲沸水淋浴。本品有清火，涌吐，凉血解毒之功。适用于小儿发热。

26. 独味活蚌泪治小儿发热[11]

制法：大活蚌 1 只，将姜汁少许放入活蚌，少顷，有蚌泪流出，碗盛，置饭上蒸热含之。本品有清热明目，解毒之功。适用于小儿高热、四肢拘挛。

27. 独味阿魏治小儿发热[11]

制法：阿魏适量，调水擦洗患儿全身。本品有化癥，消积，杀虫之功。适用于小儿高热抽搐。

⊙友情提示

小儿发热是婴幼儿内科急诊中最常见的症状，许多小儿疾病在一开始就表现为发热。发热有时是机体的一种防御反应，因此，不能单纯地着眼于退热，而应该积极寻找小儿发热的原因，治疗原发病，对症下药。当小儿发热时，家长切勿惊慌。可采用物理降温，用冷水浸湿毛巾或纱布敷于宝宝前额，后颈，双侧腹股沟，双侧腋下及膝关节后面3～5分钟换1次或用乙醇擦浴，冷盐水灌肠或温水浴等物理方法降温处理。在做物理降温时，应隔20～30分钟测量1次体温，并注意宝宝呼吸、脉搏及皮肤颜色变化，如体温不降或病情没有缓解甚至加重，应立即送往医院，进行治疗。

七十四、小儿呕吐

呕吐是指胃内容物经口吐出体外的一种复杂的反射性动作，可将胃内的有害物质吐出体外，是机体的一种防御反射，有一定的保护作用（但大多数并非由此引起）。呕吐一般分为反射呕吐与中枢性呕吐两大类，引起呕吐的原因很多。本病属于中医学"呕吐"的范畴。

1. 独味橘皮治小儿呕吐[1]

制法：橘皮3～5克，粳米50克，将橘皮研为细末，加入粳米粥内，稍煮即成，每日1剂，2次温服，连服5剂为1个疗程。本品有理气健脾，止呕之功。适用于小儿呕吐。

2. 独味苦瓜根治小儿呕吐[3]

制法：苦瓜根6克，清水煎汁，代茶频频喂服，日1剂。本品有清热止呕之功。适用于小儿风热呕吐。症见呕吐有臭味、面赤发热、夜卧不宁等。

3. 独味鹅掌金星草治小儿呕吐[11]

制法：鹅掌金星草 25 克，煨水，和砂仁粉三分，吞服。本品有清热凉血，利尿解毒之功。适用于小儿呕吐或吐乳。

4. 独味白扁豆治小儿呕吐[3]

制法：白扁豆 30～60 克，清水煎，取汁，日 1 剂，分 2～3 次饮服。本品有和中下气，清暑健胃之功。适用于小儿上呕下泻。

5. 独味苦参治小儿呕吐[11]

制法：苦参 10～20 克，清水煎，日 1 剂，3 次分服。本品有清热利湿，祛风杀虫之功。适用于小儿呕吐（此为 5～7 岁儿童量，临症可视小儿年龄大小酌情增减）。

使用注意：脾胃虚寒者忌服。

6. 独味白茅花治小儿呕吐[11]

制法：白茅花 60 克，清水煎，日 1 剂，代茶频频喂服。本品有止血，定痛之功。适用于小儿突然发热呕吐。

7. 独味石膏治小儿呕吐[11]

制法：石膏 9～15 克，浓茶煎，日 1 剂，频频饮服。本品有清热泻火，除烦止渴之功。适用于小儿呕吐不止、渴欲饮水。

8. 独味老刀豆壳治小儿呕吐[11]

制法：老刀豆壳 15 克，清水煎，日 1 剂，代茶频频喂服。本品有和中下气，散瘀活血之功。适用于小儿呕逆不止。

9. 独味连翘治小儿呕吐[11]

制法：连翘 15 克，清水煎，日 1 剂，3 次分服。本品有清热解毒，散结消肿之功。适用于小儿急性胃炎呕吐。

使用注意：脾胃虚弱、气虚发热者忌服。

10. 独味芦根治小儿呕吐[11]

制法：芦根 30 克，切碎，清水煎，日 1 剂，代茶频频喂服。本品有清热生津，除烦止呕之功。适用于小儿热性呕吐。

11. 独味淡豆豉治小儿呕吐[11]

制法：淡豆豉 10 粒，清水煎，日 1 剂，代茶频频喂服。本品有解表除烦,宣郁解毒之功。适用于初生儿呕吐。

12. 独味莱菔子治小儿呕吐[11]

制法:莱菔子 12 克,清水煎,日 1 剂,代茶频频喂服。本品有消食导滞,降气祛痰之功。适用于小儿呕吐。

使用注意:气虚而无食积、痰滞者慎用。

13. 独味硼砂治小儿呕吐[11]

制法:硼砂 9 克,研细末(分 6 包),空腹温开水送服,每次 1 包,日服 3 次,连服 3 日。本品有清热消痰,解毒防腐之功。适用于小儿呕吐痰涎阻胃者。

14. 独味鸡内金治小儿呕吐[11]

制法:鸡内金适量,炙枯,研细末,开水送服,每服 3 克,日服 3 次。本品有消积滞,健脾胃之功。适用于小儿呕泻。

15. 独味大蒜治小儿呕吐[11]

制法:大蒜 50 克,捣烂,放入食盐 25 克中,以开水 250 克兑匀,喂服,每次 3~5 毫升,日 4 次。本品有行滞气,暖脾胃,消癥积,解毒,杀虫之功。适用于小儿呕泻。

16. 独味白薇治小儿呕吐[11]

制法:白薇 18 克,捣烂,开水冲服,日 1 剂。本品有清热凉血之功。适用于小儿吐乳。

17. 独味柠檬治小儿呕吐[11]

制法:柠檬适量、绞汁,少量频频喂服。本品有生津止渴,祛暑之功。适用于胃热呕吐。

18. 独味陈石灰治小儿呕吐[11]

制法:陈石灰 6 克,开水泡服,日 1 剂,频频喂服。本品有燥湿杀虫,止血定痛之功。适用于小儿吐泻。

19. 独味皂荚治小儿呕吐[11]

制法:皂荚末适量,吹鼻取嚏。本品有祛风痰,除湿毒,杀虫之功。适用于小儿急性吐泻转筋。

20. 独味荜茇治小儿呕吐[11]

制法：荜茇 1 个，用母乳煎黄，干燥，研细末，开水冲服。本品有温中散寒，下气止痛之功。适用于小儿吐乳胃寒者。

21. 独味母丁香治小儿呕吐[11]

制法：母丁香 1 个，研细末，将乳汁蒸热敷乳母奶头上，令小儿吮吸。本品有温中散寒之功。适用于小儿吐乳。

22. 独味肉豆蔻治小儿呕吐[3]

制法：肉豆蔻 3 克，研细末，每服 0.3～0.6 克，泡开水频频喂服。本品有温中下气，消食固肠之功。适用于小儿吐乳。

23. 独味粳米治小儿呕吐[11]

制法：粳米 1 勺，将粳米炒黑，用清水 1 杯煎服。本品有补中益气，健脾和胃之功。适用于小儿吐乳。

⊙友情提示

小儿呕吐要根据不同的病因，辨证与辨病相结合，中西医相结合，采取针对性的治疗措施，使患儿得到正确治疗，不致贻误病情。临床除药物治疗、对因对症治疗外，还要重视饮食调护，以防再为饮食所伤。若因误食毒物，药物而引起呕吐，则忌见呕止呕，应帮助患儿将有毒之物尽快排出。平时应加强预防，注意哺乳时不宜过急，以防空气吞入，哺乳后，将小儿竖抱，轻拍背部，使吸入的空气排出，然后再让其平卧，以免倒乳。发生呕吐后，应专人护理。呕吐较重者，应及时送往医院治疗。暂时禁食，并用生姜汁少许滴入口中，再服米汤。

七十五、小 儿 腹 泻

小儿腹泻又名消化不良症，急性胃肠炎是婴幼儿时期发病率极高的疾病之一，夏秋季发病最多，主要发生于 2 岁以下的婴幼儿，以腹泻为主的消化功能紊乱是其主要临床表现。轻型腹泻一般称为单纯性消化不良,伴有水和电解质紊乱症状的重型腹泻,称为中毒性消化不良,患儿体温正常偶或有低热,重者血压下降,心音低钝,可发生休克或昏迷。本品中医学属于"泄泻"范畴。

1. 独味马齿苋治小儿腹泻[4]

制法:干马齿苋 30 克,或鲜品 60 克。清水煎去渣,加白糖少许喂服。本品有清热解毒,凉血止血之功。适用于小儿腹泻。

2. 独味败酱草治小儿腹泻[4]

制法:鲜败酱草适量,洗净,捣烂,纱布包挤自然汁,1 周岁以内,每次 2 毫升,1～2 岁者,每次 3 毫升,日 2 次口服,可加少些红糖。本品有清热解毒,消肿排脓之功。适用于小儿腹泻。

3. 独味铁苋菜治小儿腹泻[4]

制法:铁苋菜鲜品 50～100 克,清水煎,日 1 剂,代茶频频喂服。本品有清热解毒,收敛利湿,止血之功。适用于小儿腹泻。

4. 独味四方草治小儿腹泻[6]

制法:鲜四方草 60～120 克,清水煎,日 1 剂,代茶频饮。本品有清热解毒,解毒消肿之功。适用于小儿腹泻。

5. 独味琉璃草果实治小儿腹泻[6]

制法:琉璃草果实 1 粒,焙黄研细末,米汤送服。也可用琉璃果实 3 克,清水煎服,日 1 剂。本品有收敛止泻之功。适用于小儿腹泻。

6. 独味黄瓜叶治小儿腹泻[6]

制法:黄瓜叶适量,洗净,搓汁,兑开水加白糖少许服。本品有清热利水,解毒消炎之功。适用于小儿风热腹泻。

7. 独味羊油治小儿腹泻

制法:用羊油炒鸡蛋 1 个,患儿 1 次服完。本品有补虚润燥,祛风化毒之功。适用于小儿腹泻。

8. 独味刺梨治小儿腹泻[11]

制法:鲜刺梨 3 000 克,加清水 3 000 毫升,文火煎至 1 500 毫升,1 岁以内每次内服 10 毫升,1～2 岁每次 15 毫升,2 岁以上每次 20 毫升,日服 3 次,空腹温开水送服。本品有健胃消食之功。适用于小儿秋季腹泻。

9. 独味番石榴叶治小儿腹泻[11]

制法:鲜番石榴叶 1 000 克,洗净放入锅中,加清水浸过药面,文火煎 4.5 小时去渣,再浓缩为 1 000 毫升,口服,每服 5～15 毫升,日服 3 次。本品有收敛止泻之功。适用于小儿腹泻。

10. 独味女贞叶治小儿腹泻[11]

制法:鲜女贞叶 60 克,清水煎,日 1 剂,3 次分服,连服 5 日。本品有祛风明目,消肿止痛之功。适用于小儿腹泻之急性菌痢者。

11. 独味桃树叶治小儿腹泻[11]

制法:鲜桃树叶 100 克,加清水 500 毫升,煎至 100 毫升,口服每次 50 毫升,日服 2 次,10 日为 1 个疗程。本品有祛风湿,清热,杀虫之功。适用于小儿腹泻。

12. 独味节节花治小儿腹泻[11]

制法:节节花 50 克,清水煎 2 次,3 次兑蜂蜜分服。本品有清热利尿,解毒之功。适用于小儿腹泻之菌痢者。

13. 独味生大黄治小儿腹泻[11]

制法:生大黄 12～15 克,清水煎,日 1 剂,2 次分服。本品有泻热毒,破积滞,行瘀血之功。适用于小儿腹泻之急性出血性坏死性肠炎者。

14. 独味车前草治小儿腹泻[11]

制法:车前草 9 克,与焦米(将米炒焦)1 撮,清水煎,日 1 剂,分次服。本品有利水清热,明目祛痰之功。适用于小儿腹泻不止。

15. 独味芹菜秆治小儿腹泻[11]

制法:鲜芹菜秆 3～5 棵,清水煎,加红糖少许调服,日 1 剂,2 次分服。本品有清热利湿,平肝凉血之功。适用于小儿腹泻。

16. 独味蜜蜂治小儿腹泻[11]

制法:蜜蜂 3 只,生姜 1 片,清水同煮,日 1 剂,3 次分服。本品有补中益气,安五脏,解百毒之功。适用于小儿腹泻。

17. 独味高粱壳治小儿腹泻[11]

制法：高粱壳 60 克，炒黑，清水煎，日 1 剂，代茶频饮。本品有温中，涩肠胃之功。适用于小儿腹泻。

18. 独味石菖蒲治小儿腹泻[11]

制法：石菖蒲 15 克，红糖 10 克，同清水共煎，日 1 剂，3 次分服。本品有开窍辟秽，化湿开胃之功。适用于小儿腹泻。

使用注意：阴虚阳亢、吐血者皆当慎用。

19. 独味樱桃枝叶治小儿腹泻[11]

制法：樱桃枝叶适量，清水煎，日 1 剂，3 次分服。本品有温胃健脾，止血解毒之功。适用于小儿腹泻、咳嗽。

20. 独味茅莓根治小儿腹泻[11]

制法：鲜茅莓根适量，洗净，焙干研末，每次 1.5 克，一般服 1 次即有效，无效时酌情加量至 2.5 克，泻止后再服 1 次。本品有清热凉血，消肿散结，利水之功。适用于小儿腹泻。

21. 独味马蔺子治小儿腹泻[11]

制法：马蔺子适量，炒熟，研末，5～10 岁每次服 0.9～1.5 克，5 岁以内酌减。本品有清热利湿，止血解毒之功。适用于小儿腹泻。

22. 独味柿蒂治小儿腹泻[11]

制法：柿蒂适量，煅成炭，研细末，白开水送服，每次 0.7 克，日 3 次。本品有降气止呃之功。适用于小儿呕泻。

23. 独味鸡内金治小儿腹泻[11]

制法：鸡内金适量，炙枯研末，每服 3 克，日服 3 次。本品有消积滞，健脾胃之功。适用于小儿呕泻。

24. 独味樟树子治小儿腹泻[11]

制法：樟树子 30 克，炒干，研细末，每服 3 克，日服 1 次。本品有散寒祛湿，行气止痛之功。适用于小儿腹泻。

25. 独味薏苡仁治小儿腹泻[11]

制法：薏苡仁 30 克，与焦黄黑色饭锅巴 30 克，加清水同煮，日1剂,3次分服。连服1~2日。本品有健脾补肺,清热利湿之功。适用于小儿腹泻、五更泻。

26. 独味银杏叶治小儿腹泻[11]

制法:银杏叶100克,加清水2 000毫升,煎煮20分钟,候温至35℃时,浸泡搓洗患儿双足20分钟,日1剂,分2次外洗。本品有止泻缩便,解毒敛疮之功。适用于小儿腹泻。

27. 独味梧桐叶治小儿腹泻[11]

制法:梧桐叶适量,清水煎汤,候温、洗患儿足。本品有祛风除湿,清热解毒之功。适用于小儿泄泻不止,诸药不效者。

28. 独味蚌泪治小儿腹泻[11]

制法:鲜蚌肉500克,冷开水洗净,兑入白糖(60克),浸1小时,取汁服,每服3匙,日服3次。本品有清热滋阴,明目解毒之功。适用于小儿腹泻。

29. 独味糯米治小儿腹泻[11]

制法:糯米适量,洗净,置铁锅内文火炒至焦黄、捣碎、研为细粉,每次取粉30克,放入勺内,加清水煮成糊,少量多次服用。本品有补中益气,和胃止泻之功。适用于小儿腹泻。

30. 独味山药治小儿腹泻[11]

制法:山药30克,炒焦研为末,煮米粥食。本品有健脾补肺,固肾益精之功。适用于小儿脾虚泄泻日久不愈。

使用注意:有实邪者忌服。

31. 独味红花治小儿腹泻[11]

制法:红花3克,研为细末,鸡蛋2只,以植物油煎,日1剂,分早晚各服1只。本品有活血通经,祛瘀止痛之功。适用于小儿腹泻。

⊙友情提示

小儿腹泻为临床较常见的病症,若病情严重或长期慢性腹泻可导致水电解质及酸碱平衡失调,患儿营养不良、生长发育障碍,甚至脱水、休克等严重并发症，因而对本病必须引起重视，查明原因，及时治疗。急性腹泻者，应多注意维持水、电解质平衡及抗感染，迁延及慢性腹泻者，应注意肠道菌群失调及饮食疗法。如治疗不当，往往会得到事倍功半或适得其反的结果。轻型腹泻应禁食4～6小时，重型腹泻禁食8～12小时，同时给淡的糖盐水。根据病情轻重逐渐增加患儿饮食。严重腹泻和呕吐，可引起脱水和酸中毒，应及时送医治疗。

七十六、小儿疳积

疳积是疳证和积滞的总称，疳证是指由喂养不当或多种疾病影响致脾胃受损，影响生长发育的一种慢性病证，积滞是指小儿内伤乳食停聚，内积不化，气滞不行，脾胃受损而引起的一种肠胃疾病，疳证临床主要表现为饮食异常、大便干稀不调、脘腹膨胀、形体消瘦等，兼有精神不振，或脾气暴躁、烦躁易怒，或喜揉眉擦眼，或吮指磨牙，或贫血等症，积滞临床表现以不思饮食，食而不化，腹部胀满，大便溏泻或便秘为特征，可伴有烦躁不安，夜间哭闹或呕吐等症，多有伤乳或伤食史。

1. 独味大狗尾草治小儿疳积[4]

制法：大狗尾草 10～20 克，鸡肝 2 副，加清水炖烂，喝汤食肝，隔日 1 剂，连服 3～4 剂。本品有清热消疳，杀虫止痒之功。适用于小儿疳积。

2. 独味马齿苋治小儿疳积[4]

制法：鲜马齿苋 90 克，鸡肝 2 副，将马齿苋切碎，鸡肝切成片，加清水炖熟，吃肝喝汤，日 1 剂，连用 3～5 日。本品有清热解毒，凉血止血之功。适用于小儿疳积。

3. 独味瓜子金治小儿疳积[4]

制法：鲜瓜子金 30 克，猪肝 60 克，切碎，加清水蒸熟，吃肝喝汤，每日或隔日 1 剂，连服 3 剂。本品有止咳化痰，活血止血之功。

适用于小儿疳积。

4. 独味半边莲治小儿疳积[4]

制法：半边莲 15～30 克,猪瘦肉 30～60 克,将半边莲同瘦肉切碎,同煮烂,吃肉喝汤,日 1 剂,2 次分服。本品有清热解毒,利尿消肿之功。适用于小儿疳积。

5. 独味麦冬治小儿疳积[4]

制法：麦冬 500 克,小米 400 克,将小米铺于铁锅内,麦冬推于米上,加清水盖住药面再高 1 厘米,文火加热至小米成糊粘于锅底(须用筷子搅拌以免烧黑)分 20 日水煎服,日 3～4 次服。本品有养阴润肺,养胃生津,清心除烦,润肠通便之功。适用于小儿疳积。

6. 独味连钱草治小儿疳积[4]

制法：鲜连钱草 30 克,猪肝 50 克,清水炖服,日 1 剂,吃肝喝汤。本品有清热解毒,利尿排石,散瘀消肿之功。适用于小儿疳积。

7. 独味鸡矢藤治小儿疳积[4]

制法：鸡矢藤根 15 克,猪小肚(膀胱)1 只,清水炖服,日 1 剂,分次食肚喝汤。本品有消食化积,祛风利湿之功。适用于小儿疳积。

8. 独味苦荬菜治小儿疳积[4]

制法：苦荬菜 30 克,鸡肝 2 副,清水共炖服,日 1 剂,2 次分服。食肝喝汤。本品有清热解毒,消痛散结之功。适用于小儿疳积。

9. 独味奇蒿治小儿疳积[4]

制法：鲜奇蒿 30～60 克,清水煎,日 1 剂,3 次分服,连服 3～5 剂。本品有清热解毒,活血通经,消食之功。适用于小儿消化不良疳积。

10. 独味油桐树根治小儿疳积[4]

制法：油桐树根 30 克,猪瘦肉 250 克,清水共炖烂,日 1 剂,分次喝汤吃肉。本品有消积驱虫，祛风利湿之功。适用于小儿疳积。

11. 独味骨碎补治小儿疳积[4]

制法：骨碎补 9 克，研末，猪瘦肉 150 克，清水共蒸，喝汤食肉，日 1 剂，分次服食。本品有补肾健骨，祛风活血之功。适用于小儿疳积。

12. 独味鹅不食草治小儿疳积[4]

制法：鲜鹅不食草 6 克，鸡肝 1 副，清水共蒸服，喝汤食肝，每日或隔日 1 剂。本品有通窍散寒，祛风利湿，散瘀消肿之功。适用于小儿疳积。

13. 独味满天星治小儿疳积[4]

制法：鲜满天星 1.5 克，鸡肝 1 副，取鲜草洗净，拌鸡肝（切片）、清水并蒸熟，吃肝喝汤，日 1 剂，连吃 3～5 剂。本品有清热解毒，利尿消肿之功。适用于小儿疳积。

14. 独味爵床治小儿疳积[4]

制法：爵床 10～15 克，鸡肝 1 副，将爵床晒干研细末，与鸡肝共炖熟，食肝喝汤，日 1 剂。本品有清热解毒，消疳明目之功。适用于小儿疳积。

15. 独味一枝黄花治小儿疳积[4]

制法：一枝黄花 30 克，炒大米 10 克，研细末，每服 1.5～3 克，日服 1 次。本品有清热解毒，消肿止痛之功。适用于小儿疳积。

16. 独味萝藦治小儿疳积[11]

制法：萝藦茎叶适量，研细末，白糖水少量调服，每服 3～6 克，日服 1 次。本品有补益精气，通乳解毒之功。适用于小儿疳积。

17. 独味蚌泪治小儿疳积[11]

制法：鲜蚌肉 500 克，用冷开水洗净，兑入白糖 60 克浸 1 小时，其肉即慢慢缩小，取汁服，每次 3 匙，每日 3 次（至愈为止）。本品有清热滋阴,明目解毒之功。适用于小儿疳积。

18. 独味蟾蜍治小儿疳积[11]

制法:活蟾蜍 1 只,去肠杂,取花椒衣 15 克放蟾蜍腹内,隔汤蒸熟,取出剥皮去椒,拌酱油少许服食,日 1 只,连服 3 只,腹即消退。本品有破癥结,行水湿,化毒杀虫,定痛之功。适用于小儿疳积,身热口渴、腹大颈细肢瘦、排便不正常者。

19. 独味全蝎治小儿疳积[11]

制法:全蝎 15 克,研细末,鲜牛肉(切碎)120 克和匀,捣烂为丸,如龙眼核大,蒸熟,2 次分服,日 1 剂。本品有熄风止痉,通络止痛,解毒散结之功。适用于小儿疳积。

20. 独味苦楝皮治小儿疳积[11]

制法:苦楝皮 60 克,鸡蛋 2 只,清水共煎 1 小时,将鸡蛋打破硬壳再煮 1 小时,吃蛋喝汤,2 次分服,日 1 剂。本品有清热燥湿,杀虫之功。适用于小儿疳积。

21. 独味白酒治小儿疳积[11]

制法:白酒 30 毫升,与白糖 30 克一起拌放饭上久蒸至无酒气,口服,日服 3 次。本品有通血脉,御寒气,行药气之功。适用于小儿疳积、身体消瘦、诸药不效者。

使用注意:阴虚、失血及湿热甚者忌服。

22. 独味蔓苎麻根治小儿疳积[11]

制法:蔓苎麻根适量,去粗皮研细末,每次 3~9 克,与鸡肝 1副,同蒸熟服食,2 岁以上,食肝喝汤,日 1 剂。本品有清热解毒,利水消肿之功。适用于小儿疳积。

23. 独味荜茇治小儿疳积[11]

制法:荜茇花 2 朵,与瘦猪肉 60 克,共蒸服,日 1 剂。本品有温中下气,散寒止痛之功。适用于小儿疳积,大便色白者。

使用注意:实热郁火、阴虚火旺者忌用。

24. 独味合欢皮治小儿疳积[11]

制法:合欢皮适量,焙干,研细末,每用 9 克同瘦猪肉 90 克,蒸熟,日1剂,2次分食。本品有解郁和血,宁心消肿之功。适用于小儿疳积。

⊙**友情提示**

本病为小儿较常见的多发病,平时饮食要适合患儿食欲,并注意消化能力,并以多餐少量为好。预防调护方面,应注意合理喂养婴儿,尽可能母乳喂养,按时添加辅食,纠正不良饮食习惯。注意营养平衡及饮食卫生,积极防治脾胃疾病和寄生虫病,定期测量患儿身高和体重,观察病情变化,对重症疳积证患儿要注意观察观色、精神、饮食、大小便、哭声等。以防止发生突变,疳症属虚,注意补养;积滞属实,饮食宜清淡,忌食油腻生冷等物。

七十七、小 儿 厌 食

小儿厌食是指长时期的食欲减退或消失,一般是指1～6岁的儿童长期见食不思,胃口不开。食欲不振,甚则拒食的一种病症。该病主要是由于饮食喂养不当,损伤肠胃功能而引起的,厌食患儿一般精神状态均较正常,若病情过长,就会出现面黄倦怠,形体消瘦等症状。但与疳症的脾气急躁、精神萎靡等一系列症有所区别,中医称厌食证为"纳呆""恶食"等。

1. 独味皂荚治小儿厌食[4]

制法:皂荚适量,取干燥皮厚、质硬光滑、深褐色的无虫蛀之皂荚,刷尽泥灰,切断、放铁锅内,先武火后文火,煅成性、剥开荚口,以内肉无生心为度,研细为末瓶装备用,用时每服1克,以红糖适量拌匀吞服,日2次,连服5～10日为1个疗程。本品有消痰平喘,通窍攻坚之功。适用于小儿厌食。

2. 独味神曲治小儿厌食[11]

制法:神曲10～15,粳米100克,将神曲捣碎煎取药汁后去渣入粳米一同煮为稀粥,随意服食,日1剂。本品有健脾和胃,消食调中之功。适用于脾失健运所致的厌食症。

3. 独味麦冬治小儿厌食[3]

制法：鲜麦冬 500 克,白蜜适量,将鲜麦冬捣汁入白蜜,隔水加热至饴糖状,每服 2~3 匙,用温开水化服,日 2 次。本品有养阴润肺,清心除烦,益胃生津之功。适用于小儿因体虚所致的厌食症。

使用注意：凡脾胃虚寒泄泻、胃有痰饮湿蚀及暴感风寒咳嗽者均忌服。

4. 独味山楂肉治小儿厌食[12]

制法：山楂肉 70 克,红糖 20 克,将上药清水煎 2 次,合并2 次汁液,入糖,日 1 剂。代茶频频喂服。本品有消食导滞,化瘀行滞之功。适用于小儿厌食症。

5. 独味橘饼治小儿厌食[1]

制法：橘饼 1 个切成薄片,清水煎,日 1 剂,代茶频频喂,下午喝茶吃饼,连用 2~3 天。本品有宽中下气,化痰止嗽之功。适用于小儿伤食或多吃生冷瓜果后泄泻不止等症。

6. 独味橘皮治小儿厌食[13]

制法：鲜橘皮、白糖各适量,将橘皮洗净,切成条状或小块,加入适量白糖拌匀,在阴凉处放 1 周以上,小儿进餐时取少许当菜吃,日 1~2 次。本品有理气调中,燥湿化痰之功。适用于小儿厌食症。

使用注意：气虚及阴虚燥咳患者忌用,吐血证者慎服。

7. 独味吞豆治小儿厌食[13]

制法：蚕豆 500 克,红糖适量,将蚕豆用水浸泡后,去壳晒干,磨粉(或磨浆过滤后晒干),备用。每服 30~60 克,加红糖适量,冲入热水调匀服食。本品有清热利湿,健脾涩精之功。适用于脾胃不健、消化不良、饮食不下等所致的厌食症。

8. 独味韭菜籽治小儿厌食[13]

制法：韭菜籽 9 克,面粉适量,将韭菜籽研末,调入面粉和匀,制成饼,蒸熟,日分 3 次服用,连服 3～5 日。本品有补肝肾,暖腰膝,壮阳固精之功。适用于兼见自汗、面白等症的小儿食欲不振。

使用注意:阴虚火旺者忌用。

9. 独味西红柿治小儿厌食[13]

制法:西红柿数只,洗净,用开水泡过去皮,去籽,用干净纱布挤汁,每次服用 50～100 毫升,每日 2～3 次,汁中不需放糖。本品有生津止渴,健胃消食之功。适用于小儿厌食。

10. 独味鲜姜治小儿厌食[18]

制法:鲜姜、大米各适量,将大米炒成焦黄,用清水煎煮,临熟前滴入姜汁 2 滴或 3 滴,日 1 剂,3 次分服。本品有调和脾胃,消乳化滞之功。适用于婴儿吃奶减少、恶心吐乳、大便稀溏并有奶瓣等。

11. 独味栗子治小儿厌食[1]

制法:栗子去皮,加水适量煮成糊膏,下白糖调匀饮服,每日 2 次,成人服用量可加倍。本品有养胃健脾,补肾强筋之功。适用于小儿消化不良、脾虚腹泻致厌食。

12. 独味蜈蚣治小儿厌食[11]

制法:蜈蚣粉 1.5 克,鸡蛋 1 枚,将鸡蛋 1 枚,将鸡蛋一端破孔,倾出蛋清少许,装入蜈蚣粉混匀,用面粉裹好煨熟服食,每日 1 枚。本品有肤脾健胃,解毒散结之功。适用于小儿厌食。

13. 独味鸡内金治小儿厌食[12]

制法:鸡内金,洗净焙干,研细粉,每服 2～3 克,日 2 次或 3 次。本品有消积滞,健脾胃之功。适用于小儿厌食。

14. 独味砂仁治小儿厌食[3]

制法:砂仁 10 克,焦锅巴 100 克,共研成细粉,每服 3 克,日服 3 次。本品有行气化湿,温脾止呕之功。适用于小儿厌食。

使用注意:阴虚血燥、火热内炽者慎用。

15. 独味香茶菜治小儿厌食[12]

制法:香茶菜 15～20 克,清水煎,日 1 剂,代茶频频喂服。本品有散瘀消肿,清热解毒之功。适用于小儿厌食。

⊙友情提示

针对本病,首先应正确诊断病因,治疗原发病,对症治疗,应着重恢复患儿的消化功能。中医治疗以健脾消食助运为原则,再适当配合针灸、捏脊等疗法,常可取得较好的疗效。本病预防和调理,父母首先要起表率作用。让孩子养成饮食有规律、不吃零食的习惯。纠正偏食、挑食的坏习惯。多吃新鲜水果、蔬菜,保证大便通畅。少吃油腻、坚硬、过甜、过冷的食物,禁止以强迫的方式逼患儿进食,以免产生逆反心理加重厌食。

七十八、小儿夜啼

小儿夜啼是指婴儿日间安静,入夜啼哭不眠,甚至通宵达旦,难以入睡,天明始渐转静或每夜定时啼哭,哭后仍能入睡,少则数日,多则数月,常见于半岁以内的婴儿。其原因有很多,如虫积、伤食、腹痛、腹胀、肛门瘙痒。或早期五迟、五软等引起夜啼。此外,小儿消化道功能紊乱,婴儿高级神经系统兴奋抑制失衡、惊骇胆怯、病后失于调护以及不明原因等,亦可引起小儿夜啼,临床辨证应重在辨别其轻重缓急、寒热虚实等。

1. 独味叶下珠治小儿夜啼[4]

制法:鲜叶下珠 30 克,鸭肝 1 副,清水蒸,日 1 剂,分次服食。本品有清热利尿,明目消积之功。适用于小儿夜啼。

2. 独味灯心草治小儿夜啼[18]

制法:鲜灯心草 15 克,清水煎,代茶频频喂服,本品有清心降火,利尿通淋之功。适用于小儿烦躁夜啼。

3. 独味鸡眼草治小儿夜啼[3]

制法:鸡眼草 6 克,独瘦肉适量,清水煎,临睡时服。本品有清热解毒,利湿健脾之功。适用于小儿夜啼。

4. 独味生姜治小儿夜啼[3]

制法：生姜 6 克，红糖适量，清水煎，日 1 剂，代茶频频喂服。本品有发汗解表，温中止呕，温肺止咳之功。适用于小儿夜啼。

使用注意：阴虚内热者忌服。

5. 独味百合治小儿夜啼[3]

制法：百合 30 克，清水煮烂食之，日 1 剂，分次服食。本品有润肺止咳，清心安神之功。适用于小儿夜啼。

6. 独味生地黄治小儿夜啼[3]

制法：生地黄汁 150 毫升，加入陈仓米粥内搅拌匀令食之，日 1 剂，分次服食。本品有清热滋阴，养阴生津之功。适用于小儿夜啼。

使用注意：凡脾虚有湿、腹满便溏者慎用或忌用。

7. 独味赤小豆治小儿夜啼[3]

制法：赤小豆 50 克、粳米 50 克、清水共煮粥，宜熟烂，日 1 剂。分次服食，本品有利水除湿，和血排脓，消肿解毒之功。适用于小儿夜啼。

8. 独味莲子治小儿夜啼[3]

制法：莲子去皮心 12 克，粳米 50 克，砂糖适量，如常法煮粥，日 1 剂，分次服食。本品有养心益肾，补脾涩肠之功。适用于小儿夜啼。

9. 独味酸枣仁治小儿夜啼[1]

制法：酸枣仁不去核 10 克，粳米 50 克，如常法煮成粥，日 1 剂，分次服食。本品有养心安神，敛阴止汗之功。适用于小儿夜啼。

10. 独味蝉蜕治小儿夜啼[13]

制法：蝉蜕 3 个，去头足，研为细面、掺入粳米粥内，日 1 剂，分次服食。本品有散风热，宣肺定惊之功。适用于小儿夜啼。

11. 独味黄连治小儿夜啼[3]

制法：黄连 3 克，乳汁 100 毫升，白糖 15 克，将黄连清水煎取汁 30 毫升,兑入乳汁中,再调入白糖,日 1 剂,1 次口服。本品有泻火燥湿,解毒杀虫之功。适用于小儿心经有热、夜啼不安。

12. 独味钩藤治小儿夜啼[3]

制法:钩藤 6 克、乳汁 100 毫升,将钩藤清水煎 15 分钟,取汁 30 毫升,兑入乳汁中,每次 20～30 毫升,口服,日服 3 次。本品有清热平肝,熄风定惊之功。适用于小儿惊骇啼哭。

13. 独味葛根治小儿夜啼[18]

制法:葛根 5 克,蜂蜜适量,将葛根研细粉,开水冲泡,兑入蜂蜜饮服,日 1 次,晚上服效佳。本品有生津止咳,清热除烦之功。适用于小儿夜啼。

14. 独味石龙刍治小儿夜啼[1]

制法:石龙刍(干草),烧灰涂乳头上饲小儿。本品有利水通淋之功。适用于小儿夜啼。

15. 独味淡竹叶治小儿夜啼[13]

制法:淡竹叶 30 克,北粳米 50 克,冰糖适量,将淡竹叶加水煎汤,去渣后入粳米,冰糖煮成粥,早晚各服 1 次,候温顿服。本品有清心火,除烦热,利小便之功。适用于小儿心火炽盛之夜啼。

16. 独味茶叶治小儿夜啼[13]

制法:茶叶适量,将茶叶放入口内咬碎,涂于小儿脐部,用白布包好(或胶布粘住),10 分钟即止,一般需涂 3 日。本品有清头目,除烦渴,化痰,消食,利尿,解毒之功。适用于小儿夜啼。

17. 独味桃树嫩枝治小儿夜啼[3]

制法:桃树嫩枝 7 枝,清水煎,日 1 剂,代茶频频喂服。本品有清热利湿,活血止痛之功。适用于小儿夜啼。

18. 独味五倍子治小儿夜啼[14]

制法:五倍子 1.5 克,加清水 150 毫升浓煎于晚间睡前顿服,日 1 剂。本品有敛肺,涩肠,止血,解毒之功。适用于小儿夜啼。

使用注意:外感风寒或肺有实热之咳嗽及积滞未清之泻痢忌服。

19. 独味白花蛇舌草治小儿夜啼[14]

制法：鲜白花蛇舌草 60 克，洗净绞汁，加蜂蜜 5 克，于临睡时喂服。本品有清热解毒，利湿之功。适用于小儿夜啼。

20. 独味生甘草治小儿夜啼[3]

制法：生甘草 6 克，清水煎，日 1 剂，代茶频频喂服。本品有清火解毒，和中缓急之功。适用于婴幼儿夜啼。

21. 独味白芍治小儿夜啼[3]

制法：杭白芍 30 克，清水煎，日 1 剂，代茶频频喂服。本品有养血敛阴，柔肝止痛，平抑肝阳之功。适用于小儿夜啼。

使用注意：凡阳衰阴寒内盛、中满者皆当忌用。

22. 独味珍珠末治小儿夜啼[1]

制法：珍珠末 1 克，奶汁 20 毫升，混合搅匀，隔水蒸化，分 1 次或 2 次服完，连服 3～5 日。本品有静心安神，养阴熄风，解毒生肌之功。适用于小儿夜啼。

23. 独味地龙治小儿夜啼[11]

制法：地龙 1 条，清水煎，日 1 剂，代茶频频喂服，连服 2～3 日。本品有清热镇惊，舒筋活络，平喘，利尿之功。适用于小儿夜啼。

24. 独味防己治小儿夜啼[11]

制法：防己 1.5 克，清水煎温服，日 1 剂，分次服。本品有祛风止痛，利水消肿之功。适用于小儿夜啼。

使用注意：气虚、阳虚水肿、脾肾虚寒者慎用。

25. 独味僵蚕治小儿夜啼[11]

制法：僵蚕 3 克，清水煎，日 1 剂，代茶频频喂服。本品有祛风定惊，化痰散结之功。适用于小儿夜啼。

使用注意：血虚无痰热者忌服。

26. 独味马蹄金治小儿夜啼[11]

制法：马蹄金 10 克，用沸水 50～100 毫升泡服，日 1～2 次。本品有清热利湿，散瘀消肿，解毒之功。适用于小儿夜啼。

27. 独味青黛治小儿夜啼[11]

制法：肝黛 0.6～0.9 克，沸水冲喂服，日早、晚各 1 次。本品有清热解毒，凉血之功。适用于小儿夜啼。

⊙**友情提示**

婴儿无故啼哭不止，首先要注意寻找原因，详细检查，必要时辅以有关实验室检查，排除外感发热、口疮、肠套叠、疝气等，并迅速采取措施积极治疗，以免延误病情。夜啼时不可给予巧克力、可可糖之类糖果与饮料等，因为这些食品能导致孩子更加兴奋。平时勿惊吓小儿，以免使小儿因精神紧张而夜啼，孩子若日夜俱啼，应去医院查明原因，以免贻误病情，平时要养成良好的睡眠习惯，不要将婴儿抱在怀中睡眠，不通宵开灯睡觉。

七十九、小 儿 肺 炎

小儿肺炎常发生于呼吸道传染病之后，主要表现为高热、咳嗽、气促，听诊时可闻及肺部中细湿啰音。还可伴有精神不振、烦躁不安、食欲减退、轻度腹泻或呕吐。以冬春寒冷季节及气候骤变时多见，小儿肺炎属中医学"咳嗽""肺闭""肺风痰喘""马脾风""风温""冬温"等的范畴。

1. 独味小龙胆草治小儿肺炎[6]

制法：小龙胆草 3～9 克，清水煎，日 1 剂，代茶频频喂服。本品有清热利湿，凉血解毒之功。适用于小儿肺炎。

2. 独味绣球防风治小儿肺炎[6]

制法：绣球防风 15 克，清水煎服，日 1 剂，分次服。本品有破血通经，解毒消肿之功。适用于小儿肺炎。

3. 独味薏苡根治小儿肺炎[6]

制法：薏苡根 9～15 克，清水煎取汁调蜜适量，日 1 剂，3 次分服。本品有清热利湿，健脾杀虫之功。适用于小儿肺炎。

4. 独味丝瓜治小儿肺炎[18]

制法：丝瓜 1 条，选取快老的丝瓜，洗净不剥皮。切成段，放碗内不加水，置锅内蒸后将汁自出，饮其汁。有清热化痰、凉血解毒之功。适用于小儿肺炎。

5. 独味毛冬青治小儿肺炎[11]

制法：毛冬青 15 克，清水煎，冲红糖，日 1 剂，分 3 次冷服。本品有清热解毒，活血通脉之功。适用于小儿肺炎、肺热喘咳者。

6. 独味苹果治小儿肺炎[11]

制法：苹果 500 克，清水煎，日 1 剂，代茶频频喂服，连用数日。本品有生津润肺，除烦解暑之功。适用于小儿肺炎喘满、时咳痰者。

7. 独味丝瓜藤治小儿肺炎[11]

制法：鲜丝瓜藤 60 克，清水煎，日 1 剂，代茶频频喂服。本品有舒筋活血，健脾杀虫之功。适用于小儿肺炎热性体质者。

8. 独味水蛭治小儿肺炎[11]

制法：水蛭 3～6 克，加清水适量，文火煎煮 20 分钟，取汁饮服，日 1 剂代茶频频喂服。本品有破血逐瘀，通经之功。适用于小儿肺炎。

使用注意：体弱血虚、无瘀血停聚者忌服。

9. 独味芝麻治小儿肺炎[11]

制法：芝麻 200 克，研末，蜂蜜 250 克，共拌匀，温开水冲服，分 7 日服。本品有补益肝肾，滋润胃肠之功。适用于小儿肺炎、久咳咽燥、声音嘶哑者。

10. 独味蜂房治小儿肺炎[11]

制法：蜂房 30 克，烧灰，每次 3 克，米汤送服，日服 2 次。本品有攻毒消肿，祛风杀虫之功。适用于小儿肺炎咳嗽者。

使用注意：气血虚弱者慎用。

11. 独味白及治小儿肺炎[11]

制法：白及适量，研细末，每服 2～4 克，日服 3 次，3 个月为 1

个疗程。本品有收敛止血，消肿生肌之功。适用于小儿肺炎。

12. 独味甜杏仁治小儿肺炎[11]

制法：甜杏仁适量、炒热、再加蜂蜜拌炒，炼蜜为丸，口服每次10粒，日服3次。本品有润肺平喘之功。适用于小儿肺炎、肺虚久咳者。

13. 独味生大蒜治小儿肺炎[11]

制法：生大蒜9克，捣碎与沸水60毫升，浸泡1小时，去渣，3次分服（此为1岁1日剂量），可随年龄酌情增减。本品有解毒消肿，杀虫通窍之功。适用于小儿肺炎。

14. 独味石灰治小儿肺炎[11]

制法：石灰30克，用冷开水调稀沉淀，去沫取清汁服，每次0.3～0.6克。本品有燥湿杀虫，止血定痛之功。适用于小儿肺炎、久咳不止、痉挛者。

15. 独味石龙胆全草治小儿肺炎[11]

制法：石龙胆全草6～9克。捣烂、擦患儿头部，另留部分以开水吞服。本品有清热解毒之功。适用于小儿肺炎。

16. 独味山胡椒治小儿肺炎[11]

制法：山胡椒30克，猪肺1副，黄酒15毫升，加清水炖烂，去渣取汁加糖少许，分2～3次服用。本品有理气平喘之功。适用于小儿肺炎喘咳者。

17. 独味生藕治小儿肺炎[11]

制法：生藕节，切除一端，蜂蜜灌满藕孔，盖好纸封，蒸熟热服食。本品有健脾开胃，益血生肌之功。适用于小儿肺炎咳嗽带血者。

18. 独味鲜牛奶治小儿肺炎[11]

制法：鲜牛奶250克，煮开，加白糖调味饮服。本品有补虚损，益肺胃，生津润肠之功。适用于小儿肺炎恢复期。

19. 独味鱼腥草治小儿肺炎[11]

制法：鱼腥草30～60克，清水煎，取汁煲鸭蛋（2只），2次分服,日1剂。本品有清热解毒,利尿消肿之功。适用于小儿肺炎。

20. 独味白果仁治小儿肺炎[11]

制法:白果仁5～7枚,蒸猪肉食,日1剂,连服3～5剂。本品有止咳平喘,止带浊,缩小便之功。适用于小儿肺炎久咳者。

21. 独味蜂蜜治小儿肺炎[11]

制法:蜂蜜30克,冲米汤喂服。本品有补中润燥,止痛解毒之功。适用于小儿肺炎久咳属虚性者。

22. 独味款冬花治小儿肺炎[11]

制法:款冬花30克,清水煎,加入冰糖20克,代茶频频喂服。本品有化痰止咳之功。适用于小儿肺炎、久咳不止者。

23. 独味百部治小儿肺炎[11]

制法:百部9克,清水煎,日1剂,代茶频频喂服。本品有温润肺气,止咳杀虫之功。适用于小儿肺炎、咳嗽已久、痰内有血、晚间更甚者。

使用注意:易伤胃滑肠,脾虚食少便溏者忌用。

24. 独味仙茅全草治小儿肺炎[11]

制法:仙茅全草9～15克,加猪精肉清水煎服,日1剂,喝药汁食肉。本品有温肾壮阳,祛寒除湿之功。适用于小儿肺炎咳嗽者。

25. 独味白蚬壳治小儿肺炎[11]

制法:白蚬壳1个,烧炭(存性),研末,米汤调服,每次2克,日服3次。本品有化瘀止咳,祛湿和胃之功。适用于小儿肺炎痰喘咳嗽。

⊙友情提示

小儿肺炎应引起足够的重视。重点加强防治采用综合治疗措施,以西医药为主。配合中医治疗以控制炎症,改善通气功能,对症治疗,防治并发症。治疗要及时得当,一般预后良好。如果失治误治,则可引起脓胸、气胸、肺大泡等严重并发症,导致休克,呼吸衰竭、心衰等而危及生命。预防调护方面,应注意保持室内安静、空气流通、禁止吸烟、避风寒、防感冒、饮食宜清淡、富有营养,多喂开水等。小儿肺炎一定要去医院诊治,中医只能是辅助治疗。

八十、小儿遗尿症

遗尿,俗称"尿床",凡3岁以后经常发生或5岁以后在睡梦中有时小便自遗者称为遗尿症。患儿往往睡眠较深,不易叫醒是其特点。本病可分器质性和功能性两大类。此处主要叙述功能性遗尿。常见原因有遗传、泌尿系统解剖或功能发育不全、教养或心理因素等,导致大脑皮质及皮质下中枢功能失调所致。本病中医亦称"遗尿"。

1. 独味黄芪治小儿遗尿[3]

制法:炙黄芪10～30克,鲜猪脬(即猪膀胱、俗称猪小肚)1～3只(3～5岁1只,6～8岁2只,9～12岁3只,均为中等大小),食盐适量。先将猪脬洗净,每个装入炙黄芪10克,适量食盐。用棉线扎紧膀胱口,加少量水,用文火蒸烂,弃除黄芪,趁热令小儿1次或分次吃完肉,喝尽汤。如未愈,1周后可再服1剂,3剂为1疗程。本品有益气补虚,利水消肿之功。适用于小儿遗尿症。

2. 独味叶下珠治小儿遗尿[4]

制法:叶下珠15克,鸡肠1～2副,共煲汤,肠熟烂,去渣喝汤食肠。本品有清热利尿之功。适用于小儿遗尿属肝经湿热症。

3. 独味白果治小儿遗尿[4]

制法:白果适量,微火炒爆,去壳。研细末,3岁每次3克,4岁每次4克,5～9岁每次5克,10岁以上每次5.5克,每日2次,开水送服。本品有止咳平喘,止带浊,缩小便之功。适用于小儿遗尿。

4. 独味鸡内金治小儿遗尿[4]

制法:鸡内金适量,焙干,研细末,每服5克,早、晚温开水送服。本品有消食积,止遗尿,化结石之功。适用于小儿遗尿。

5. 独味金樱子根治小儿遗尿[4]

制法:金樱子根 20~30 克,鸡蛋 1 只,加清水共煮,吃蛋喝汤,日 1 剂。本品有涩肠止泻,活血散瘀之功。适用于小儿遗尿。

6. 独味饴糖治小儿遗尿[4]

制法:饴糖 15 克,桂皮 4 克。清水煎桂皮去渣、冲入饴糖,日 1 剂,2 次分服。本品有补虚健中,缓急止痛之功。适用于小儿遗尿。

7. 独味荔枝干治小儿遗尿[4]

制法:荔枝干 10 个,冰糖 5 克,荔枝去壳同冰糖加水蒸服,日 1 次,连服 3~5 日。本品有益血生津,理气止痛之功。适用于小儿遗尿。

8. 独味土党参治小儿遗尿[6]

制法:土党参 30 克,同猪瘦肉 150 克煲服,日 1 剂,分次服食,喝汤食肉。本品有补虚润肺,益气健脾之功。适用于小儿遗尿。

9. 独味山药治小儿遗尿[4]

制法:山药 120 克,炒黄研末,每服 6 克,每日早晚各服 1 次。开水送服。本品有补脾养胃,补肾涩精之功。适用于小儿遗尿肾虚型。

10. 独味补骨脂治小儿遗尿[11]

制法:补骨脂适量放锅内炒至发出爆声,研粉,每晚睡前用温开水送服,3~9 岁,每服 1.5 克,10~12 岁每服 2.5 克,日 1 次。本品有温肾助阳,纳气止泻,固精缩尿之功。适用于小儿遗尿。

11. 独味韭菜子治小儿遗尿[4]

制法:韭菜子、白面粉各适量,将韭菜子研成细粉和入白面,加清水揉作饼蒸食。本品有补肝肾,暖腰膝,壮阳固精之功。适用于小儿肾气不足而遗尿。

使用注意:阴虚火旺者忌用。

12. 独味紫河车治小儿遗尿[11]

制法：紫河车洗净，以文火焙干，研细末，每服 3 克，日服 2 次，温开水送服。本品有温肾散寒，补气养血，益精之功。适用于小儿遗尿。

13. 独味鸡肠治小儿遗尿[14]

制法：鸡肠洗净、焙干，研成细末，开水送服，日 2 次，每次 3～6 克。本品有补肾缩尿之功。适用于小儿遗尿。

14. 独味破故纸治小儿遗尿[14]

制法：破故纸 30 克，焙炒，研为细末，每服 3 克，热粥汤调下。本品有补肾壮阳，固精缩尿之功。适用于小儿遗尿、肾阳不足、膀胱虚寒致遗尿。

15. 独味益智仁治小儿遗尿[14]

制法：益智仁适量，焙干研末，每服 9 克盐水为引，日服 1 次。本品有温肾固气，缩尿止遗之功。适用于小儿遗尿、小便频数。

使用注意：阴虚火旺或因热而遗者忌用。

16. 独味生麻黄治小儿遗尿[14]

制法：生麻黄（5～7 岁 3 克、8～15 岁 5 克、大于 15 岁 10 克）清水煎，去上沫，睡前顿服，日 1 剂，可连服 1 个月。本品有温宣肺气，开发腠理，利水消肿之功。适用于小儿遗尿，一般服药 1～3 次即可见效。

17. 独味鹿衔草治小儿遗尿[14]

制法：鹿衔草 15 克，猪瘦肉 100 克，清水煎烂，食肉喝汤。每晚睡前服食，日 1 剂，3 剂为一疗程。本品有补虚益肾，祛风除湿之功。适用于肾气不足之小儿遗尿症。

18. 独味鹿角霜治小儿遗尿[14]

制法：鹿角霜 250 克，研细末，10 岁以下患儿每晚 3 克，白开水冲服（亦可加适量白糖调味）。10 岁以上者每晚 6 克，淡盐水冲服，15 天为一疗程。本品有益肾缩尿，补虚助阳之功。适用于肾气不足之遗尿病。

使用注意：阴虚阳亢者忌服。

19. 独味龙骨治小儿遗尿[14]

制法：生龙骨 30 克，清水煎液煮荷包蛋，3 岁以下者每次 1 个，超过 3 岁者每次 2 个，每晚睡前服 1 次，第 2 次将龙骨 30 克加入第 1 次煮后的龙骨中同煎，如此逐日加入，用药 3～6 次可收良效。本品有收敛固涩，生肌固精之功。适用于小儿遗尿症。

使用注意：有湿热、实邪者忌服。

20. 独味枸杞子治小儿遗尿[14]

制法：枸杞子 15 克，沸水冲泡代茶频饮，临睡前将枸杞子服下，连服 2～3 周，为 1 疗程。本品有补益肝肾，润肺明目之功。适用于小儿顽固性遗尿症。

21. 独味川萆薢治小儿遗尿[14]

制法：川萆薢 30 克，清水煎，临睡前顿服。本品有清热利湿之功。适用于小儿遗尿属湿热所致者。

22. 独味覆盆子治小儿遗尿[14]

制法：覆盆子 30 克，用清水 2 碗，文火煎至 1 碗，去渣取汤，再用药汤煮猪瘦肉 60～90 克，不加调料，文火煎熟，饮汤食肉，日 1 剂。本品有补肾固精之功。适用于小儿肾虚遗尿。

使用注意：肾虚有火、小便短涩者慎用。

23. 独味玉竹治小儿遗尿[11]

制法：玉竹 60 克，洗净切片，清水煎，饭前服。日 1 剂，2 次分服。本品有养阴润燥，除烦止渴之功。适用于小儿遗尿。

使用注意：胃有痰湿气滞者忌服。

24. 独味柿蒂治小儿遗尿[11]

制法：柿蒂 12 克，清水煎，日 1 剂，代茶频饮。本品有降逆下气，止呕之功。适用于小儿遗尿。

25. 独味黄毛耳草治小儿遗尿[11]

制法：黄毛耳草（全草）30 克，猪瘦肉 90 克，清水共煮，日 1 剂，吃肉喝汤。本品有清热除湿，活血舒筋之功。适用于小儿遗尿。

26. 独味熟地黄治小儿遗尿[11]

制法：熟地黄 60 克,与鸡蛋 2 只清水煎服,食蛋喝汤,2 次分服,日 1 剂。本品有滋阴补肾,补血之功。适用于肾虚遗尿。

使用注意：脾胃虚弱、气滞痰多、腹满便溏者忌服。

27. 独味高粱治小儿遗尿[11]

制法：高粱 100 克,团鱼 100 克,清水同蒸,日 1 剂,2 次分服。本品有健脾益中,渗湿止痢之功。适用于小儿遗尿。

28. 独味向日葵治小儿遗尿[11]

制法：向日葵茎髓 15 克,清水煎,日 1 剂,代茶频频喂服。本品有清热利尿,止咳平喘之功。适用于小儿遗尿、夜间尿多口渴者。

29. 独味金樱子治小儿遗尿[11]

制法：金樱子(去子)适量,白糖适量,熬膏,每服 1 匙,日服 2 次。本品有补肾固精,缩尿止泻之功。适用于小儿习惯性遗尿。

使用注意：有实火、邪热者忌服。

⊙友情提示

患儿晚饭及临睡前,最好不给以流质饮食,少喝水。如要服汤药,应尽量在白天服完。入睡后注意患儿的遗尿时间,按时唤醒,从而养成每晚能自行排尿的良好习惯。鼓励较大的儿童消除顾虑。克服怕及精神紧张等不良好因素,对治愈遗尿树立信心,夜间尿湿后,要及时更换裤褥,保持干燥及外阴部清洁。在夜间经常发生遗尿的时间前,及时唤醒患儿排尿,坚持训练数周。

第四章 五 官 科

八十一、耳 聋

耳聋是指不同程度的听力减退,轻者缩短距离或声音加大之后尚可听清,重者则听不到任何声响。按发生的时间可分为先天性耳聋和后天性耳聋两类;按病变的性质可分为器质性耳聋和功能性耳聋;按病变发生的部位可分为导音性耳聋、感音性耳聋和混性耳聋三类。本病中医学称"暴聋""厥聋""久聋""渐聋""虚聋""毒聋"等。

1. 独味仙鹤草治耳聋[4]

制法:鲜仙鹤草(连根)150克,清水煎2次,分2次服,每日1剂,连服10剂。本品有收敛止血,解毒止痢之功。适用于链霉素中毒所致的耳聋。

2. 独味磁石治耳聋[14]

制法:磁石小块,洗净含口中,左耳聋含左边,右耳聋含右边。用牙咬紧磁石,外用圆形铁器塞入耳中,闭口,用鼻孔呼吸片刻。本品有平肝潜阳,聪耳明目之功。适用于耳聋。

3. 独味巴豆治耳聋[14]

制法:巴豆1粒,鸡蛋1只,于一端开一小孔,将巴豆去皮,去心膜,由小孔放入蛋内搅匀,取汁滴耳,每天2～3次,每次1～2滴,连续用药3个月。本品有泻下寒积,逐水退肿,解毒祛痰之功。适用于耳聋。对神经性耳聋、链霉素所致小儿耳聋均有疗效。

4. 独味活鲤鱼治耳聋[11]

制法:活鲤鱼一条,劈开取出脑髓,盛碗内,放饭上蒸出油来,将茶匙挑滴入耳内,数次自然窍开。本品有利水消肿,下气之功。适用于肾虚耳聋,用后服用补药疗效更佳。

5. 独味真细辛治耳聋[13]

制法:真细辛,黄蜡各适量,细辛研为细末,溶黄蜡为丸,如鼠粪大,绵裹1丸入耳内2次即愈。本品有祛风散寒,行水开窍之功。适用于耳聋。

6. 独味苍耳子治耳聋[11]

制法:苍耳子15克,研细末,白酒500毫升,15天后服用,每服15毫升,日服2次。本品有解毒通窍,祛风解毒,除湿止痛之功。适用于耳鸣耳聋。

7. 独味干百合治耳聋[11]

制法:干百合适量,研细末,沸水冲泡,每次9克,日服2次。本品有润肺止咳,清心安神之功。适用于耳聋。

8. 独味米醋治耳聋[11]

制法:米醋1碗,用弹子大铁1块,烧赤投醋中熏耳,连用2～3日。本品有解毒和胃,散结消积之功。适用于小儿耳聋。

9. 独味鲜地龙治耳聋[11]

制法:鲜地龙1条,入葱(折去顶)内少入盐,取汁滴耳。本品有清热止痉,通经活络,利尿通淋之功。适用于气闭耳聋、突发性耳聋。

10. 独味芥菜籽治耳聋[11]

制法:芥菜籽适量,捣烂,以人乳汁调和,绵裹纳于耳中,日1次。本品有温中散寒,利气豁痰,通经络,消肿毒之功。适用于小儿耳聋。

11. 独味葱白治耳聋[11]

制法:葱白适量,投灰火中,煨令热,纳耳中,日3次。本品有发表,通阳,解毒之功。适用于小儿耳聋。

12. 独味附子治耳聋[11]

制法:附子适量,以陈醋微火炙软,削令尖、塞耳中。本品有回阳救逆,补阳温中,蠲痹止痛之功。适用于小儿久聋。

13. 独味冰片治耳聋[11]

制法:冰片2.4克,与等量焙研后的手指甲共研细末,吹耳内。本品有通诸窍,散郁火,消肿止痛,去翳明目之功。适用于突然耳聋。

14. 独味石菖蒲治耳聋[11]

制法:生石菖蒲适量,取汁滴耳。本品有祛风通窍,健脾化湿之功。适用于病后耳聋。

15. 独味石菖蒲治耳聋[11]

制法:石菖蒲250克,先煎、去渣、取汁煮鸡蛋3只,兑甜酒服,日1剂,3次分服。本品有开窍豁痰,理气活血,散风去湿之功。适用于突然耳聋。另法将鲜石菖蒲适量,捣烂焙热,作枕头睡,对耳聋患者一般1周见效。

16. 独味泥鳅治耳聋[11]

制法:泥鳅60克,将鸡蛋1～2个打碎,盛于碗内,再放入泥鳅,加清水适量,拌匀蒸熟饭后服食,日1次(至愈为度)。本品有暖中益气,解毒通窍,复聪之功。适用于耳聋。

使用注意:服药期间忌食酒及辛辣热物。

17. 独味磁石粉治耳聋[11]

制法:磁石粉1.5克,将鸡蛋1端敲一小孔,把磁石粉纳入鸡蛋内,再用纸封好孔,放饭上蒸熟去壳食,日1次,连服10次。本品有潜阳纳气,镇惊安神之功。适用于青年耳聋(非先天性)。

18. 独味白胡椒治耳聋[11]

制法:白胡椒适量,将鸡蛋1只,打1小孔,将白胡椒(1岁1粒)放入蛋内,再用纸封孔,蒸熟食,连食数日,日1次。本品有温中解毒,散寒下气之功。适用于气虚耳聋。

19. 独味白菊花治耳聋[11]

制法:鲜白菊花30克(干品15克),与猪肝120克,共清水煎,日1剂,分次食肝喝汤。本品有疏风清热,明目解毒之功。适用于耳聋。

20. 独味蝼蛄治耳聋[11]

制法：蝼蛄子 1 只，放鸡蛋内煨熟，去蝼蛄食蛋，连食 3 次。本品有利尿消肿之功。适用于耳聋。

21. 独味乌雄鸡治耳聋[11]

制法：乌雄鸡 1 只。宰杀，黄酒煮食，分次服食。本品有养阴退热，补益五脏之功。适用于肾虚耳聋。

22. 独味黑木耳治耳聋[11]

制法：黑木耳适量，醋炒白糖拌食。本品有补气益志，滋养益胃之功。适用于少年耳聋。

⊙**友情提示**

本病的预防干预应从婴幼儿时期开始，越早越好，做好听力筛查，明确诊断，并对聋儿进行早期康复教育和治疗。本病治疗宜应用中西医结合方法，综合应用中西药物、针灸、导引等进行。对传导性耳聋、混合性聋者，要查明病因并彻底治疗，以改善中耳内环境和传音功能最大限度地恢复听力，如由急、慢性化脓性中耳炎，分泌性中耳炎和急性乳突炎等耳部炎症引起者，应早期积极治疗，控制炎症，鼓膜修补术和鼓室成形术是目前治疗传导性聋的主要方法。

八十二、耳　鸣

耳鸣为耳科疾病中的常见症状，患者自觉耳内或头部有声音，但其环境中并无相应的声源，而且愈是安静，感觉耳鸣音越大。引起耳鸣的原因和机制较为复杂，通常与噪声、精神紧张、疲劳、耳毒性药物、不良习惯、耳部及全身性疾病等因素相关。本病中医学称"苦鸣""蝉鸣"等。

1. 独味磨盘草治耳鸣[2]

制法：磨盘草 30 克，与猪耳朵 1 只，清水共煲服，日 1 剂，吃耳朵喝汤。本品有疏风清热,利水去湿之功。适用于耳鸣。

2. 独味响铃草治耳鸣[4]

制法:响铃草 30 克,猪耳朵 1 对,加清水共炖烂,去药渣,加食盐少许,分次服食。本品有补脾肾,敛肺气,利水,解毒之功。适用于气虚耳鸣。

3. 独味路路通治耳鸣[4]

制法:路路通 15 克,猪瘦肉 80 克,加清水炖烂,去渣,食肉喝汤。本品有祛风通络,利水除湿之功。适用于头痛、头晕、耳鸣。

4. 独味核桃肉治耳鸣[13]

制法:核桃肉适量,日 3 次,每次 30 克。本品有补肾固精,敛肺润肠之功。适用于肾精亏损致耳鸣。

5. 独味葵花子壳治耳鸣[13]

制法:葵花子壳 15 克,将葵花子壳放入锅中,加清水 1 杯煎服,日 2 次。本品有补脾润肠之功。适用于耳鸣。

6. 独味三七花治耳鸣[13]

制法:三七花 10 克,酒酿 50 克,同装于碗中,隔水蒸熟,分 1～2 次连渣服食,连服 7 日。本品有清热,平肝,降压之功。适用于耳鸣。

7. 独味白毛乌骨雄鸡治耳鸣[13]

制法:白毛乌骨雄鸡 1 只,甜酒 1 200 毫升,同煮、去酒食鸡肉,共用 3～5 只即可。本品有养阴退热,补中止渴之功。适用于耳鸣。

8. 独味香葱治耳鸣[3]

制法:香葱、猪皮各 60～90 克,同剁烂,稍加食盐,蒸熟后一次吃完,连吃 3 日。本品有祛风发汗,解毒消肿之功。适用于耳鸣。

9. 独味盐治耳鸣[11]

制法:盐适量,将盐炒热,装入布袋中,以患耳枕之,袋凉则换,坚持数次,即可见效。本品有滋味补益,凉血解毒之功。适用于耳鸣。

10. 独味草乌治耳鸣[3]

制法：草乌 15 克，浸泡于 75％的酒精 50 毫升中，1 周后即可使用，日滴患儿 1～2 次，每次 2 至 3 滴，一般滴 3 次可治，切忌内服。本品有搜风胜湿，散寒止痛，开痰消肿之功。适用于神经性耳鸣。

11. 独味生地黄治耳鸣[11]

制法：生地黄切断用纸包，入火中煨后塞耳，数次可愈。本品有清热滋阴，凉血止血，养阴生津之功。适用于神经性耳鸣。

12. 独味茴香叶治耳鸣

制法：茴香叶适量，洗净，捣绒取汁，滴耳心，右耳鸣滴左耳心，左耳鸣滴右耳心。本品有祛风，顺气，止痛之功。适用于肾虚耳鸣。

13. 独味石菖蒲治耳鸣[11]

制法：鲜石菖蒲适量，捣烂，用细纱布滤汁滴耳，日 5～6 次，每次 1～2 滴。本品有化湿豁痰，开窍之功。适用于耳中憋胀、耳鸣、听力下降。

14. 独味菠菜治耳鸣[3]

制法：菠菜 250 克，羊肝 100 克，调料适量，按常法煮汤食用，日 1 剂。本品有补肝养血，滋阴润燥之功。适用于肝阴血虚所致的面色无华、头晕耳鸣。

15. 独味黑芝麻治耳鸣[3]

制法：黑芝麻 30 克，红茶 3 克，将黑芝麻炒香研末，红茶用沸水冲泡，取汁冲入黑芝麻末，代茶频饮，日 2 剂。本品有补益肝肾，滋润滑肠之功。适用于耳鸣兼有大便干燥者。

16. 独味干百合治耳鸣[11]

制法：干百合适量，研细末，温开水调服，每次 3 克，日服 2 次（乳后服）。本品有精心补益，润肺止咳之功。适用于小儿耳鸣。

17. 独味四季葱治耳鸣[11]

制法：四季葱 1 把，留尖，先将葱倒置后滴米酒（或其他酒亦可)数滴入内。再置火上烤至酒热为度,用酒滴入耳内,每次 2～3 滴。本品有通阳宣痹,祛风通脉,通经络之功。适用于体虚耳鸣。

18. 独味生川乌治耳鸣[11]

制法:生川乌 1 个,削如枣核大,塞耳内,每日数次。本品有祛寒湿,散风邪,温经止痛之功。适用于耳鸣耳痒。

19. 独味九节菖蒲治耳鸣[11]

制法:鲜九节菖蒲 500 克。洗净、捣汁,与糯米 1 000 克(蒸煮成饭)酒曲共拌匀,置瓷器皿内。密封,保暖,7 日后可温服,每服 50 毫升,日服 3 次。本品有益气醒脾,聪耳开窍之功。适用于脾气不升、浊气充窍、耳鸣耳聋。

20. 独味磁石治耳鸣[11]

制法:磁石 30～60 克,打碎,加清水 500 毫升,以武火煎煮 1 小时,滤汁去渣,加入大米 100 克,再加水至 900 毫升共煮成粥,每晚睡前温热服食。本品有补肾益精,重镇安神之功。适用于耳鸣耳聋肾精亏虚型。

21. 独味苍耳子治耳鸣[1]

制法:苍耳子 15 克,猪脑子 1 副,清水 800 毫升,共煎至 400 毫升,吃脑子喝汤,日服 1 剂。本品有散风止痛,祛湿杀虫之功。适用于耳鸣。

22. 独味大黄治耳鸣[3]

制法:大黄适量炒焦,入白酒浸煮,炒焦如法炮制 3 次。研末,每服 5 克,日 2 次,15 日为 1 疗程,一般 2～3 个疗程可痊愈。本品有泻热毒,破积滞,行瘀血之功。适用于耳鸣。

⊙ **友情提示**

耳鸣往往是多种耳科疾病乃至全身疾病的常见症状之一,积极治疗引起耳鸣的各种病因,是防治耳鸣的关键。避免噪声刺激,对工作在高强度噪声环境中的高危人群要注意噪声防护。尽量减少噪声源或佩戴防护耳罩、耳塞等。注意不要长时间地在有大音量的噪声环境中使用随身听和收音机,注意保持心情舒畅,避免精神紧张和疲劳,调整工作节奏,转移对耳鸣的注意力,养成良好的生活习惯,做到饮食有节,起居有常,忌咖啡、烟酒、辛辣刺激之物。

八十三、咽喉肿痛

咽喉肿痛是口和咽喉部病变的一个主要症状,多见于急性上呼吸道感染,急性咽炎、喉炎、扁桃体炎等疾病。通常为细菌或病毒感染所致。临床主要表现为咽喉部红肿、疼痛不适和异物感,咽壁充血,可伴有痰多、头痛、发热等症状。中医学认为,咽喉肿痛有虚实之分。实证是因外感风热之邪,虚证是因肾阴亏虚所致。

1. 独味七叶一枝花治咽喉肿痛[4]

制法:七叶一枝花适量,研末每服 0.5 克,开水调,含服,日服 3~5 次,或每日 15 克,清水煎频频含服。本品有清热解毒,消肿止痛之功。适用于咽喉肿痛。

2. 独味万年青根治咽喉肿痛[4]

制法:鲜万年青 6 克,捣烂,加冷开水 200 毫升和匀,取汁频频含服。本品有强心利尿,清热解毒之功。适用于咽喉肿痛。

3. 独味无花果治咽喉肿痛[4]

制法:无花果适量,晒干研末,每用少许,吹入喉中,日数次。本品有润肺止咳,清热润肠之功。适用于咽喉痛。

4. 独味茅膏菜治咽喉肿痛[4]

制法:茅膏菜 15 克,清水煎,日 1 剂,2 次分服。本品有祛风活络,活血止痛之功。适用于咽喉肿痛。

5. 独味垂盆草治咽喉肿痛[4]

制法:鲜垂盆草适量,捣烂,绞汁 200 毫升,每次含漱 5~10 分钟,日 4~5 次。本品有清热解毒,消肿止痛之功。适用于咽喉肿痛,口腔溃疡。

6. 独味鸭舌草治咽喉肿痛[4]

制法：鸭舌草 50 克,清水煎,少量多次含服,日 1 剂。本品有清热解毒,除湿之功。适用于咽喉炎致咽喉肿痛。

7. 独味射干治咽喉肿痛[4]

制法：射干适量,阴干研细末,每用少许用吹管吹入患处,并可同时取射干 9 克,清水煎,日 1 剂,2 次分服。本品有解毒利咽,祛痰止咳之功。适用于咽喉肿痛。

8. 独味盘龙参治咽喉肿痛[4]

制法：盘龙参 10 克,冰片 0.6 克,先将盘龙参清水煎去渣,加入冰片,徐徐含服。本品有益阴清热,润肺止咳,解毒消肿之功。适用于咽喉肿痛。

9. 独味蒲公英治咽喉肿痛[4]

制法：蒲公英 30 克(鲜品 60 克),清水煎,日 1 剂,3 次分服。同时用淡盐水漱口,日 3～4 次。本品有清热解毒,利尿除湿之功。适用于咽喉肿痛。

10. 独味薤白治咽喉肿痛[11]

制法：鲜薤白 30 克,醋 50 克,并捣烂,外敷患处。本品有温阳散结,下气导滞之功。适用于咽痛。

11. 独味一支黄花治咽喉肿痛[11]

制法：一枝黄花根 15 克,清水煎,日 1 剂含服。本品有清热解毒,消肿止痛,抗菌消炎之功。适用于急性咽喉肿痛。

12. 独味青木香治咽喉肿痛[11]

制法：青木香 10 克,清水煎,候冷频频饮服,日 1 剂。本品有平肝止痛,解毒消肿之功。适用于咽喉肿痛。

13. 独味合欢花治咽喉肿痛[18]

制法：合欢花 15 克,清水煎,日 1 剂,代茶频频含咽。本品有舒郁理气,安神活络之功。适用于咽喉肿痛。

14. 独味茶叶治咽喉肿痛[18]

制法：茶叶适量,沸水泡浓茶 1 杯,加入一些蜂蜜,充分搅动,使蜂蜜溶解，口含此溶液缓慢咽下。每隔半小时 1 次。本品有清热降火，消食提神之功。适用于咽喉肿痛。

使用注意：失眠者忌服。

15. 独味莱菔子治咽喉肿痛[11]

制法：炒莱菔子 9 克，加葱头 7 个，清水煎温服，日 1 剂。本品有下气定喘，消食化痰之功，适用于小儿咽喉肿痛痰涎不出者。

使用注意：气虚而无食积、痰滞者慎用。

16. 独味山慈菇治咽喉肿痛[11]

制法：山慈菇 30 克，清水煎，先含漱 1 次后口服。本品有消肿散结，化痰解毒之功。适用于咽喉肿痛延及项外者。

使用注意：心虚体弱患者慎服。

17. 独味板蓝根治咽喉肿痛[11]

制法：板蓝根 9～30 克。清水煎，日 1 剂，代茶频频含服。本品有清热解毒，凉血利咽之功。适用于咽喉肿痛。

18. 独味瓜子金治咽喉肿痛[11]

制法：瓜子金全草 6 克，清水煎，日 1 剂，代茶频频含服。本品有镇咳化痰，活血止血，安神解毒之功。适用于咽喉肿痛。

19. 独味商陆治咽喉肿痛[11]

制法：商陆 3～9 克，清水煎，日 1 剂，代茶频频咽服。本品有行水通便，解毒消肿之功。适用于风热邪毒搏结咽喉而致的咽喉肿痛。

20. 独味苦蘵治咽喉肿痛[11]

制法：苦蘵全草 15 克，清水煎，日 1 剂，代茶频频咽服。本品有清热解毒，利尿之功。适用于咽喉肿痛。

使用注意：孕妇忌服。

21. 独味蛇莓治咽喉肿痛[11]

制法：蛇莓全草适量，研细末。开水冲服，每服 3 克，日服 2 次（喉间红肿者加红糖，白喉者加白糖）。本品有清热解毒，凉血消肿之功。适用于咽喉肿痛。

22. 独味龙胆草治咽喉肿痛[11]

制法：龙胆草适量，捣烂取汁咽服。本品有泻肝胆实火，除下焦湿热之功。适用于咽痛。

使用注意：脾胃虚弱作泄及无湿热实火者忌服。

23. 独味威灵仙治咽喉肿痛[11]

制法：威灵仙 15 克，与第二道淘米水捣烂，以纱布拧取汁，含漱。本品有祛风除湿，通络止痛之功。适用于咽喉肿痛。

使用注意：气虚血弱、无风湿、痰壅滞者忌用。

24. 独味蛇含全草治咽喉肿痛[11]

制法：蛇含全草适量，捣汁，含漱。本品有清热解毒之功，适用于咽喉肿痛。

25. 独味黄柏治咽喉肿痛[11]

制法：黄柏 9 克，切碎，含服，本品有清热燥湿，滋阴降火，泻火解毒之功。适用于咽喉肿痛。

使用注意：凡阳虚发热、阳虚小便不利、脾阳不振者当忌之。

26. 独味地胆草治咽喉肿痛[11]

制法：地胆草根适量，捣汁，点喉，或全草清水煎服。本品有清热解表，利水消肿之功。适用于风热咽喉肿痛。

⊙**友情提示**

一般咽喉肿痛可以通过中药、针刺等获得满意的治疗效果。不必应用抗生素，但急性咽炎发热、畏寒、四肢酸痛等全身症状重，咽部肿痛明显者，咽喉肿痛且血常规检查中性粒细胞明显增高者，确诊为急性扁桃体炎、急性气厌炎、咽喉部脓肿患者，均应酌情合理使用抗菌药物或抗病毒药物治疗，以有效控制疾病，防止并发症。平时加强锻炼，增强体质，避风寒，劳逸适度，以避免感冒引起的咽喉肿痛。咽喉肿痛时要清淡饮食。

八十四、牙　痛

牙痛是临床常见的一种病证。可分以下几种情况，龋齿牙痛为牙体腐蚀有小孔，遇到冷热，甜酸时才感到疼痛，急性牙髓炎是引起剧烈牙痛的主要原因，患急性牙周膜炎，疼痛剧烈，呈持续性跳痛，急性智齿冠周炎，主要是第三磨牙位置不正。牙冠面上部有龈覆盖和食物嵌塞，容易发炎而致牙痛。

1. 独味赤芍治牙痛[11]

制法：赤芍 30 克，洗净，清水煎服，或频频漱口。本品有清热凉血，祛瘀止痛之功。适用于火牙疼痛。

使用注意：凡血虚无瘀者宜慎用。

2. 独味木贼茎治牙痛[11]

制法：木贼茎 15 克，清水煎，日 1 剂，代茶频频含服。本品有疏风散热，解肌之功。适用于风火牙痛。

使用注意：气血两虚者慎服。

3. 独味红茶治牙痛[11]

制法：红茶 30 克，加清水两大碗煎沸数次，先漱口，后温服，日 1～2 次或多次至痊愈（勿半途而废）。本品有消炎抗敏，解毒利尿之功。适用于牙本质过敏性牙痛。

4. 独味杜衡全草治牙痛[11]

制法：杜衡全草 3 克，研细末，吞服，温开水送下。本品有散风逐寒，消痰行水，活血定痛之功。适用于龋齿牙痛。

使用注意：体虚多汗、咳嗽咯血者及孕妇忌用。

5. 独味苦参治牙痛[11]

制法：苦参 15 克。清水煎 10 分钟，凉后含漱（含的时间尽可能长一些，实在忍不住时再吐出。如此反复含漱，药水含完后再加入沸水浸泡，1 次药量可冲泡 3～4 次），日 3～5 次，连用 2～3 日。本品有清热燥湿，祛风杀虫，利尿之功。适用于虚火牙痛。

使用注意：服药期间禁食甜、酸、辛辣食物，胃虚气弱、肝肾亏损者慎用或忌用。

6. 独味南沙参治牙痛[11]

制法：南沙参 30 克，与鸡蛋 2 只（煮熟后去壳），加清水煮 1 小时，日 1 剂，2 次分服，食蛋喝汤。本品有养阴清肺，祛痰止咳之功。适用于虚火上炎牙痛。

7. 独味车前草治牙痛[11]

制法：鲜车前草 150 克，猪瘦肉 100 克，清水同煮服，食肉喝汤，日 1 剂，2 次分服。本品有清热解毒，凉血利尿之功。适用于牙痛尿黄者。

8. 独味威灵仙治牙痛[11]

制法：威灵仙 9 克，青壳鸭蛋 1 个，清水煎吃蛋喝汤，日 1 剂。本品有祛风除湿，通络止痛之功。适用于牙痛。

使用注意：气虚血弱、无风寒湿邪者忌服。

9. 独味扶芳藤治牙痛[11]

制法：扶芳藤 30～60 克，加鸡蛋 3 只，清水共煮熟，食蛋喝汤，日 1 剂，3 次分服。本品有舒筋活络，止血镇痛之功。适用于风寒牙痛。

使用注意：孕妇忌服。

10. 独味桂枝治牙痛[11]

制法：桂枝 15 克，猪蹄 1 只（250 克），清水同煮服食，吃肉喝汤，日 1 剂，分次服食。本品有解肌发汗，温阳止痛，化气行水之功。适用于体虚牙痛恶寒者。

使用注意：温热病及阴虚阳盛者忌用。

11. 独味墨旱莲治牙痛[11]

制法：墨旱莲 30 克，鸡蛋 2 只，清水煎，日 1 剂，2 次分服，食蛋喝汤。本品有凉血止血，补肾益阴之功。适用于阴虚牙痛。

使用注意：脾肾虚寒者忌服。

12. 独味黄连治牙痛[11]

制法：黄连 6 克，鸡蛋 2 只，清水同煮，日 1 剂，2 次分服。本品有清热燥湿，清热泻火，解毒疗疮之功。适用于齿龈红肿致牙痛。

使用注意：阴虚烦躁、脾虚泻泄、五更肾泻、产后血虚、气虚作泄者均当慎用或忌用。

13. 独味侧柏叶治牙痛[11]

制法：侧柏叶 21 克，加鸭蛋 2 只，清水同煮，日 1 剂，2 次分服，食蛋喝汤。本品有凉血止血，祛风湿，散肿毒之功。适用于牙痛。

14. 独味华山矾治牙痛[11]

制法：华山矾根 15 克，猪瘦肉 100 克，清水同煮，日 1 剂，2 次分服，食肉喝汤。本品有清热利湿，化痰截疟之功。适用于牙痛。

15. 独味紫薇根治牙痛[11]

制法：紫薇根 15 克，猪瘦肉 100 克，清水同煮，日 1 剂，2 次分服，食肉喝汤。本品有活血止血，解毒消肿之功。适用于牙痛。

使用注意：孕妇忌服。

16. 独味棕榈根治牙痛[11]

制法：棕榈根 30 克，鸡蛋 2 只，清水同煮，日 1 剂，2 次分服，食蛋喝汤。本品有止血祛湿，消肿解毒之功。适用于牙龈肿痛。

17. 独味委陵菜根治牙痛[11]

制法：委陵菜根 30 在，炖猪瘦肉 100 克，日 1 剂，2 次分服。本品有清热解毒，止血止痢之功。适用于牙痛。

18. 独味仙茅治牙痛[11]

制法：仙茅 9 克，鸡蛋 2 只，清水同煮，口 1 剂，2 次分服，食蛋喝汤。本品有温肾阳，壮筋骨之功。适用于阳虚牙痛。

使用注意：凡阴虚火旺者忌服。

19. 独味玉竹治牙痛[11]

制法：玉竹 15 克，猪瘦肉 100 克，清水共蒸，日 1 剂，食肉喝汤。本品有养阴润燥,生津止渴之功。适用于虚火牙痛。

20. 独味南蛇藤治牙痛[11]

制法:南蛇藤 30 克,鸡蛋 2 只,清水同煮,日 1 剂,食蛋喝汤,2 次分服。本品有祛风湿,强筋骨,活血通络之功。适用于牙痛。

⊙**友情提示**

牙痛是临床常见病症,牙痛最好要先找出引起牙痛的原因,针对病因进行治疗。无论牙齿、牙周或牙龈的疾病都可引起牙痛,而流感三叉神经痛,颌骨囊肿或肿瘤、高血压、心脏病等有时也会引起牙痛,对于牙痛的防治,平时应注意口腔卫生,养成早晚刷牙,饭后漱口的良好习惯,选好牙刷,牙刷头不宜太大,牙刷毛要柔软,富有弹性,刷牙时顺牙缝轻刷即可,发现牙病,及时就医,睡前不吃糖果,饼干等淀粉类的食物,宜多吃清胃火的食物,忌酒及热性动火食品,脾气急躁、容易动怒会诱发牙痛,故心胸宜豁达,情绪宜宁静,勿食过硬食物,少吃过酸、过冷、过热食物。

八十五、鼻　炎

鼻炎是指鼻腔黏膜出现炎症,一般包括急性鼻炎、慢性鼻炎、萎缩性鼻炎、过敏性鼻炎、急性鼻炎大多因受凉后身体抵抗力减弱,病毒和细菌相继侵入引起,也可为某些以呼吸道为主的急性传染病的鼻部表现,急性鼻炎屡发可为慢性。一些心脏病或肾脏病患者,因鼻腔长期或经常淤血也可造成慢性鼻炎,还有某些其他病症及粉尖、气体、温湿度急剧变化也可引起鼻炎。本病属于中医"鼻窒""壅窒"等的范畴。

1. 独味苍耳子治鼻炎

制法:苍耳子适量,研细末,每用少许,吹入鼻腔,另有苍耳子炒去刺,研细末,每服 3 克,开水送服。日服 3 次。本品有发汗通窍,散风祛湿之功。适用于过敏性鼻炎。

2. 独味鹅不食草治鼻炎[19]

制法：鹅不食草烘干，研细末，加凡士林调成 10％～20％软膏，每用少许，涂入鼻黏膜中，日 2～3 次。本品有通窍散寒，祛风利湿，散瘀消肿之功。适用于鼻炎、过敏性鼻炎。

3. 独味辛夷治鼻炎[19]

制法：辛夷 9 克，鸡蛋 2 只，清水同煮，吃蛋喝汤，日 1 剂，2 次分服。本品有祛风散寒，温肺通窍之功。适用于鼻炎、鼻窦炎。

4. 独味天胡荽治鼻炎[18]

制法：鲜天胡荽适量，捣烂塞鼻内，1 日换药数次，一般塞 2～10 日即见效。本品有清热利湿，凉血解毒之功。适用于鼻炎。

5. 独味玉米须治鼻炎[2]

制法：玉米须 30 克，炙炭存性，研细粉吹鼻中，日 3～4 次。本品有利水消肿，清血热之功。适用于鼻炎、鼻窦炎。

6. 独味桑白皮治鼻炎[3]

制法：桑白皮 25 克，清水煎，日 1 剂，3 次分服。本品有利水消肿，泻肺平喘之功。适用于萎缩性鼻炎。

使用注意：肺虚无火、小便多及风寒咳嗽忌服。

7. 独味蜂蜜治鼻炎[19]

制法：生蜂蜜适量，先用温开水洗净鼻腔后用棉签蘸蜂蜜涂鼻腔，每日早晚各涂 1 次，至鼻嗅觉恢复正常。本品有补中，润燥，止痛，解毒之功。适用于萎缩性鼻炎。

8. 独味蝉蜕治鼻炎[14]

制法：蝉蜕研细粉，每次服 1.5 克，日服 2 次，开水送服。本品有散风除热，利咽透疹，解痉之功。适用于过敏性鼻炎。

9. 独味万年青根治鼻炎[13]

制法：鲜万年青根不拘量，将药捣汁，滤去杂质，日 5 次，每次 2～3 滴滴鼻。本品有强心利尿，清热解毒之功。适用于鼻炎、鼻窦炎。

10. 独味芝麻油治鼻炎[13]

制法：芝麻油适量，以芝麻油滴入每侧鼻腔3滴，日3次。本品有清热润燥，消肿之功。适用于各种鼻炎。

11. 独味丝瓜藤治鼻炎[13]

制法：丝瓜藤（取近根部位的）2～3米，瘦猪肉60克，盐适量，将丝瓜藤洗净，切成数段。猪肉切片，同放锅内加清水煮汤，临吃时加盐调味，饮汤吃肉，5次为1个疗程，用1～3个疗程可愈。本品有清热消炎，解毒通窍之功。适用于慢性鼻炎急性发作，萎缩性鼻炎。

12. 独味蜂房治鼻炎[16]

制法：蜂房（蜂巢）不限量，将蜂房冲洗干净撕成块状，放于口中嚼烂，吐渣咽液，日嚼3次，每次嚼36立方厘米以上。本品有祛风，解毒，杀虫，散结之功。适用于鼻炎、鼻窦炎。

13. 独味藕节治鼻炎[16]

制法：鲜藕节（带藕节须），将藕节洗净、焙干、研成细末，用细管将药吹入鼻内，日2～3次。本品有祛瘀生新之功。适用于鼻炎、鼻息肉。

14. 独味青苔治鼻炎[19]

制法：新鲜青苔适量，将青苔刷洗干净，用纱布包好，备用，使用时将青苔塞入鼻腔，10余小时更换新鲜青苔。若双侧鼻窦炎者应两侧交替使用。本品有消炎排脓之功。适用于鼻炎，鼻窦炎。

15. 独味鱼腥草治鼻炎[16]

制法：鱼腥草50克，加清水120毫升，蒸缩得药液约50毫升，装瓶备用，滴鼻，日3～4次。本品有清热解毒，利水消肿之功。适用于慢性鼻炎。

16. 独味斑蝥治鼻炎[14]

制法：斑蝥1只，研细粉备用，用时取少许置于两眉中间，外用胶布贴紧固定，晚贴早揭，揭处起小水泡，泡破作局部消毒处理（可涂紫药水）。本品有疏风散热，攻毒逐瘀，通鼻窍之功。适用于急性鼻炎。

使用注意：本品有剧毒，药粉要现配现用。药粉不可进入眼内，起泡过程一般 2～4 小时，有痛感但可耐受，若痛甚可揭去。

17. 独味水蛭治鼻炎[14]

制法：活水蛭适量，置于冷水中 2～3 日，待水澄清时取出，每 8～10 条水蛭加入 10 毫升蜂蜜，装瓶中浸泡 10 小时，高压消毒后放入阴冷干燥处备用，每次滴鼻 2～4 滴，日 2～3 次。本品有活血通经，逐瘀之功。适用于萎缩性鼻炎。

18. 独味桃叶治鼻炎[19]

制法：新鲜桃树尖叶 1～2 枝，用手揉绒成棉球状，塞入鼻内 10～20 分钟，至分泌大量清鼻涕，不能忍受时取出弃去，日 4 次，连用 1 周。本品有祛风清热，杀虫之功。适用于萎缩性鼻炎。

19. 独味牡丹皮治鼻炎[19]

制法：牡丹皮 100 克，加清水 1 000 毫升，煮沸 15 分钟，取汁、挤渣、过滤后制成 10% 的煎液，每晚服 50 毫升，10 次为一疗程。本品有清热凉血，和血消瘀之功。适用于过敏性鼻炎。

使用注意：血虚有寒，孕妇及月经过多者慎服。

20. 独味黄连治鼻炎[14]

制法：黄连 3 克，取香油 30 克，将黄连浸入油中，1 周后取出，用香油滴鼻，每次 2～3 滴，日 3～5 次。本品有清热解毒，燥湿杀虫之功。适用于萎缩性鼻炎。

21. 独味徐长卿治鼻炎[16]

制法：徐长卿 15 克，清水煎，日 1 剂，3 次分服。本品有利水消肿，活血解毒之功。适用于过敏性鼻炎。

使用注意：体弱者慎服。

22. 独味葱白治鼻炎[16]

制法：葱白捣烂绞汁，在晚上用盐水洗鼻腔后以棉球蘸汁塞于鼻内，左右交替，以免窒息。本品有通阳解毒之功。适用于鼻炎。

23. 独味蒺藜治鼻炎[11]

制法：蒺藜 30 克,捣碎,清水煎,日 1 剂,代茶频饮。本品有平胆开郁,活血止痒,散风之功。适用于鼻炎。

使用注意：孕妇慎服。

24. 独味丝瓜络治鼻炎[11]

制法：丝瓜络 20 克,焙(存性),研末,甜酒泡服。本品有通经活络,清热化痰之功。适用于鼻炎、流黄臭水、鼻塞不通。

25. 独味芦荟治鼻炎[11]

制法：芦荟适量,研极细末,用吸管将药末吹入鼻孔内。本品有清热杀虫之功。适用于鼻炎、鼻孔发痒。

26. 独味鱼脑石治鼻炎[19]

制法：鱼脑石 3 克,冰片 0.3 克,共研极细末,喷鼻中,日 1~2 次,本品有通淋消炎之功。适用于慢性鼻炎。

⊙ 友情提示

鼻炎为临床的常见病、多发病,若早期治疗不当,失治或误治,病程可迁延成慢性,并可引发鼻窦炎、鼻息肉、中耳炎、耳鸣、哮喘等病,所以应该早预防、早治疗,日常生活中应注意冷暖变化,避免感冒的发生,养成用冷水洗脸的习惯。适当参加户外活动,增强体质,尽量保持愉快的心情,过敏性鼻炎患者应尽可能避开过敏源,避免食用或接触引起过敏反应的食物。如鱼虾、海鲜、蛋白、羽毛、蚕丝,等戒除烟酒。

八十六、鼻　窦　炎

鼻窦炎是指鼻黏膜的化脓性炎症。临床分急性和慢性两种。急性鼻窦炎多继发于急性鼻炎,以鼻塞、流脓涕和头痛为主要症状。慢性鼻窦炎多因急性鼻窦炎失治迁延不愈转化而来,主要表现为鼻塞、流涕、头痛及嗅觉障碍等。本病属中医"鼻渊"范畴。

1. 独味丝瓜藤治鼻窦炎[11]

制法：丝瓜藤(离根 10 厘米以上处)，将丝瓜藤切段，晒干，炒炭存性，研末，每用 10 克，水酒或黄酒调服。本品有通经活络之功。适用于鼻旁窦炎、鼻流臭黄水，甚至前额部作痛。

2. 独味辛夷花治鼻窦炎[11]

制法：辛夷 9 克，鸡蛋 2 只，同清水共煮，日 1 剂，2 次分服，吃蛋喝汤。本品有祛风散寒，温肺通窍之功。适用于鼻窦炎。

3. 独味榴木根治鼻窦炎[3]

制法：榴木根 15 克，鸡蛋 2 只，清水共煲，日 1 剂，2 次分服。本品有祛风除湿，利尿消肿，散瘀止痛之功。适用于鼻渊、鼻窦炎。

使用注意：孕妇慎用。

4. 独味辣蓼治鼻窦炎[3]

制法：鲜辣蓼叶数片，将叶搓软塞入患者鼻孔，保留 1 晚，日 1 次。本品有理气，健脾利湿之功。适用于萎缩性鼻炎、鼻窦炎。

5. 独味蕺菜治鼻窦炎[6]

制法：鲜蕺菜适量，洗净，捣烂绞汁，滴鼻、日数次。另用蕺菜 30 克，清水煎服，日 1 剂，代茶频饮。本品有解毒消炎，排脓祛痰之功。适用于鼻窦炎。

6. 独味大蓟根治鼻窦炎[6]

制法：鲜大蓟根 90 克，鸡蛋 2 只，清水同煮，日 1 剂，2 次分服，吃蛋喝汤。本品有凉血止血，祛瘀消肿之功。适用于鼻窦炎。

7. 独味木姜花治鼻窦炎[6]

制法：木姜花适量，捣绒，塞鼻孔中。本品有清热解毒，解表之功。适用于鼻窦炎。

8. 独味铺地黍鲜根治鼻窦炎[6]

制法：铺地黍鲜根 30～60 克，冰糖少许，清水炖服，日 1 剂。本品有清热平肝，利湿解毒之功。适用于鼻窦炎。

9. 独味蜈蚣兰治鼻窦炎[6]

制法：蜈蚣兰 30 克，清水煎，冲黄酒服，日 1 剂，2 次分服。

本品有清热解毒,止血之功。适用于慢性鼻窦炎。

10. 独味鲜蔊菜治鼻窦炎[6]

制法:鲜蔊菜适量,和雄黄少许共捣烂,塞鼻腔内。本品有清热利尿,活血通经之功。适用于鼻窦炎。

11. 独味金银花治鼻窦炎[16]

制法:金银花 9 克,研细末,取少许吸入鼻中,日数次。另用金银花 15 克,清水煎,日 1 剂,代茶频饮。本品有清热解毒之功,适用于鼻窦炎。

使用注意:脾胃虚寒及气虚疮疡脓清者忌用。

12. 独味荆芥治鼻窦炎[16]

制法:荆芥适量,研细末,开水送服,每服 3 克,日服 2 次。本品有发表祛风,理血之功。适用于鼻窦炎。

13. 独味老刀豆治鼻窦炎[16]

制法:老刀豆带壳焙焦,研成细末,每服 6 克,日服 3 次,黄酒调服。本品有温中下气,利肠胃,止呃逆之功。适用于慢性鼻炎、鼻窦炎。

14. 独味墨旱莲治鼻窦炎[16]

制法:鲜墨旱莲适量,取汁加甜酒炖热温服,日 1 剂。本品有凉血止血,补肾益阴之功。适用于鼻窦炎。

15. 独味白芷治鼻窦炎[16]

制法:白芷 9 克,研末,用少许吸入鼻内,日数次。本品有祛风燥湿,消肿止痛之功。适用于鼻窦炎。

16. 独味荔枝草治鼻窦炎[16]

制法:荔枝草洗净,搓成小团,塞入鼻孔内,日换 1~2 次。另用 15 克,清水煎,日 1 剂,代茶频饮。本品有凉血利水,解毒杀虫之功。适用于鼻窦炎。

17. 独味王不留行治鼻窦炎[16]

制法:王不留行研为细末,取少许,每日嗅 2~3 次。另用 9 克,清水煎,日 1 剂,代茶频饮。本品有行血通经,消肿敛疮之功。适用于鼻窦炎。

18. 独味艾叶治鼻窦炎[14]

制法：熟艾叶适量,将其研碎成绒,装入烟筒内吸食(勿将烟吸入肺内而只达鼻咽部即可),日 3～5 次,1 个月为 1 疗程,疗程间隔 1 周。本品有温经散寒,理气止血之功。适用于慢性鼻窦炎。

19. 独味牛蒡子治鼻窦炎[14]

制法：牛蒡子 20 克,清水煎,含漱频服,日 1 剂。本品有疏风散热,清热解毒之功。适用于鼻炎、鼻窦炎。

20. 独味孩儿茶治鼻窦炎[11]

制法：孩儿茶研细末,吹入鼻腔内,日 2～3 次,半月为 1 疗程,坚持 2 疗程,一般可根除。本品有清热化痰,止血生肌,定痛之功。适用于鼻窦炎。

21. 独味丝瓜根治鼻窦炎[11]

制法：丝瓜根 30 克,清水煎,日 1 剂,代茶频饮,或丝瓜根烧灰(存性)研末,黄酒调服,每服 6 克,日 2 次。本品有活血,通络,消肿之功。适用于鼻窦炎流黄水。

22. 独味石首鱼治鼻窦炎[11]

制法：鱼脑石 15 克(煅存性研末),冰片 1 克,混合研匀,吸入鼻内,1 日 2～3 次。用前需先以盐水洗涤鼻腔,拭干后再吸入。本品有开胃益气,填精之功。适用于慢性鼻炎、鼻窦炎。

23. 独味百草霜治鼻窦炎[11]

制法：百草霜研细末,每服 1.5 克,冷开水调服,日服 2 次。本品有止血消积之功。适用于鼻窦炎。

⊙ **友情提示**

鼻窦炎是鼻部的常见病,多发病,常常与鼻炎合并存在,急性鼻窦炎起病急、病程短,慢性鼻窦炎病程长,缠绵难愈。本病常由多种原因引起,平时应积极锻炼身体,增强机体抵抗力,减少感冒的发病次数。对鼻窦部邻近组织的炎症应积极治疗,急性鼻窦炎应及时治疗,以防向慢性转化,慢性鼻窦炎也应积极治疗,以免病程拖延。注意劳动保护,在粉尘大的环境中工作,应戴口罩,养成良好的生活、饮食习惯,不可强行擤鼻,忌食辛辣刺激性食物。

八十七、近　视

近视是指眼睛在调节放松状态下,平行光线经眼球屈光系统后聚焦在视网膜之前,造成视觉变形致远方的物体模糊不清者,是屈光不正的一种,统计资料显示,我国学生近视眼患病率:小学生为 27%、初中生为 35%、高中生为 73%,且高度近视眼的患病率(近视高于 600 度者)正有急剧上升的趋势。中医认为,本病多因过度耗用眼力,久视伤血,目失所养,或先天禀赋不足所致。

1. 独味天茄棵治近视[3]

制法:天茄棵 250 克,煮沸,把煮的药液倒入广口瓶内,同时把瓶口放在患眼上(瓶口大于眼睛)抬头使药液浸入眼内 1～2 分钟,日 3 次。5 天为 1 疗程,治疗一疗程后休息一两天再进行第二个疗程,如此反复四五个疗程即可痊愈。本品有清热解毒,散结消肿,利尿抗癌之功。适用于近视。

使用注意:可使瞳孔散大。

2. 独味酸枣仁治近视[3]

制法:酸枣仁 30 克,粳米 50 克,将酸枣仁捣碎,用纱布袋包扎,与粳米同入砂锅内,加水 500 毫升,煮至米烂汤稠,停火,然后去掉纱布袋,加红糖适量,盖严闷 5 分钟即可服用。每晚临睡前 1 小时,温热服食。本品有补心益气,安神定志之功。适用于近视或神疲心悸。

使用注意:本品酸敛之性,有敛邪之弊,内有实热者忌用。

3. 独味枸杞子治近视[4]

制法:枸杞子 30 克,猪瘦肉 60 克,加清水炖烂,分次或 1 次服食,日 1 剂。本品有滋阴补肾,益精明目之功。适用于肾虚视力减退。

4. 独味菟丝子治近视[4]

制法：菟丝子 500 克，将菟丝子用酒浸 3 日，汤出晒干，再浸，再晒干，研细末，每服 6 克，温黄酒送服，日 3 次，连服 20 日。本品有补肾益精，养肝明目之功。适用于腰膝冷痛、视力减退。

5. 独味猪肝治近视[11]

制法：猪肝 150 克，洗净，切片，置锅中加清水适量，小火将猪肝煮熟，加入鸡蛋 2 只，加适量调味品，食肝吃蛋喝汤。日 1 剂。本品有补肝明目，养血之功。适用于儿童青少年性近视、兼用于远视。

6. 独味羊肝治近视[11]

制法：羊肝 1 具（去膜切细），葱子一勺（切为末），清水煮熟，去渣、取汁，入粳米 100 克，煮成粥服食，日 1 剂，分次服。本品有补肝明目之功。适用于因工作疲劳形成的近视。

7. 独味红葵果治近视[6]

制法：红葵果 60 克，清水煎，日 1 剂，代茶频饮。本品有清热解毒之功。适用于视物不清。

8. 独味笔筒草治近视[6]

制法：笔筒草适量，清水煎洗眼，并内服，日 1 剂。本品有祛风清热，除湿利尿之功。适用于视物不清。

⊙**友情提示**

近视眼的预防须从小做起，注意用眼卫生，养成良好的用眼习惯，阅读和书写时保持端正的姿势，不要趴在桌子上或弯曲身体，眼睛到书本的距离保持在 30 厘米左右，桌子离胸前一米，不要走在路上，乘车或卧床时看书，不要长时间连续看书，看电视，玩游戏，过 60 分钟左右就应该起来活动一下，向远处眺望，不要在太暗和阳光直射的光线下看书、写字，保证课间 10 分钟休息，以减轻视力疲劳，加强体育锻炼，增强体质，坚持做眼保健操。

八十八、白 内 障

白内障是眼晶状体囊受损或晶状体蛋白质发生改变,而晶状体变混浊,白内障为常见眼病和主要致盲原因之一。早期晶状体混浊出现在晶状体周边部,形成灰白色楔形混浊,发展至成熟期整个晶状体呈灰白色混浊,患者视力大多仅存光感或眼前手动。本病属祖国医学"宿翳"范畴,中医认为,本病的发生与肝风上冲,肝气冲上,肝火上炎和肝肾亏虚等因素相关。

1. 独味蛴螬治白内障[3]

制法:蛴螬 50 个,白糖 500 克,蛴螬焙干,研为细末,与白糖拌匀,饭后每服 12 克,日服 3 次,数日即愈。本品有破血,行瘀,散结之功,适用于白内障。

2. 独味向日葵治白内障[19]

制法:向日葵 1 朵,清水煎汤,一半内服,一半熏洗患眼。本品有祛风,明目,补肝肾之功。适用于肝肾亏虚致白内障。

3. 独味黑豆治白内障[3]

制法:黑豆 30 粒,温水洗净后,再用开水泡软,生吃豆喝汤,每晨 1 次,久服有效。本品有补肾明目,祛风解毒之功。适用于预防和治疗白内障。

4. 独味蝉蜕治白内障[16]

制法:蝉蜕 9 只,研细粉,开水或黄酒送服,日 1 剂。本品有散风热,宣肺,定痉之功。适用于白内障,能明显提高视力。

5. 独味黄连治白内障[16]

制法:川黄连适量,白羊肝 1 具(去筋膜,忌铁器),川黄连研末,和白羊肝入沙盆内,制丸如梧桐子大小,温服,每次 30 粒,分 5 次服完。本品有泻火燥湿,解毒杀虫之功。适用于白内障。

使用注意:凡阴虚烦热、胃虚呕恶、脾虚泄泻、五更泄泻慎服。

6. 独味枸杞子治白内障[16]

制法：枸杞子 30 克，清水煎，代茶频饮，日 1 剂。本品有滋补肝肾，益精明目之功。适用于白内障。

使用注意：外有表邪、内有实热以及脾虚湿滞肠滑者均忌用。

7. 独味玄参治白内障[11]

制法：玄参 20 克，与鲜猪肝 250 克（洗净）同入砂锅内加清水，煮 1 小时，捞出猪肝切片，蘸酱油食之，每食 100 克，日 2 次。本品有养肝明目，滋阴降火，解毒除烦之功。适用于白内障肝阴不足、视物昏花、两目干涩。

8. 独味嫩菊花叶治白内障[11]

制法：嫩菊花叶 30～50 片，鸡蛋 2 只（打开搅散，放盐少许），把菊花叶洗净晾干水气，锅内放适量植物油，烧至七成熟，把菊花叶放入蛋液内，两面沾满蛋液，然后一片一片地放进油锅内炸至金黄色捞出，日 1 剂。分次服食。本品有滋阴明目，平肝胆之功。适用于老年性白内障阴虚肝旺症见视物不清、头晕目眩。

9. 独味菊花治白内障[11]

制法：菊花适量，取秋季霜降前采摘的菊花，阴干研细粉，以粳米 60 克（淘净）煮粥至熟时调入菊花粉 10 克，再煮 1～2 沸即可服食，日 1 剂，分次服。本品有滋养肝血，明目解毒之功。适用于白内障肝血虚证，症见视物不清、目生翳障、头目昏花者。

10. 独味夜明砂治白内障[11]

制法：夜明砂 6 克，与猪肝 90 克（洗净切碎）共拌匀，蒸熟热服，日 1 次。本品有清热明目，散血消积，养肝之功。适用于老年白内障，肝血不足症见视物模糊、头晕目眩、面色不华。

11. 独味枸杞叶治白内障[11]

制法：鲜枸杞叶 100 克，猪肝 100 克，洗净切条，清水共煎，喝汤吃肝食叶，日 1 剂，2 次分服。本品有补虚益精，清热止渴，祛风明目之功。适用于白内障，能改善视力功能。

12. 独味黑芝麻治白内障[11]

制法：黑芝麻适量，炒熟研粉，每用 30 克冲牛奶或豆浆 1 杯，热服。本品有补肝肾，润五脏之功。适用于白内障。

◉ 友情提示

白内障应积极进行治疗，早期患者，可用药物治疗如口服中药、维生素，用治疗本病的眼药水滴眼，可在一定程度上控制或延缓晶状体混浊的发展。为阴亏精血虚少者，可采用沙参、黄精、熟地等食疗，有糖尿病、高血压等全身疾病者，应积极配合治疗相关疾病。以控制或减缓病情发展，为以后手术治疗创造有利条件，平时需注意本病的预防和饮食调养，避免强烈的日光照射，在户外强光下活动或工作时戴上太阳镜或遮阳帽，可有效预防紫外线对眼晶状体的损伤。

八十九、角　膜　炎

角膜炎是指角膜感染致病以后出现的一系列炎症表现。患者病眼自觉有剧烈的疼痛，怕光、流泪、眼睑痉挛及视力减退等。检查可见角膜周围充血、角膜混浊，新生血管及虹膜和前房的变化。中医学认为属于"凝脂翳""花翳自陷""湿翳"等范畴。独味中药治疗有一定疗效。

1. 独味鹅不食草治角膜炎[16]

制法：鲜鹅不食草，捣烂，搓成小丸，临睡前塞在鼻孔内，至翌晨取出，左患塞左，右患塞右。本品有通窍散寒，祛风利湿，散瘀消肿之功。适用于角膜炎。

2. 独味秦皮治角膜炎[16]

制法：秦皮 9 克，清水煎汁，澄清洗患眼，或先熏后洗患眼，日 3 次。本品有清热燥湿，明目之功。适用于角膜炎。

3. 独味车前叶治角膜炎[16]

制法：车前叶适量，捣烂取汁，滴患眼，日 3～4 次。本品有清热利水，祛痰明目之功。适用于角膜炎。

4. 独味木贼治角膜炎[11]

制法：木贼草 15 克，清水煎，日 1 剂，代茶频饮。本品有疏风散热，解肌退翳之功。适用于角膜炎，目翳。

5. 独味天青地白治角膜炎[11]

制法：天青地白 150 克，清水煎，日 1 剂，代茶频饮。本品有清热解毒，明目利尿之功。适用于角膜炎，目翳。

6. 独味毛茛治角膜炎[11]

制法：毛茛全草 30～60 克，清水煎，日 1 剂，代茶频饮。本品有定喘截疟，镇痛消翳之功。适用于角膜炎。

7. 独味茶树根治角膜炎[11]

制法：茶树根适量，清水煎，日 1 剂，3 次分服。本品有强心利尿，收敛止泻之功。适用于角膜炎，角膜充血。

8. 独味蛇蜕治角膜炎[11]

制法：蛇蜕 1 条，洗净、晒干、剪细，以白面和作饼，炙焦黑色，研末，饭后以温开水送服，每服 3 克，日服 2 次。本品有祛风定惊，退翳消肿之功。适用于猝生翳膜、角膜炎。

9. 独味楮实子治角膜炎[11]

制法：楮实子适量，研细末，饭后米汤送服，每服 3 克，日服 3 次。本品有滋肾清肝明目之功。适用于肝热生翳之角膜炎。

10. 独味芒硝治角膜炎[11]

制法：芒硝适量，置铜器中，急火上炼之待冷，以生绢过滤，滴患眼角中，每夜欲卧时一度点。本品有泻热，润燥，软坚之功。适用于眼有翳之角膜炎。

11. 独味黄连治角膜炎[11]

制法：黄连适量，研细末，川田螺 1 枚（去掩壳），将黄连末掺置田螺中 1 夜，取汁，滴眼。本品有泻火燥湿，解毒杀虫，清热利水之功。适用于赤翳之角膜炎。

12. 独味白矾治角膜炎[11]

制法：白矾适量,置铜器中加清水煎至 30 毫升,入蜂蜜少许调匀,以布滤过。取汁滴患眼,日 3~4 次。本品有消痰燥湿,止泻止血,解毒杀虫之功。适用于白翳之角膜炎。

13. 独味海螵蛸治角膜炎[11]

制法：海螵蛸 30 克,去外皮细末,加冰片少许,滴患眼,日 2 次。本品有除湿制酸,止血敛疮之功。适用于目生云翳之角膜炎。

14. 独味枸杞子治角膜炎[11]

制法：枸杞子适量,捣烂,取汁,过滤,滴患眼,日 3~5 次。本品有滋补肝肾,益精明目之功。适用于赤翳角膜炎。

15. 独味龙胆草治角膜炎[11]

制法：龙胆草 30 克,清水煎,滤汁加冰片 1.5 克溶化滴患眼。本品有清热燥湿,泻肝降火之功。适用于目翳之角膜炎。

16. 独味酢浆草治角膜炎[11]

制法：酢浆草适量,捣烂,人乳汁调匀,滴患眼。本品有清热解毒,行气活血之功。适用于目翳或溃烂之角膜炎。

17. 独味豆豉治角膜炎[11]

制法：豆豉 30 粒,烧(存性),研末,吹鼻中。本品有解表清热,透疹解毒之功。适用于角膜炎之眼睛生云翳。

18. 独味猪胆皮治角膜炎[11]

制法：猪胆皮适量,烧(存性),研末,滴患眼,日 3 次。本品有清热,润燥,解毒之功。适用于眼目生角膜炎之翳。

19. 独味紫河车治角膜炎[11]

制法：紫河车适量,烧灰研细末,调水滴患眼,日数次。本品有补气,养血,益精之功。适用于目赤生翳之角膜炎。

20. 独味刘寄奴治角膜炎[11]

制法：刘寄奴适量、捣烂,塞患眼一则鼻孔。本品有破血通经,敛疮消肿之功。适用于目翳之角膜炎。

21. 独味青鱼胆治角膜炎[11]

制法：青鱼胆汁适量，滴患眼，日数次。本品有清热解毒之功。适用于风火眼生翳之角膜炎。

22. 独味乌蔹莓叶治角膜炎[11]

制法：乌蔹莓叶适量，捣汁，滴患眼，日数次。本品有清热利湿，解毒消肿之功。适用于目翳之角膜炎。

23. 独味大青根治角膜炎[11]

制法：大青根 120 克，与瘦猪肉 120 克共加清水煮服，食肉喝汤，2 次分服。本品有清热解毒，祛风除湿之功。适用于眼角膜充血之角膜炎。

24. 独味谷精草治角膜炎[11]

制法：谷精草适量，研细末，以猪肝片蘸食，日 2 次。本品有祛风散热，明目退翳之功。适用于痘后目翳之角膜炎。

⊙**友情提示**

一旦发现本病，即应给予积极治疗。临床需根据不同类型的角膜炎、致病原因和临床表现进行有选择的针对性治疗。总的治疗原则是积极采取一切有效措施迅速控制感染，减轻炎症反应，促进溃疡愈合，减少瘢痕形成，将后遗症降低到最低程度。细菌性角膜炎宜选用敏感的抗生素。真菌性角膜炎，宜采取联合用方案以提高疗效，必要时可配合全身用药。在工作和劳动时要注意保护眼睛，必要时戴上护目镜。

九十、视神经萎缩

视神经萎缩是指视神经纤维变性，导致传导障碍的一种致盲性眼病，多种原因如颅内压增高或炎症。视网膜、视神经病变、颅内肿瘤、颅脑外伤或全身性疾病如糖尿病、B 族维生素缺乏等均可引起。根据眼底表现，一般分为原发性视神经萎缩和继发性视神经萎缩。本病属中医"青盲"范畴。

1. 独味白菊花治视神经萎缩[11]

制法：白菊花 10 克，清水煎，餐后温服，日 2 次。本品有清肝明目之功。适用于视神经萎缩。

2. 独味苍耳子治视神经萎缩[11]

制法：苍耳子 15 克，清水煎取汁，与大米 200 克，放砂锅内煮粥食。本品有解表通窍，祛风解毒之功。适用于视神经萎缩。

使用注意：虚人慎用。

3. 独味小雄鸡治视神经萎缩[3]

制法：小雄鸡 1 只（约 300 克），宰杀后取出其内脏，烤熟食，再将鸡去毛后，加清水炖熟食，隔数日吃 1 只，疗程不限。本品有温中，益气补精，填髓之功。适用于视神经萎缩。

4. 独味桃仁治视神经萎缩[3]

制法：桃仁 15 克（研细粉），粳米 100 克，清水共煮粥食，日 1 次，连服数日。本品有破血行瘀，润燥滑肠之功。适用于视神经萎缩。

5. 独味向日葵治视神经萎缩[3]

制法：鲜向日葵花 60 克，炖鸡肉 150 克，日 1 剂，食肉喝汤，2 次分服。本品有祛风，明目之功。适用于视神经萎缩。

6. 独味莲藕治视神经萎缩[3]

制法：莲藕（连节）1 个，以绿豆装满其中空洞处，加清水数碗煎至 1 碗，连藕服食，喝汤。本品有健脾开胃，益气生肌之功。适用于视神经萎缩。

7. 独味金雀花治视神经萎缩[3]

制法：金雀花 30 克，猪瘦肉 150 克，清水炖烂，食肉喝汤，日 1 剂，2 次分服。本品有滋阴，和血，健脾之功。适用于视神经萎缩。

8. 独味玫瑰花治视神经萎缩[3]

制法：鲜玫瑰花 50 克（干品 20 克），羊心 500 克，先将玫瑰花在盐水中煮 10 分钟，羊心切片串在烤签上，蘸上玫瑰盐水烤熟，热食。本品有理气解郁，和血散瘀之功。适用于视神经萎缩。

⊙友情提示

　　本病初起自觉视物昏渺，蒙昧不清，如不及时治疗，可致完全失明，同时伴有视野改变，常出现向心性缩小，如由视神经管骨折或颅内肿瘤等引起者，手术治疗常可收到较好的效果，其他原因所致者，可用神经营养、血管扩张药及活血化瘀类药物配合补益类中药、针灸进行治疗，对于其残余的神经纤维恢复或维持其功能是完全可能的。患者应充满信心坚持治疗，平时应慎用对视神经有毒害作用的药物，调节情志，保持心情舒畅，养成良好的生活习惯，戒烟限酒，加强体育锻炼，增强体质，预防疾病发生。

第五章 外 科

九十一、疔 疮

疔疮是发病迅速而危险性较大的急性化脓性疾病,随处可生,但多发于颜面和手足等处。其特征为疮形如粟,坚硬根深,状如钉子之状。中医学疔疮的范围较广,名称繁多。

1. 独味野菊花治疔疮[11]

制法:野菊花 30 克,清水煎,日 1 剂,3 次分服。另取鲜野菊花捣烂敷患处。本品有清热解毒之功。适用于疔疮。

使用注意:本品攻伐力较强,胃气虚弱者、孕妇慎用。

2. 独味海金沙全草治疔疮[11]

制法:鲜海金沙全草 30～60 克,清水煎,日 1 剂,代茶频饮,另取鲜全草适量加食盐和水少许,捣烂敷患处,日换 1 次。本品有清热解毒,利水通淋之功。适用于疔疮。

3. 独味荆芥治疔疮[11]

制法:荆芥 30 克,切细,加清水 5 000 毫升,煮成 100 毫升,分 2 次冷服。本品有解表散风,透疹消疮之功。适用于疔肿诸毒。

使用注意:本品有发汗、劫阴之弊,表虚自汗、阴虚火旺者忌用。

4. 独味益母草治疔疮[11]

制法:益母草适量,捣烂封疮,另取鲜益草绞汁内服,或以益母草烧(存性),先用消毒刀划破疔根,挤出血,然后挑药入疔内,疔深者用捻子将药送入底部,过一会有污血流出,试净,再次上药,直到看见红血乃止。本品有活血祛瘀,消水解毒之功。适用于疔疮。

使用注意：孕妇忌用,气虚、阴虚、脾虚、便溏者慎用。

5. 独味芭蕉根治疗疮[11]

制法：鲜芭蕉根适量,将芭蕉根切碎,捣烂、绞汁频饮,渣敷患处。本品有清热解毒,止渴,利尿之功。适用于疗疮走黄,肿势扩大。

6. 独味苦瓜叶治疗疮[11]

制法：苦瓜叶适量,烘干,研细末,淡黄酒送服,每次 10 克,日 2～3 次。另用苦瓜根,适量研末,蜂蜜调敷患处。本品有清热涤暑,解毒,明目之功。适用于疗毒痛不可忍。

7. 独味蝉蜕治疗疮[11]

制法：蝉蜕适量,炒为细末,蜂蜜水调服 3 克,日 2 次,另以唾液调搽患处。本品有疏散风热,熄风止痉,明目退翳之功。适用于疗疮肿毒。

使用注意：孕妇忌用。

8. 独味熊胆治疗疮[11]

制法：熊胆 1 只,取鲜胆汁少许搽患处,或将熊胆阴干研末,每次 1 克,日 1 次服。本品有清热,明目,杀虫之功。适用于红肿发热等热毒型疗疮。

9. 独味蜈蚣治疗疮[11]

制法：蜈蚣 1 条,焙干,研细末,取鸡蛋 1 个,敲破头,去黄留清,将药末填入蛋内,再将患指插入蛋中,能较快起到止痛作用。本品有熄风止痉,解毒散结,通络止痛之功。适用于蛇头疗(指头疗)。

10. 独味韭菜根治疗疮[11]

制法：韭菜根,捣烂,敷于疗疮上,初起时,1 昼夜揭开,挑出水疱即愈。或以韭菜根晒干研末,黄酒兑服,每次 9～12 克。本品有温中行气,散瘀止痛之功。适用于疗疮毒。

11. 独味鱼腥草治疗疮[11]

制法：鲜鱼腥草适量,捣烂,敷患处,初敷一段时间,会感觉疼痛,须忍住,不可去药,每日换药 1 次。本品有清热解毒,消痈排脓,利尿通淋之功。适用于疔疮作痛。

12. 独味四方麻治疔疮[11]

制法：四方麻叶适量。捣烂敷患处，日换药 1 次，另四方麻叶 20 克，清水煎，日 1 剂，代茶频饮。本品有清热解毒，消肿止痛之功。适用于疔疮。

13. 独味白毛藤治疔疮[11]

制法：鲜白毛藤全草 200 克，清水炖服，日 1 剂。另以鲜叶捣烂敷患处，日换药 1 次。本品有清热利湿，祛风解毒之功。适用于疔疮肿毒。

14. 独味双飞蝴蝶治疔疮[11]

制法：双飞蝴蝶 15 克，清水煎，日 1 剂，3 次分服，另取鲜草适量，食盐少许，捣烂敷患处，日换药 1 次，同时取鲜草适量，捣烂绞汁，待外敷药干时，将药汁滴在敷药上，以保持外敷药湿润，更好发挥药效。本品有活血祛风，散瘀消肿，止痛之功。适用于疔疮。

15. 独味乌桕叶治疔疮[11]

制法：乌桕叶适量，捣取自然汁，服 1～2 碗，下泻去毒即愈，未泻续服（冬季无叶、可用根代）。本品有利水，消积，杀虫，解毒之功。适用于疔疮。

使用注意：体虚者忌服。

16. 独味斑兰叶治疔疮[11]

制法：斑兰叶 15～30 克，清水煎，日 1 剂，3 次分服。另取鲜全草适量，加白糖少许，捣烂敷患处。本品有清热解毒，活血止痛，软坚散结之功。适用于疔疮。

17. 独味疔毒草治疔疮[11]

制法：疔毒草 30 克，清水煎，日 1 剂，3 次分服。另取鲜全草适量，捣烂敷患处，日换药 1 次。本品有清热解毒，消瘀散结之功。适用于痈疮疔毒。

18. 独味柘树茎叶治疔疮[11]

制法：柘树茎叶 30 克，清水煎，日 1 剂，3 次分服。另取茎叶,清水煎汤洗或捣烂敷患处。本品有消炎止痛,祛风活血之功。适用于疔疮。

19. 独味草乌治疔疮[11]

制法:草乌适量,切片加醋熬成膏,摊贴患处,次日即可把根拔出。本品有搜风胜湿,散寒止痛,化痰消肿之功。适用于疔毒恶肿。

20. 独味地丁草治疔疮[11]

制法:鲜地丁草适量,捣烂敷患处,同时用鲜地丁草30克,清水煎,3次分服,日1剂。本品有清热利湿,解毒消肿之功。适用于疔疮。

⊙**友情提示**

本病初起无全身症状,重者伴畏寒发热等全身症状,若处理不当或加挤压,可引起败血症,临床上可见疔疮顶陷色黑无脓,肿势扩散,高热寒战,烦躁神昏,胁痛气急,恶心呕吐。所以凡生疔肿者严禁局部挤压碰撞,有全身症状者应卧床休息,必须及时送医院救治,患在四肢者适当抬高患肢,高度制动,热毒在经者,针刺有满意效果,若疔疮肿毒势又蔓延,病情凶险,忌服发散药,忌灸法,忌早期切开及针挑,忌挤脓,以免疔毒走散入血。

九十二、疖

疖好发于颈项、头面,背部毛囊与皮脂腺丰富的部位,不同部位同时发生几处疖或者在一般时间内反复发生疖,称疖病,疖临床症状一般较轻,主要表现为局部皮肤有红、肿、痛的小结,范围仅2厘米左右,数日后结节顶端可出现小脓头,溃后脓出即愈,无头疖者,则无脓头,可伴有发热口干、便秘等。中医学认为,本病可由外感风邪、内郁湿火、蕴阻皮肤所致,或因夏秋季节,气候炎热,强光下曝晒,受暑湿热者引起,或因痱子反复搔抓,破伤染毒而发病。

1. 独味蒲公英治疗[14]

制法：蒲公英 30 克，将蒲公英清水煎取汁，代茶频饮，日 1 剂。本品有清热解毒，消肿散痈之功。适用于暑疖疔毒。

使用注意：蒲公英为苦寒清泄之品，如果用量过大，有导致腹泻之弊宜慎之。

2. 独味野菊花治疗[14]

制法：野菊花 60 克，清水煎，日 1 剂，3 次分服。另用鲜品捣烂外敷或煎浓汁外洗。本品有清热解毒之功。适用于疖。

使用注意：功伐力较强，对于胃气虚弱者慎用。

3. 独味白头翁治疗[14]

制法：白头翁 60 克，清水煎，日 1 剂，3 次分服，连服数日。本品有清热解毒之功。适用于疖。

使用注意：本品苦寒之性，有损脾败胃之弊，对于脾虚胃弱、正气已虚者宜慎用。

4. 独味槐花治疗[14]

制法：槐花适量，清水煎外洗患处，日 2～3 次，或将槐花洗净，捣成糊状外敷患处，日换药 1 次。本品有清热凉血之功。适用于疖肿。

5. 独味大蒜治疗[14]

制法：鲜大蒜适量，捣成糊状，包入纱布中拧汁，再把等量的鲜大蒜汁和陈醋同放入锅内，文火煎膏状，将膏药摊敷料上，敷患处，日换药 1 次，轻者 3 日，重者 7 日即愈。本品有解毒消肿之功。适用于疖。

6. 独味苍耳虫治疗[14]

制法：取苍耳子茎中白色小虫适量，浸泡于麻油中，浸泡越久，疗效越好。将患处消毒后，用 1～3 条小虫外敷，周围涂苍耳虫浸液，无菌纱布包扎，日 1 次，有脓头者留一小孔，以利排脓。溃破者，可将苍耳虫放入。本品有清热解毒之功。适用于疖肿。

7. 独味鹅不食草治疖[19]

制法：鹅不食草叶 100 克,捣烂如泥,敷患处,日 1～2 次。本品有祛风利湿,散瘀消肿之功。适用于疖。

8. 独味豆油治疖[19]

制法：豆油 30 克,红辣椒 3 克,油炸辣椒至焦,去渣,用油涂患处,日 3 次。本品有杀虫解毒之功。适用于疖。

9. 独味蟾蜍治疖[19]

制法：活蟾蜍 1 只,加清水煮烂,弃蟾饮汤,1 次服完,日 1 剂。本品有破癥结,化毒杀虫,定痛之功。适用于疖、全身多发性疖肿。

10. 独味一点红治疖[2]

制法：鲜一点红适量,捣烂敷患处。本品有清热解毒,凉血消肿之功。适用于疖肿。

使用注意：孕妇慎用。

11. 独味七星剑治疖[2]

制法：鲜七星剑适量,捣烂敷患处。本品有祛风解毒,散瘀消肿之功。适用于多发性疖肿。

12. 独味了哥王治疖[2]

制法：鲜了哥王叶适量,捣烂加生盐少许拌匀,敷患处,日换药 1 次。本品有清热解毒,消肿散结之功。适用于疖肿。

13. 独味天南星治疖[2]

制法：生天南星用淘米水或醋,磨成浓汁涂患处。或鲜天南星捣成烂泥敷患处,隔日换药 1 次。本品有散结消肿,祛风止痉之功。适用于肿毒疮疖。

14. 独味苦玄参治疖[2]

制法：苦玄参 15 克,清水煎服,日 1 剂,代茶频饮。另取鲜苦玄参适量捣烂敷患处。本品有清热解毒,消肿止痛之功。适用于疖肿。

15. 独味垂盆草治疖[2]

制法：鲜垂盆草 250 克,捣汁和黄酒对半服用,日 1 剂。另取鲜垂盆草适量捣烂加食盐少量敷患处。日换药 1 次。本品有清热利湿，解毒，消肿排脓之功。适用于痈疖。

16. 独味铁线草治疖[2]

制法：鲜铁线草适量，捣烂敷患处，日换药 1 次。本品有祛风活络，解热止血，生肌之功。适用于疮疖。

17. 独味黄花母治疖[2]

制法：黄花母根 60 克，清水煎，日 1 剂，3 次分服。另取黄花母叶适量，捣烂敷患处，日换药 1 次。本品有清热利湿，消肿止痛，拔毒排脓之功。适用于疮疖。

使用注意：孕妇慎用。

18. 独味黄药子治疖[2]

制法：鲜黄药子适量，捣烂敷患处，日换药 1 次。本品有凉血降火，消瘿解毒之功。适用于疖肿。

19. 独味猪殃殃治疖[2]

制法：鲜猪殃殃适量，加甜酒适量捣烂敷患处，日换药 1 次。本品有清热解毒，利尿消肿，活血行瘀之功。适用于疖肿初起。

20. 独味犁头草治疖[2]

制法：犁头草砵细粉，用冷茶水调敷患处，保持湿润，日换药 1 次。本品有清热去湿，凉血解毒之功。适用于疖痛。

21. 独味婆婆针治疖[2]

制法：婆婆针适量切碎，白酒浸泡过药面，浸 2～3 天可用，搽患处，日 3～5 次。本品有清热解毒，散瘀消肿之功。适用于肿疖。

22. 独味酢浆草治疖[2]

制法：鲜酢浆草适量，捣烂加醋煲热敷患处，日换药 1 次。本品有清热利湿，凉血解毒，散瘀消肿之功。适用于疖肿。

23. 独味壁虎治疖[2]

制法：壁虎 2 条，煅存性研细粉，用人乳汁调搽患处，日搽 2～3 次。本品有祛风镇惊，散结解毒之功。适用于疮疖。

使用注意：体虚者及孕妇慎用。

24. 独味翻白草治疖[2]

制法：鲜翻白草全草适量，捣烂敷患处，日换药 1 次。另用翻白草根 15 克，清水煎服或兑黄酒对半服。本品有解毒消肿，凉血散结之功。适用于痈肿疮疖。

25. 独味大叶桉治疖[2]

制法：大叶桉 100 克，凡士林适量，大叶桉清水煎，去渣，浓缩成膏，加入凡士林调匀成软膏，外敷患处，日换药 1 次。本品有疏风解热，抑菌消炎，防腐止痒之功。适用于痈疖。

26. 独味灯笼草治疖[18]

制法：鲜灯笼草适量，捣烂包敷患处，日换药 1 次。本品有清热解毒，利尿消肿之功。适用于疮疖。

27. 独味露蜂房治疖[18]

制法：露蜂房适量，在瓦片上煅烤存性，研末、调茶油涂敷患处，日 2 次。本品有解毒散结之功。适用于疖肿。

28. 独味大黄治疖[18]

制法：大黄适量，研细末，用醋调匀涂搽患处，日数次。本品有泻火解毒，活血消瘀之功。适用于疮疖。

29. 独味苦瓜叶治疖[18]

制法：苦瓜叶适量，洗净捣烂绞汁外敷患处，日换药 1 次。本品有清热涤暑，解毒之功。适用于暑疖。

⊙**友情提示**

疖是夏秋季的常见多发病，应及时积极治疗和预防。平时要注意个人卫生，皮脂腺分泌旺盛者常洗浴，保持皮肤卫生。宜多喝水，少食辛辣之物，糖尿病患者以及体质虚弱者。应及时治疗原发病，增强体质。患者忌食鱼腥发物，疮疖不宜碰撞，颜面部位危险三角区的疖肿，症状常较重。千万不要随意挤压或碰撞，以免感染蔓延至颅内。

九十三、急性淋巴管炎

急性淋巴管炎是由细菌经毛囊、皮肤或软组织的损伤外侵入而形成的局部感染,随病变区域的淋巴液引流向近心端蔓延,引起相应区域的淋巴管主干的急性炎症。临床表现为受累的淋巴管主干表面呈现红线,有明显压痛,若为深层淋巴管炎则不出现红线,仅表现为患肢肿胀和压痛,临床血常规检查可显示白细胞总数和中性粒细胞增高。本病属中医学"红丝疔"范畴。

1. 独味半枝莲治急性淋巴管炎[4]

制法:鲜半枝莲适量,加食盐少许,捣烂处敷患处,日换药 1 次。本品有清热解毒,活血化瘀之功。适用于急性淋巴管炎。

2. 独味败酱治急性淋巴管炎[4]

制法:鲜败酱 200 克,清水煎,日 1 剂,2 次分服。本品有清热解毒,消肿排脓,祛瘀止痛之功。适用于急性淋巴管炎。

使用注意:败酱草系攻伐苦泄之品,对于气虚血虚而无实瘀滞者切勿滥用。

3. 独味八角莲治急性淋巴管炎[2]

制法:八有莲适量,磨酒涂搽患处,日数次。本品有解毒散瘀,消肿止痛之功。适用于急性淋巴管炎。

4. 独味香附治急性淋巴管炎[11]

制法:鲜香附 30～60 克,清水煎,早、晚空腹分服。本品有疏肝理气,调经止痛之功。适用于急性淋巴管炎。

5. 独味地龙治急性淋巴管炎[11]

制法:鲜地龙适量,洗净加入白糖半日后,捣烂搽患处,日数次。本品有清热镇痉,舒筋活络之功。适用于各类型网状淋巴管炎。

6. 独味荸荠治急性淋巴管炎[11]

制法:荸荠 100 克,去皮切片,与淘洗干净的 100 克粳米入锅加水文火煮粥食,日1剂,2次分服。本品有清热化痰,消积之功。适用于急性淋巴管炎。

7. 独味辣蓼草治急性淋巴管炎[3]

制法:鲜辣蓼草洗净甩干,加食盐少许捣烂(如为溃破疮口者,则洗净后用0.1%高锰酸钾溶液或0.5%漂白粉溶液浸泡消毒半小时后应用),外敷用纱布包扎,12小时换药1次。如无鲜辣蓼者,可用干辣蓼草研末,用时取适量,加少许温水使之湿润,再入食盐少许调匀后外敷,但效果不及鲜草。本品有消肿止痛,健脾利湿之功。适用于急性淋巴管炎。

8. 独味马铃薯治急性淋巴管炎[3]

制法:将新鲜马铃薯洗净去除表皮(亦可留皮),切成薄片(因捣烂易干),外敷于局部上盖一层油纸防止过快干燥,视病情每日换药2~4次。本品有补气,健脾,消炎之功。适用于急性淋巴管炎。

9. 独味赤车叶治急性淋巴管炎[6]

制法:鲜赤车叶适量,用二次淘米水少许捣烂敷患处,日换药1次。本品有祛瘀消肿,解毒止痛之功。适用于丝虫病引起的急性淋巴管炎。

10. 独味小槐花治急性淋巴管炎[6]

制法:小槐花根二层皮125克,酒糟适量,文火煎热后用纱布包敷患处,日换药1次。本品有清热解毒,祛风透疹,消积止痛之功。适用于急性淋巴管炎。

11. 独味天荞麦治急性淋巴管炎[6]

制法:天荞麦250克,清水煎,日1剂,2次分服。本品有祛湿热毒之功。适用于急性淋巴管炎。

12. 独味朱砂根治急性淋巴管炎[6]

制法:朱砂根干根30~60克,清水煎,调酒服,日1剂,2次分服。本品有祛风除湿,活血散瘀,消炎止痛之功。适用于丝虫病引起的淋巴管炎。

13. 独味地胆草治急性淋巴管炎[6]

制法：地胆草 30 克,清水煎,日 1 剂,代茶频饮。本品有清热解毒,凉血泻火,利尿消肿之功。适用于丝虫病引起的淋巴管炎。

14. 独味金樱根治急性淋巴管炎[6]

制法：金樱根 90 克,清水煎,取汁煮鸡蛋 3 只,加入冰糖 30 克溶化,饭前空腹服食,日 1 剂,3 次分服,食蛋喝汤。本品有清热收敛,活血散瘀之功。适用于淋巴管炎。

15. 独味珍珠菜治急性淋巴管炎[6]

制法：鲜珍珠菜适量,捣烂外敷患处,日换药 1 次。本品有活血调经,利水消肿之功。适用于急性淋巴管炎。

◉友情提示

本病主要是细菌从损伤的皮肤黏膜或从疖、痈、足癣等处入侵引起,预防的关键是注意皮肤清洁,防止皮肤损伤或及时处理皮肤伤口,治疗疖、痈、脚癣和其他皮肤病,有发热等全身症状时应卧床休息,特别是少动患肢,平时应注意劳动保护、避免外伤,若有皮肤损伤应及时处理,防止感染蔓延,若患有扁桃体炎、龋齿、手指感染、足癣、疖痈等,也应及时抗菌消炎,或做适宜的治疗,以控制感染蔓延。

九十四、颈淋巴结核

颈淋巴结核是淋巴结慢性感染性的疾患。临床表现为颈部一侧或两侧有多个大小不等的肿大淋巴结,一般位于胸锁乳突肌的前、后缘。初期肿大的淋巴结较硬、无痛、可推动。病变继续发展,发生淋巴结周围炎,使淋巴结与皮肤和周围组织发生粘连,各个淋巴结也可相互粘连,融合成团,形成不易推动的结节性肿块,晚期、淋巴结发生干酪样坏死、液化,形成寒性脓肿。祖国传统医学对本病的记载颇多,亦积累了较多的治疗经验。

1. 独味何首乌治颈淋巴结结核[11]

制法：何首乌 12 克，清水煎，日 1 剂，代茶频饮。或何首乌（或藤）洗净，每日生嚼服，并取汁或捣烂敷患处。本品有补血生津，解毒之功。适用于颈淋巴结结核，或破或不破者。

使用注意：本品温润泄降，便溏及有湿痰者忌用。

2. 独味杠板归治颈淋巴结结核[11]

制法：杠板归 10～30 克，清水煎，日 1 剂，代茶频饮。外用鲜全草适量，捣烂敷患处，日 1 次。本品有清热解毒，利尿消肿之功。适用于颈淋巴结结核。

3. 独味射干治颈淋巴结结核[11]

制法：射干 3～9 克，清水煎，日 1 剂，（或捣汁）服，外用鲜根茎适量，捣烂敷（或煎汤洗）患处，日换药 1 次。本品有解毒利咽，祛痰止咳之功。适用于颈淋巴结结核。

4. 独味乌蔹莓治颈淋巴结结核[11]

制法：乌蔹莓 15～30 克，清水煎，日 1 剂，3 次分服，并用适量，捣烂敷患处，日 1 次。本品有活血散瘀，解毒消肿之功。适用于颈淋巴结结核。

5. 独味重楼治颈淋巴结结核[11]

制法：重楼 9～15 克，清水煎，日 1 剂，3 次分服，或研细末，醋调敷患处。本品有清热解毒，消肿止痛之功。适用于颈淋巴结结核。

使用注意：孕妇忌服。

6. 独味石吊兰治颈淋巴结结核[11]

制法：石吊兰 30 克，清水煎，日 1 剂，3 次分服，连服数月。本品有凉血止血，祛湿化滞，通络止痛之功。适用于颈淋巴结结核。

7. 独味观音苋治颈淋巴结结核[11]

制法：观音苋叶适量，捣烂敷患处。或观音苋全草 30 克（鲜者 100 克），清水煎服，日 1 剂，3 次分服。本品有活血止血，解毒消肿之功。适用于颈淋巴结结核溃后久不收口。

8. 独味猕猴桃根治颈淋巴结结核[11]

制法：猕猴桃根 30～60 克，清水煎，日 1 剂，代茶频饮。本品有清热利尿，活血消肿之功。适用于颈淋巴结结核。

使用注意：孕妇不宜服。

9. 独味海藻治颈淋巴结结核[11]

制法：海藻 500 克，装纱布袋中，泡酒 2 000 毫升，7 天后可口服，每次 200 毫升，日 3 次，药渣晒干，研末服每次 1 匙，每日 3 次。本品有软坚消痰，利水泄热之功。适用于颈淋巴结结核。

10. 独味玄参治颈淋巴结结核[11]

制法：玄参适量，泡酒每日饮 50 毫升，或以生玄参捣烂敷患处，日换药 2 次。本品有清热养阴，降火解毒之功。适用于颈淋巴结结核年久不愈。

11. 独味委陵菜治颈淋巴结结核[11]

制法：委陵菜 45 克，加黄酒适量浸透，隔火炖服，日 1 剂，2 次分服，15 日为 1 个疗程。本品有清热解毒，止血止痢之功。适用于颈淋巴结结核。

12. 独味水红子治颈淋巴结结核[11]

制法：水红子适量，文火炒半熟，研细粉，餐后开水送服，每次 3 克，日服 3 次。本品有消瘀破积，健脾利湿之功。适用于颈淋巴结结核。

使用注意：凡血分无瘀滞及脾胃虚寒者忌服。

13. 独味桑椹治颈淋巴结结核[11]

制法：桑椹（熟黑者）适量，取汁熬膏，白开水调服，每次 1 匙，日 3 次。本品有补肝益肾，熄风滋阴之功。适用于颈淋巴结结核。

使用注意：本品质润主降，对脾虚便溏及肾虚无热者忌用。

14. 独味石灰治颈淋巴结结核[11]

制法：新石灰 1 小块，取少许冷水洒在新石灰上，崩解成粉状，然后用 3 倍量的菜油，调成稀糊状，清疮后厚涂于疮面上，盖以纱布,用绷带包扎,每日换药 1 次。本品有燥湿杀虫,止血定痛,蚀恶肉之功。适用于颈淋巴结结核溃破后。

15. 独味威灵仙治颈淋巴结结核[11]

制法:鲜威灵仙连根带叶数株,洗去泥土,洗净,盛以瓷皿捣烂敷患处,日换药 1 次。本品有清热解毒,祛风除湿,通络止痛之功。适用于颈淋巴结结核。

16. 独味活多毛隐翅虫治颈淋巴结结核[11]

制法:活多毛隐翅虫 3～5 只,在头顶处搽涂,1 次即愈。本品有疏肝通络,泻火攻毒,消肿止痛之功。适用于颈淋巴结结核。

使用注意:本品会致皮肤发红、起疱属正常,可自然恢复。

17. 独味独角芋治颈淋巴结结核[11]

制法:独角芋 15 克,清水煎,日 1 剂,3 次分服。或适量研末,或捣敷研末酒调敷患处,日换药 1 次。本品有解毒消肿,散瘀止痛之功。适用于颈淋巴结结核。

使用注意:孕妇忌服。

18. 独味砒石治颈淋巴结结核[11]

制法:砒石适量,研细末,加浓墨汁做成丸子(如梧桐子大),烘干,收存备用,用时以消毒针挑破瘰疬,将药丸贴上。本品有劫痰截疟,杀虫,蚀恶肉之功。适用于颈淋巴结结核。

使用注意:有大毒,同时宜慎,切忌内服。

19. 独味五倍子治颈淋巴结结核[11]

制法:五倍子适量,研细末,醋调敷患处,日换药 1 次。或五倍子 9 克,蜂蜜 30 克,同入锅内以炭火焙干为细末,陈醋调敷患处,日换药 1 次。本品有收敛涩肠,解毒疗疮之功。适用于颈淋巴结结核。

20. 独味黄明胶治颈淋巴结结核[11]

制法:黄明胶适量,溶化摊膏贴敷患处,如结核已溃,可将膏搓成条,长约 3.3 厘米,插入孔中,频频换拭。本品有滋阴润燥,止血消肿之功。适用于颈淋巴结结核。

21. 独味穿山甲治颈淋巴结结核[11]

制法：炙穿山甲 5 克,研细末,将 2 个鸡蛋各打 1 小孔,倒出少许蛋清,将穿山甲细末,由小孔装入蛋内,每个鸡蛋 2.5 克,取小棒将蛋内穿山甲与蛋搅匀,后用牛皮纸封住小孔,再用浸淡纸包裹鸡蛋,置柴草中烧熟,去壳吃蛋,每次 2 个,日服 1 次。本品有活血消瘀,消肿排脓之功。适用于颈淋巴结结核溃疡久不收口(一般连吃 20 余个鸡蛋即可收口,不再复发)。

22. 独味大戟治颈淋巴结结核[11]

制法：大戟 6 克,清水煎,日 1 剂,代茶频饮。另用适量大戟煎浓汤洗患处,日 2 次。本品有消痈散结之功。适用于颈淋巴结结核。

使用注意：患虚寒阴水者及孕妇忌服,体弱者慎用。

23. 独味白英根治颈淋巴结结核[11]

制法：白英根 20～30 克,加清水 500 毫升煎至 300 毫升,加入黄牛肉 100～150 克,文火炖煮 2～3 次分服,每周 1 剂。本品有清热解毒,祛风利湿之功。适用于颈淋巴结结核隐痛、无红热者。

24. 独味蛇莓治颈淋巴结结核[11]

制法：鲜蛇莓 250 克,洗净切碎,与瘦猪肉 250 克,清水 2 千克,置沙罐内密封,文火炖煮 1 小时,去渣喝汤食肉,分次服食。本品有清热解毒,凉血散瘀之功。适用于颈淋巴结结核初起结块硬肿、无红热者。

25. 独味斑蝥治颈淋巴结结核[11]

制法：斑蝥 30 克,与 120 克糯米同炒至米黄为度,去斑蝥,以米研细末,5 日分服,日服 3 次,症状有所消减则可连服。本品有攻毒,逐瘀之功。适用于颈淋巴结结核。

使用注意：有剧毒,内服宜慎,体弱者及孕妇忌服。

26. 独味白蔹治颈淋巴结结核[11]

制法：白蔹 3 个,与 1 个鸡蛋共煮,去渣食蛋喝汤,日 1 剂,连服 15 日为 1 个疗程。本品有清热解毒,散结生肌,止痛之功。适用于颈淋巴结结核无肿痛者。

使用注意:脾胃虚寒及无实火者忌服。

27. 独味猫眼草治颈淋巴结结核[11]

制法:猫眼草 15 克,清水煎半小时后放入 3 个鸡蛋,蛋熟后去壳再次吃完,不喝汤。或将猫眼草煎熬成膏,适量外敷患处。本品有祛痰镇咳,平喘拔毒,止痒之功。适用于颈淋巴结结核已溃破成管者。

28. 独味昆布治颈淋巴结结核[11]

制法:昆布 200 克(洗净用手撕开),与猪肺 1 具(用竹刀劈开洗净)同煮,忌用铁器,2 日 1 剂,3～4 次分服。本品有消炎散结,软坚行水之功。适用于颈淋巴结结核未破口者。

使用注意:脾胃虚寒、寒痰凝滞者忌用。

⊙友情提示

本病是发于颈项部的慢性炎症性疾病,包括颈部的慢性淋巴结炎和淋巴结结核,临床宜根据病程分别给予相应的全身治疗或局部治疗,本病的诊断,根据结核病接触史及局部体征,特别是已形成寒性脓肿,或已溃破形成经久不愈的窦道或溃疡时,多可做出明确诊断,必要时可作胸部透视,明确有无肺结核,对小儿患者,结核菌素试验能帮助诊断。祖国医学对本病的记载颇丰,亦积累了较多的治疗经验,认为本病与肝、脾、肺、肾均有关。

九十五、乳 腺 炎

乳腺炎是指乳腺的急性化脓性感染,由于细菌自乳头破损或皲裂处侵入,沿淋巴管道进入列腺叶间的脂肪,纤维组织,引起脓性蜂窝织炎,或者细菌直接由乳管侵入腺小叶,停留在滞积的乳中,继而扩散列腺实质而发病。临床表现为初感乳房肿胀疼痛,患处压痛,表面皮肤红热,伴有发热,形成脓肿后,软化,可自行向外溃破,或穿破乳管而自乳头流出脓液,中医学认为乳腺炎系由肝气郁结,胃热壅滞,乳汁凝滞不通,邪热壅滞而发,并有"传囊"和"袋脓"之变。

1. 独味马鞭草治乳腺炎[6]

制法:鲜马鞭草全草 60 克(干品减半),白米酒 250 克,加清水 250 毫升,煎成 250 毫升,日 1 剂,2 次分服。另用药渣加少许饭团捣烂敷贴患处,日换药 1 次。本品有活血散瘀,利水消肿,清热解毒之功。适用于急性乳腺炎。

2. 独味豨莶草根治乳腺炎[6]

制法:鲜豨莶草根 120 克(干品 60 克),鸡蛋 2 只,豨莶草根清水煎同鸡蛋煮,蛋熟去壳去药渣,再同煮片刻,饮汤食蛋,日 1 剂,2 次分服。本品有祛风通络,清热解毒之功。适用于乳腺炎。

3. 独味威灵仙根治乳腺炎[6]

制法:鲜威灵仙 60 克,洗净切碎,加清水 600 毫升煎至 300 毫升,日 1 剂,3 次分服,重者次日再服。本品有祛风湿,通经络,消痰涎,散癖积之功。适用于急性乳腺炎。

使用注意:气虚血弱、无风湿、痰壅滞者忌用。有耗气散真气之弊,宜暂用,不宜久服。

4. 独味乌蔹莓草治乳腺炎[6]

制法:鲜乌蔹莓草 60~120 克,红糖适量,将乌蔹莓洗净与红糖共捣烂,外敷患处,日换药 1 次,连用 2~3 日。本品有活血散瘀,解毒消肿之功。适用于急性乳腺炎。

5. 独味八角枫根治乳腺炎[6]

制法:八角枫根适量,高粱酒 500 毫升,将八角枫根浸入高粱酒内,10 天以后取酒擦患处,日数次。本品有祛风通络,散瘀止痛之功。适用于乳腺炎。

6. 独味山乌桕叶治乳腺炎[6]

制法:山乌桕叶适量,砂糖少许,山乌桕叶洗净,加砂糖共捣烂,敷患处,日换药 1 次。本品有消肿散结,解毒杀虫之功。适用于乳腺炎。

7. 独味琴叶榕根治乳腺炎[6]

制法:琴叶榕根 60 克,清水煎,冲酒服,日 2 次。另用鲜叶捣烂敷患处,日换药 1 次。本品有祛风利湿,和瘀通乳之功。适用于乳腺炎。

8. 独味榔榆根治乳腺炎[6]

制法:榔榆根皮 60～90 克,清水煎,日 1 剂,代茶频饮。渣加白糖捣烂敷患处,日换药 1 次。本品有利水通淋,消痈之功。适用于乳腺炎。

9. 独味酢浆草治乳腺炎[6]

制法:酢浆草 15 克,清水煎,日 1 剂,代茶频饮,渣捣烂敷患处,日换药 1 次。本品有清热利湿,凉血散瘀,消肿解毒之功。适用于乳腺炎。

10. 独味婴奥根治乳腺炎[6]

制法:婴奥根二重皮,酒各适量,共捣烂,煮熟敷患处,日换药 1 次。本品有清湿热,消肿毒之功。适用于乳腺炎。

11. 独味重楼治乳腺炎[6]

制法:重楼根适量,加水及少许醋磨汁,涂患处,日数次。本品有清热解毒,消肿止痛之功。适用于乳腺炎。

12. 独味杜鹃根治乳腺炎[6]

制法:杜鹃根 30 克,清水煎,日 1 剂,3 次分服。另用鲜杜鹃叶捣烂敷患处,日换药 1 次。本品有和血止血,祛风止痛,清热解毒之功。适用于乳腺炎。

13. 独味筋骨草治乳腺炎[6]

制法:鲜筋骨草 60 克(干品 30 克),清水煎,日 1 剂,3 次分服。本品有清热解毒,凉血止血之功。适用于急性乳腺炎。

14. 独味丝瓜络治乳腺炎[14]

制法:干丝瓜络 1 段,长约 15 厘米,剪碎焙干,放入碗内点燃烧成灰,然后将 60 度白酒 30～50 毫升倒入碗内,用纱布过滤,将滤液 1 次顿服。如果不会喝酒,可将液分次服完,另将滤渣用纱布包好,敷在红肿部,以胶布固定,绷带扎好,24 小时更换 1 次。本品有通经活络,清热化痰之功。适用于急性乳腺炎。

15. 独味海金沙治乳腺炎[14]

制法:海金沙全草 250 克,将药洗净放入锅中,先加黄酒 250 毫升,再加清水,水量以浸过药面为度,武火急煎 15 分钟,稍凉后滤出药渣。药汁 1 次服完,日 2 剂。本品有清热解毒,利水通淋之功。适用于急性乳腺炎。

16. 独味陈皮治乳腺炎[14]

制法:陈皮 70 克,清水煎,日 1 剂,早晚分服,15 日为 1 个疗程。本品有理气健脾,和胃化痰之功。适用于急性乳腺炎。

使用注意:本品辛散苦燥、温能助热,故舌赤少津及内有实热者慎用。

17. 独味白僵蚕治乳腺炎[14]

制法:生白僵蚕 15 克,研为细末,陈醋调匀,涂患部及其周围,每日数次,保持湿润,直至肿块消散。本品有化痰软坚,攻结解痉之功。适用于急性乳腺炎。

18. 独味橘核治乳腺炎[14]

制法:橘核 15 克,略炒,清水黄酒各半煎,日 1 剂,代茶频饮。本品有理气散结止痛之功。适用于乳腺炎初起未溃。

使用注意:气虚、无滞者忌用。

19. 独味槐米治乳腺炎[14]

制法:槐米 15 克,炒至黄褐色,研为细末,用黄酒与开水各半冲服,取微汗,日 1 次,服药期间并用毛巾浸热肥皂水洗敷患处(如已溃破忌用肥皂)。本品有凉血止血,清肝泄热之功。适用于急性乳腺炎。

20. 独味当归治乳腺炎[14]

制法:当归 60 克,清水煎 2 次,共煎得药液约 200 毫升,每次服50毫升,每隔6小时服1次,分4次服完,日1剂。本品有补血活血,行气之功。适用于急性乳腺炎。

使用注意：本品补血且润,能助湿润肠,凡湿盛中满、大便滑泄者均当慎用。

21. 独味积雪草治乳腺炎[14]

制法：鲜积雪草适量,洗净晾干,用手将药搓揉至烂碎,以有药汁渗出为度,捏成药团如手指头大小,塞鼻,左乳腺炎塞右鼻,右乳腺炎塞左鼻孔,次晨取出,若1次未愈,可如法再用1次。本品有清热解毒,活血止血,利尿消肿之功。适用于乳腺炎。

22. 独味芙蓉叶治乳腺炎[14]

制法：芙蓉鲜叶适量,捣烂调蜂蜜敷患处,日换药1次。本品有清热消肿,解毒之功。适用于乳腺炎初起。

23. 独味鹿角霜治乳腺炎[14]

制法：鹿角霜30克,煅成性,研极细末撒患处。本品有补虚助阳,止血收敛之功。适用于乳腺炎疮溃烂、久不收口。

24. 独味鹿角粉治乳腺炎[14]

制法：鹿角粉细末3～9克,开水冲服,日3次。本品有行血消肿之功。适用于乳汁瘀积所致的急性乳腺炎初起。

25. 独味藕节治乳腺炎[14]

制法：藕节100克,加清水1000毫升,煎至500毫升,去渣分3次服,日1剂。本品有凉血化瘀之功。适用于急性乳腺炎。

26. 独味小槐花治乳腺炎[11]

制法：小槐花30克,清水煎,日1剂,代茶频饮。另取小槐花适量煎水洗患处,日数次。本品有清热解毒,消积止痛之功。适用于乳腺炎溃烂期。

27. 独味石韦治乳腺炎[11]

制法：石韦30克,黄酒、清水各半煎,兑酒30克服,初期痛可服2次,重者服数次,不能喝酒的可用清水煎,同样有效。本品有利水通淋,凉血止血之功。适用于急性乳腺炎。

使用注意：阴虚无湿热者慎用。

28. 独味琉璃草治乳腺炎[11]

制法：琉璃草 20 克,清水煎,日 3 次,每次 1 剂,药渣敷患处,日换药 1 次。本品有清热解毒之功。适用于急性乳腺炎。

29. 独味香附治乳腺炎[11]

制法：鲜香附 30 克,捣烂黄酒清水各半煎,日 1 剂,3 次分服,药渣热敷患处,日换药 1 次。本品有疏肝理气,调经止痛之功。适用于急性乳腺炎。

使用注意：凡气虚无滞、阴虚气弱者不宜单用。

30. 独味螃蟹壳治乳腺炎[11]

制法：螃蟹壳 5 个,文火焙干,研末,黄酒清水各半煎,日 1 剂,分次服。本品有散瘀血,解毒之功。适用于急性乳腺炎。

31. 独味小败火草治乳腺炎[11]

制法：小败火草 30 克,清水煎,日 1 剂,2 次分服。另用鲜草捣绒外敷患处,日换药 1 次。本品有祛风散热,解毒消肿之功。适用于乳腺炎。

32. 独味覆盆子叶治乳腺炎[11]

制法：覆盆子叶 60 克,清水煎,冲烧酒(1 杯)服,日 1 剂,3 次分服,渣敷患处,日换药 1 次。本品有益肾固精之功。适用于急性乳腺炎。

使用注意：肾虚有火、小便短涩者慎服。

33. 独味王不留行治乳腺炎[11]

制法：王不留行 15 克,清水煎,日 1 剂,3 次分服。本品有行血通经,催生下乳,消肿敛疮之功。适用于急性乳腺炎。

使用注意：血证及孕妇忌用。

34. 独味菖蒲根治乳腺炎[11]

制法：菖蒲根 30 克,清水煎,日 1 剂,代茶频饮。本品有祛风通窍,健脾化湿之功。适用于急性乳腺炎。

35. 独味丝瓜子治乳腺炎[11]

制法：丝瓜子 15 克,炒焦研末,睡前用热黄酒冲服,连服数日。本品有利水除湿之功。适用于急性乳腺炎。

36. 独味紫花地丁治乳腺炎[11]

制法：紫花地丁 30 克,去皮研末,黄酒冲服,日 3 次,每次 10克。本品有清热解毒之功。适用于急性乳腺炎。

使用注意：寒凝之证忌用。

37. 独味山慈菇治乳腺炎[11]

制法：山慈菇 3 克,研末温开水送服,日 3 克,每次服 1 克。本品有消肿散结,化痰解毒之功。适用于急性乳腺炎。

使用注意：正虚体弱患者慎服。

38. 独味苣荬菜全草治乳腺炎[11]

制法：苣荬菜 15 克。清水煎,日 1 剂,代茶频饮。另取鲜苣荬菜适量,捣烂敷患处,日换药 1 次。本品有清热解毒,补虚止咳之功。适用于乳腺炎。

39. 独味金樱子治乳腺炎[11]

制法：金樱子根适量,清水煎汤,先熏后洗患处。或金樱子叶适量,捣烂敷患处,日换药 1 次。本品有补肾固精,涩肠止泻,活血散瘀之功。适用于急性乳腺炎。

使用注意：有实火,邪热者忌服。

⊙友情提示

本病为妇女(尤其是初产妇)常见的乳房疾病,急性乳腺炎若治疗失当可发展为慢性、迁延性乳腺炎,不予以彻底治愈,哺乳期会反复发作,甚至以后乳腺导管内形成坏死病灶导致癌变,预防乳腺炎要增加哺乳次数,以免乳汁不能有效排出,乳汁蓄积导致乳房肿块。哺乳前,可行乳房热敷或按摩,以利于乳汁顺利排出,哺乳完毕,应将剩余的乳汁挤出。患病期间要停止喂乳,清淡饮食,保持心情舒畅,饮食宜清淡而富营养。

九十六、阑　尾　炎

阑尾炎是指阑尾由于多种因素而形成的炎性改变,包括急性阑尾炎和慢性阑尾炎,可发生于任何年龄段。急性阑尾炎是最常见的急腹症。典型的急性阑尾炎腹痛开始时多在中上腹或脐周围,为阵发性疼痛,逐渐加重,经数小时或十余小时后,腹痛转移至右下腹阑尾所在部位呈持续性疼痛。慢性阑尾炎经常腹部发生剧痛,脐之右侧,其痛更厉害,用手按之病人攒眉呼痛,几乎跳起来。如吃得太饱,往往会引起阑尾的疼痛。属于中医学"肠痈"范畴。

1. 独味白花蛇舌草治阑尾炎[14]

制法:白花蛇舌草120克,清水煎,去渣顿服,日2~3剂。本品有清热解毒,消痈散结,利尿除湿之功。适用于急性阑尾炎。

使用注意:阴疽及脾胃虚寒者忌用。

2. 独味凤仙花全草治阑尾炎[19]

制法:凤仙花全草1 000克,清水煎,分数次服,日1剂。本品有祛风活血,消肿止痛之功。适用于慢性阑尾炎。

3. 独味鬼针草治阑尾炎[19]

制法:鬼针草30克,清水煎,去渣,顿服,日1~2剂。本品有清热解毒,活血利尿强壮之功。适用于慢性阑尾炎。

4. 独味田螺治阑尾炎[8]

制法:大田螺30个,将肉捣烂用荞麦粉拌匀,再捣之,摊于布上,贴敷于阑尾部位,2日换药1次。本品有清热利水之功。适用于慢性阑尾炎。

5. 独味金银花治阑尾炎[14]

制法:金银花24克(病重者可用至90克),清水煎,日1剂,代茶频饮。本品有清热解毒之功。适用于急、慢性阑尾炎。

6. 独味紫花地丁治阑尾炎[14]

制法:紫花地丁鲜品30克(干品15克),清水煎成半碗,饭前服,日 1 剂,2 次分服。本品有清热解毒,凉血消肿之功。适用于急性单纯性阑尾炎。

使用注意:阴疽发背寒凝之证忌用。

7. 独味芒硝治阑尾炎[14]

制法:芒硝 150～200 克,用纱布袋包好,放在右下腹,再用绷带固定,2 日换药 1 次,一般 2～3 次即可。本品有泻热导滞,软坚下结之功。适用于急、慢性阑尾炎。

使用注意:胃肠无实热燥结者以及孕妇忌用。

8. 独味马鞭草治阑尾炎[14]

制法:马鞭草适量,焙干研末,每服 10 克加甜酒,开水各半送服,日服 2～3 次,连服 5～7 天,为 1 疗程。本品有清热解毒,活血散瘀,利水消肿之功。适用于阑尾炎。

9. 独味鸡血藤治阑尾炎[14]

制法:鸡血藤 60 克,清水煎 2 次,合并煎煮液,2 次分服,日 1 剂。本品有补血活血,疏通经络之功。适用于慢性阑尾炎。

10. 独味马齿苋治阑尾炎[14]

制法:鲜马齿苋 250～500 克,清水煎取汁约 300 毫升,加适量白糖调味,每服 100 毫升,日服 3 次。本品有清热解毒,散血消肿之功。适用于急性单纯性阑尾炎。

11. 独味黄蜀葵根治阑尾炎[6]

制法:鲜黄蜀葵根皮,酒糟各适量,共捣烂,敷于右下腹回盲部。本品有利水,散瘀消肿,解毒之功。适用于急性阑尾炎。

12. 独味猪殃殃治阑尾炎[6]

制法:鲜猪殃殃 120～180 克,清水煎,日 1 剂,代茶频饮。本品有清热解毒,利尿消肿之功。适用于急性阑尾炎。

13. 独味一柱香治阑尾炎[6]

制法:一柱香(毛蕊花)30 克,清水煎,日 1 剂,3 次分服。本品有清热散郁之功。适用于慢性阑尾炎。

14. 独味节节花治阑尾炎[6]

制法：节节花鲜全草适量，洗净捣烂，绞汁泡酒服，每次 30 克，日 3 次。本品有清热解毒，利尿之功。适用于慢性阑尾炎。

15. 独味鸡矢藤治阑尾炎[6]

制法：鲜鸡矢藤根或茎叶 30～60 克，清水煎，日 1 剂，代茶频饮。本品有祛风活血，止痛解毒，除湿消肿之功。适用于阑尾炎。

16. 独味繁缕治阑尾炎[4]

制法：繁缕鲜草适量洗净，切碎捣烂绞汁，每次约 1 杯，用温黄酒冲服，一日 2～3 次。或干品 120～180 克，清水煎去渣，以甜酒少许和服，日 2～3 次。本品有清血解毒，活血去瘀之功。适用于急、慢性阑尾炎。

17. 独味苦菜治阑尾炎[4]

制法：苦菜 30～60 克（鲜草加倍），清水煎，日 1 剂，3 次分服。本品有消炎解毒，消痈散结之功。适用于化脓性阑尾炎。

18. 独味刘寄奴治阑尾炎[11]

制法：刘寄奴 60 克，洗净，加清水 3 碗，共煎至 1 碗，入鸡蛋 1 个再加清水 2 碗熬至 1 碗，然后取蛋与汤服食，日 1 剂，连服数次。本品有活血散瘀，解毒利湿，通经止痛之功。适用于阑尾炎。

19. 独味大蓟治阑尾炎[11]

制法：生大蓟适量（打碎、绞汁）1 杯，加蜂蜜调服，日 2～3 次（至热退炎消为止）。本品有凉血止血，消散痈肿之功。适用于阑尾炎。

20. 独味八仙草治阑尾炎[11]

制法：八仙草 90 克，清水煎，日 1 剂，2 次分服，连服 3～5 日。本品有清热解毒，消肿止痛之功。适用于急性阑尾炎。

21. 独味败酱草治阑尾炎[11]

制法：败酱草 30～120 克，清水煎，3 小时 1 次，重者剂量可至 240 克。本品有清热解毒，祛瘀止痛之功。适用于阑尾炎。

使用注意：败酱草系攻伐苦泄之品，对于气虚、血虚而无实热瘀滞者切勿滥用。

22. 独味蓖麻根治阑尾炎[11]

制法：蓖麻根 50 克，清水煎，日 1 剂，代茶频饮。本品有镇静解痉，祛风散瘀之功。适用于阑尾炎。

23. 独味菖蒲治阑尾炎[11]

制法：鲜菖蒲 20 克，清水煎，日 1 剂，2 次分服，其渣再煎代茶频饮。本品有祛风通窍，健脾化湿之功。适用于阑尾炎。

24. 独味六月雪治阑尾炎[11]

制法：六月雪 50 克。捣烂开水浸泡，兑白糖适量，代茶饮，日 1 剂。本品有清热利湿，舒筋活络之功。适用于阑尾炎。

25. 独味泥鳅治阑尾炎[11]

制法：鲜活泥鳅若干条。放入小布袋中，置患部，经 1 小时后换鲜活泥鳅，反复数次。本品有补中气，祛湿邪，抗菌消炎之功。适用于急性阑尾炎早期。

⊙ **友情提示**

本病诊断主要根据右下腹持续性疼痛，病情发展快，一般需急诊手术治疗，否则可能引起穿孔、腹腔脓肿等并发症，造成严重后果，阑尾炎的预后取决于是否及时诊断和治疗。一般成人急性阑尾炎诊断多无困难。早期治疗效果非常好。婴幼儿、老年人及妊娠妇女患急性阑尾炎时，诊断和治疗均较困难，应格外重视。在日常生活中应预防感染，驱除肠道寄生虫，清除机体感染病灶。避免饮食不节和进食后剧烈运动，养成规律的排便习惯。

九十七、肠 梗 阻

肠梗阻是指肠内容物不能正常运行或通过发生障碍，是常见的急腹症之一。本病可发生于任何年龄，性别也无明显差异，病情严重，病死率可达 10％ 左右，根据发生的基本原因分为三类：机械性肠梗阻、动力性肠梗阻、血运性肠梗阻。根据梗阻的肠壁血运情况分二类，一类是单纯性肠梗阻，另一类是绞窄性肠梗阻。本病临床主要表现为腹痛、腹胀、呕吐、便秘。本病属中医"肠结""腹胀"等范畴。

1. 独味猪胆治肠梗阻[14]

制法：猪苦胆 1 个，白酒 30 毫升，混合后重汤炖熟，顿服。本品有清热，润燥，解毒之功。适用于急性肠梗阻。

2. 独味麻油治肠梗阻[3]

制法：麻油 125 毫升，一次口服，或胃管灌入，日 2～3 次。本品有润燥通便，解毒，生肌之功。适用于急性肠梗阻。

3. 独味巴豆壳治肠梗阻[3]

制法：巴豆壳 0.5 克，研末，掺入香烟内点燃吸入。本品有消积滞之功。适用于粘连性肠梗阻。

4. 独味大黄治肠梗阻[14]

制法：生大黄适量，研末，成人每次 9 克，老幼减半，开水送服或胃管注入，日服 2 次。本品有攻积导滞，泻火解毒之功。适用于麻痹性肠梗阻、单纯性肠梗阻、粪块性肠梗阻，以及手术后肠梗阻大便秘结者。

使用注意：凡年老体虚、无实热积滞瘀结者以及胎前产后均宜慎用。

5. 独味蜣螂治肠梗阻[14]

制法：蜣螂 3～7 只，置新瓦上焙黄研末吞服，温开水送服。本品有破瘀化积，通便攻毒之功。适用于不完全性肠梗阻。

6. 独味丁香治肠梗阻[14]

制法：丁香 30～60 克，研末用 75％酒精调糊敷脐及脐周。直径 6～8 厘米，覆盖纱布及塑料薄膜，周围胶布固定。本品有温中降逆，温肾助阳之功。适用于麻痹性肠梗阻。

7. 独味麝香治肠梗阻[14]

制法：麝香 0.15～0.25 克，研末置于神阙（脐中）上，胶布固定,外用艾条灸至肠排气为止。本品有活血消肿,开窍醒神之功。适用于肠梗阻。

使用注意:麝香为走窜通关之品,耗气伤阳、耗血伤阴,无论阳虚、气虚、血虚、阴虚均应慎用,虚脱、孕妇忌用。

8. 独味苦楝根皮治肠梗阻[14]

制法:鲜苦楝根皮 15 克,加水 500 毫升,煎成浓液,趁热用纱布过滤,得滤液 50 毫升即可,用导尿管插入肛门内 10～15 厘米,以注射器将滤液缓慢注入,然后取出导尿管。本品有杀虫,清热燥湿之功。适用于小儿蛔虫性肠梗阻。

9. 独味蛇含治肠梗阻[4]

制法:鲜蛇含 120 克,洗净捣烂,绞汁冲入等量童小便,稍加热,分 3～4 次服,日 1 剂。本品有清热解毒,止咳化痰之功。适用于不完全性肠梗阻。

10. 独味獾油治肠梗阻[11]

制法:獾油脂肪,文火炼油,过滤冷却后,放阴凉干燥处,密闭备用,每次口服最少 20 毫升,最大 100 毫升,日服 2 次。本品有祛湿解毒,润肠通便之功。适用于肠梗阻。同时配合抗生素应用。

11. 独味金银花治肠梗阻[11]

制法:金银花 50 克,放锅内炒香(勿焦)加蜂蜜 50 克调匀,共水久煎去渣成合剂,初可少量口服,无呕吐可适当加量,每 30 分钟 1 次,服用 3 小时后有腹痛反应,一般在 10 小时后能排气解大便。本品有清热解毒,消炎润肠,通便之功。适用于粘连性肠梗阻早期,预防肠粘连。

12. 独味花生油治肠梗阻[11]

制法:纯花生油,成人 240 克(小儿 180 克),先进行胃肠减压,将胃液抽尽后,再将油灌入。本品有补脾润肺,润肠杀虫之功。适用于肠梗阻。

13. 独味豆油治肠梗阻[11]

制法:生豆油 250 克,加温顿服,服后 1～3 小时大便即通,适用于肠套叠,或以豆油 120 克,顿服,或豆油 240 毫升,2 次(隔 2 小时)分服,或 3 次分服,每次 80 毫升。本品有温肾润肠,杀虫解毒之功。适用于肠梗阻。

14. 独味生姜治肠梗阻[11]

制法:鲜生姜 30 克,捣碎取汁,与蜂蜜 60 毫升,搅拌。1~2 岁每日服 1/4 剂,2~4 岁服 1/3 剂,4~7 岁服 1/2 剂,7~14 岁服 2/3 剂,15 岁以上服 1 剂。本品有温中止呕,润燥通便之功。适用于急性蛔虫性肠梗阻。

15. 独味土知母治肠梗阻[11]

制法:土知母 10 克,切成细屑,与甜酒 100 克加开水 150 毫升,一次服完。本品有润燥滑肠,滋阴降火之功。适用于动力性肠梗阻。

使用注意:脾胃虚寒、大便溏泄者忌用。

16. 独味大蒜治肠梗阻[11]

制法:大蒜头 2~3 瓣,捣烂用 1 杯开水冲泡,在病欲发作或已发作时服用。本品有行滞气,暖脾胃,消癥积,解毒杀虫之功。适用于肠梗阻。

使用注意:阴虚火旺者,以及目疾,口齿、喉、舌诸患和时行痛后均忌食。

17. 独味葱白治肠梗阻[11]

制法:生葱白 10 根。捣烂兑 30 毫升茶油 1 次服完。本品有发汗解表,散寒通阳,解毒散结之功。适用于蛔虫性肠梗阻。

使用注意:表虚多汗者忌服。

18. 独味吴茱萸治肠梗阻[11]

制法:吴茱萸 15 克,研极细末,淡盐水调敷于脐部、上盖纱布、胶布固定,12 小时更换 1 次。本品有温中降逆,温肝止痛之功。适用于麻痹性肠梗阻。

使用注意:阴虚火旺者忌用,孕妇慎用。

⊙友情提示

本病在诊断上不仅要明确,还要鉴别其性质、程度、部位,有无肠管血运障碍,病情严重者,须尽快送往医院救治。本病的治疗原则是矫正因肠梗阻所引起的全身生理紊乱及解除梗阻。一般在梗阻解除前应绝对禁食。具体方法要根据肠梗阻的类型、部位和患者的全身情况而定。原则上粘连性肠梗阻、麻痹性肠梗阻、蛔虫性肠梗阻可优先考虑采用中医药治疗。治疗上要审因论治,且用药的剂量要大,中病即止。平时应加强本病的预防,饮食有节,饱餐后避免剧烈运动。对重体力劳动者,在安排两餐之间的劳动量时应轻重有节,亦是预防大肠扭转的重要措施。

九十八、血栓闭塞性脉管炎

血栓闭塞性脉管炎是一种累及血管的炎症和慢性闭塞性疾病,主要侵袭四肢中小动静脉,以下肢血管为主,患者大多数为男性,多发于青壮年,下肢比上肢多见。本病临床主要特点为初起趾(指)怕冷、麻木、间歇性跛行,游走性浅静脉炎,继则出现静息痛,日久溃烂坏死,趾(指)节脱落,本病的病因尚未明确,可能与性激素失调及自身免疫性反应有关,吸烟、外伤、潮湿、受冻等为常见的诱发因素。本病属中医"脱疽"范畴。

1. 独味毛冬青治血栓闭塞性脉管炎[11]

制法:毛冬青根皮60～250克,清水煎,或煮猪脚,喝汤食脚,日1剂。另取毛冬青150克,清水煎浸泡伤口,日1～2次。本品有清热解毒,活血通脉,消肿止痛之功。适用于血栓闭塞性脉管炎。

2. 独味蒙自木蓝治血栓闭塞性脉管炎[1]

制法:蒙自木蓝根20～50克,泡酒1斤,10天后每次5～10毫升,日3次,或用9～15克,清水煎,日1剂。本品有消炎镇痛,舒筋活络之功。适用于脉管炎、或骨髓炎。

3. 独味瓜子金治血栓闭塞性脉管炎[4]

制法：鲜瓜子金 30 克，洗净捣烂加入冷开水搓之，取汁服，日 2 剂。本品有活血止血，安神解毒，止咳化痰之功。适用于血栓闭塞性脉管炎。

4. 独味赤小豆治血栓闭塞性脉管炎[4]

制法：赤小豆 120 克，煮烂连汤服食，日 1 剂，连服 15～30 天为 1 疗程。本品有利水消肿，解毒排脓之功。适用于血栓闭塞性脉管炎。

5. 独味露蜂房治血栓闭塞性脉管炎[4]

制法：露蜂房数个，陈米醋适量，蜂房研细末，米醋调涂患趾，日数次。本品有祛风解毒，散结之功。适用于血栓闭塞性脉管炎（脱疽）。

6. 独味穿山甲治血栓闭塞性脉管炎[11]

制法：穿山甲 15 克，清水煎，日 1 剂，代茶频饮。本品有活血消瘀，消肿排脓之功。适用于脉管炎血瘀阻滞症。

使用注意：痈疽已溃慎用，久溃不敛忌用。

7. 独味红花治血栓闭塞性脉管炎[11]

制法：红花 100 克，白酒 500 毫升共泡 7 日以上（每日摇数次），每次饮服 20～30 毫升，每日 2～3 次，另用红花适量泡入乙醇 7 日以上，用棉签蘸药搽患处，一般 2～5 日见效。本品有活血通经，和血止痛之功。适用于血栓闭塞性脉管炎。

使用注意：月经过多、崩漏、孕妇忌用，血证慎用。

8. 独味蟾蜍治血栓闭塞性脉管炎[11]

制法：蟾蜍适量，去肠杂洗净，入锅煮烂去骨，和面粉做成丸，不拘量随时服用。本品有破癥结，行水湿，化毒，杀虫，定痛之功。适用于血栓闭塞性脉管炎。

9. 独味水蛭治血栓闭塞性脉管炎[4]

制法：活水蛭适量，入 75％乙醇中浸泡 30 分钟，每 10 条加大蒜头 1 瓣,共捣成泥,鸡蛋清调敷患处。本品有破血逐瘀,散症通经之功。适用于血栓闭塞性脉管炎。

10. 独味蜗牛治血栓闭塞性脉管炎[11]

制法:活蜗牛适量,洗净捣烂如泥,敷于溃烂面上,以湿纱布盖上,日 1 次。本品有清热,消肿,解毒之功。适用于血栓闭塞性脉管炎。

11. 独味甘草治血栓闭塞性脉管炎[11]

制法:甘草适量,研细末,麻油调敷患处,日数次。本品有清热解毒,缓急止痛之功。适用于血栓闭塞性脉管炎溃烂疼痛。

12. 独味豆浆治血栓闭塞性脉管炎[3]

制法:豆浆 1 碗,粳米 90 克,红糖 50 克,粳米淘洗净,放入锅内加清水适量烧沸,再用文火煮至米开花,加入豆浆及红糖混匀,继续煮至米熟烂成粥,温服日 1～2 次分服。本品有益气补中,养血活血之功。适用于血栓闭塞性脉管炎属气血两虚证型。

13. 独味生石膏治血栓闭塞性脉管炎[3]

制法:生石膏 250 克,桐油 100 毫升,将石膏研细末,加入桐油调成糊状,匀敷患处,外裹消毒纱布,日换药 1 次。敷药时注意,患部如有溃破,需将溃破口敷平,换药时先用浓度为 15％温盐开水洗净,拭干患处,然后敷药糊,冬季使用本方时桐油质地黏稠,只需与生石膏粉多拌和数次,即可调匀,切勿将桐油加热熔化以免桐油变质影响疗效和引起急性皮炎。本品有解肌清热,除烦止渴之功。适用于血栓闭塞性脉管炎。

14. 独味壁虎治血栓闭塞性脉管炎[16]

制法:壁虎适量,研细粉,日 6～8 克 3 次分服,15 日为 1 个疗程。本品有解毒散结,行血活络之功。适用于血栓闭塞性脉管炎。

15. 独味蜈蚣治血栓闭塞性脉管炎[16]

制法:蜈蚣研细粉,9 条 3 次分服,10 日为 1 个疗程。本品有解毒散结,通络止痛之功。适用于血栓闭塞性脉管炎。

⊙**友情提示**

本病病因尚未明确,可能与性激素失调及自身免疫性反应有关,吸烟、外伤、潮湿受冻等为常见的诱发因素。轻证可单用中药或西药治疗,重证应中西医结合治疗,处理原则应该着重于防止病变进展,改善和增进下肢血液循环。患者应禁吸烟,这不仅是预防本病,还是获得疗效和防止复发的首要措施,防止受冷、受潮、避免外伤,但不应使用热疗,以免组织需氧量增加而加重症状。患肢运动锻炼,可促进患肢侧支循环形成,但坏疽感染时禁用。

九十九、泌尿系统结石病

泌尿系统结石是一种常见病,它包括肾结石、输尿管结石、膀胱结石和尿道结石,根据尿结石的主要化学成分,常见的有草酸钙结石、磷酸铵镁结石、尿酸盐结石、尿酸结石、胱氨酸结石等。根据结石所在部位的不同,分为肾结石、输尿管结石、膀胱结石和尿道结石,泌尿系统结石病的主要临床症状为肾绞痛、血尿、胀痛、绞痛发作时,可坐立不安,恶心呕吐等。如继发感染,则有尿频、尿急、尿痛的尿路刺激症状等。本病在中医学中属"砂淋""石淋""血淋"的范畴。

1. 独味石韦治泌尿系结石[4]

制法:石韦 30 克,清水煎,日 1 剂,代茶频饮。本品有利水通淋,凉血止血之功。适用于泌尿系结石。

使用注意:阴虚无湿热者慎用。

2. 独味芒硝治泌尿系结石[3]

制法:芒硝 6 克,猪肾 1 只,将猪肾挖空筋膜,纳入芒硝,置碗中,隔水炖熟烂,1 次食完,日 1～2 剂。本品有软坚下结,泻火消痰之功。适用于泌尿系结石。

使用注意:胃肠无实热者以及孕妇皆忌用。

3. 独味向日葵杆内白髓治泌尿系结石[6]

制法：向日葵杆内白髓 30 克,加清水煎 3～5 沸,去渣,代茶频饮,日 1～2 剂。本品有清热利尿之功。适用于泌尿系结石。

4. 独味鹅不食草治泌尿系结石[4]

制法：鲜鹅不食草 200 克,捣绞取汁,加白糖、白酒少许顿服,日 1 剂。本品有祛风散寒,胜湿之功。适用于泌尿系结石。

5. 独味连线草治泌尿系结石[4]

制法：鲜连线草 30 克,清水煎,日 1 剂,逐步加大剂量,可增加至 180 克,连服 1～2 个月。本品有清热解毒,利尿排石,散瘀消肿之功。适用于肾、膀胱结石。

6. 独味鸡内金治泌尿系结石[4]

制法：鸡内金适量,将鸡内金以微火烘干(不宜高热久炒),研细末,每用 15 克,开水泡 15 分钟,清晨空腹服,服后跑步,以助结石排出。本品有消食积,止遗尿,化结石之功。适用于泌尿系结石。

7. 独味茅莓治泌尿系结石[4]

制法：鲜茅莓根 120 克,米酒 120 毫升,将鲜根切碎,加入米酒,再加入清水适量,煎 1 小时去渣,分 2 次服,日 1 剂,连续服用。本品有清热凉血,消肿散结,利水之功。适用于泌尿系结石。

8. 独味香附治泌尿系结石[4]

制法：生香附子 60 克,烘干,研细末,每次 4 克,冷开水冲服,日 3 次,连用 3～5 日。本品有疏肝理气,调经止痛之功。适用于泌尿系结石。

9. 独味荸荠治泌尿系结石[4]

制法：鲜荸荠 40 个,去皮分 3 次生食,连食 7～10 日。本品有清热消积,利尿之功。适用于泌尿系结石,对小结石有效。

10. 独味积雪草治泌尿系结石[4]

制法：积雪草 240 克,清水煎,日 1 剂,代茶频饮。本品有清热解毒,利尿消肿之功。适用于泌尿系结石。

11. 独味黄花鱼治泌尿系结石[8]

制法：黄花鱼脑石 2～3 粒，磨水服，或焙燥研成极细末，以温水送服，每服 1～2 克，日 2 次。本品有开胃消食，健脾补虚之功。适用于泌尿系结石（包括肾结石、膀胱结石）。

12. 独味黄蜀葵花治泌尿系结石[6]

制法：黄蜀葵花适量，炒至焦黄色，研末每次 3 克，米汤送服，日服 3 次。本品有通淋消肿，解毒之功。适用于泌尿系结石。

使用注意：孕妇忌服。

13. 独味荠菜治泌尿系结石[6]

制法：荠菜鲜品 250 克，清水煎，取汁打入鸡蛋 1 个，汤蛋同服，日 1 剂。本品有和脾，利水，止血明目之功。适用于泌尿系结石。

14. 独味马先蒿治泌尿系结石[6]

制法：马先蒿适量，研末，每次 6 克，开水送服，日 2 次。本品有祛风胜湿，利水之功。适用于泌尿系结石，小便不畅。

15. 独味天胡荽治泌尿系结石[6]

制法：天胡荽 30～60 克，清水煎服，日 1 剂，代茶频饮。本品有清热利尿，消肿解毒之功。适用于尿酸结石（肾结石）。

16. 独味白背叶根治泌尿系结石[6]

制法：白背叶根 30～50 克，清水煎，日 1 剂，代茶频饮。本品有清热利湿，固脱消瘀之功。适用于小儿尿路结石。

17. 独味蝼蛄治泌尿系结石[11]

制法：蝼蛄 4～7 只，焙干研末，开水调服，米酒为引，日 1 次。本品有利尿消肿之功。适用于泌尿系结石。

使用注意：气弱体虚及孕妇均忌服。

18. 独味马鞭草治泌尿系结石[11]

制法：鲜马鞭草适量，捣烂成汁，开水冲服，日 1 剂。本品有活血散瘀，利水消肿，清热解毒之功。适用于泌尿系结石。

19. 独味海浮石治泌尿系结石[11]

制法：海浮石 120 克，研末，水 2 碗，醋半碗，共煎至 1 碗，温服。本品有清热化痰，软坚散结之功。适用于泌尿系结石砂淋、石淋。

使用注意：脾虚气弱、阴虚火炎、孕妇忌用，非痰热实证不可轻投。

20. 独味草珊瑚治泌尿系结石[11]

制法：草珊瑚 30 克，清水煎，日 1 剂，2 次分服。本品有清热解毒，通经接骨之功。适用于泌尿系结石。

21. 独味盾翅藤治泌尿系结石[11]

制法：盾翅藤 30～60 克，清水煎，日 1 剂，3 次分服。本品有清热排石，消炎利尿之功。适用于泌尿系结石。

22. 独味鹿衔草治泌尿系结石[11]

制法：鹿衔草 50 克。清水煎，日 1 剂，3 次分服。本品有软坚散结，利尿通淋之功。适用于膀胱或输尿管结石。

23. 独味车前子治泌尿系结石[11]

制法：车前子 30 克，绢袋包，加生车前草适量，清水煎，日 1 剂，代茶频饮，连服数天。本品有清热利尿，明目解毒之功。适用于膀胱结石。

使用注意：车前子为气寒滑利之品，阳气下陷、肾气虚脱者忌用。

24. 独味生地榆治泌尿系结石[11]

制法：生地榆 30～60 克，加清水 2 碗共煎至 1 碗，清晨空腹 1 次服。本品有凉血止血，泻火解毒之功。适用于泌尿系结石。

使用注意：虚寒血证及出血有瘀者忌用。

25. 独味葎草治泌尿系结石[11]

制法：葎草 60～120 克，清水煎服，日 1 剂，代茶频饮。本品有清热解毒，利尿散结之功。适用于泌尿系结石。

26. 独味苣荬根治泌尿系结石[11]

制法：鲜苣荬适量，捣汁温服，每次半杯，日服 2 次。本品有清湿热，利尿之功。适用于泌尿系结石。

27. 独味土牛膝全草治泌尿系结石[11]

制法：鲜土牛膝全草 30～60 克,清水煎,日 1 剂,代茶频饮。本品有行血止痛、通经利尿、清热解毒之功。适用于泌尿系结石。

28. 独味蟋蟀治泌尿系结石[11]

制法：蟋蟀 2～3 克,焙干研细粉,以温开水送服,每次 2～3 克,日服 3 次。本品有利尿之功。适用于泌尿系结石。

29. 独味瞿麦子治泌尿系结石[11]

制法：瞿麦子适量,捣为末,黄酒送服,每次 15 克,日 3 次,连服 3 日可下石。本品有清热利水,破血通经之功。适用于泌尿系结石(石淋)。

使用注意：脾肾气虚及孕妇忌服。

30. 独味鳖甲治泌尿系结石[11]

制法：鳖甲适量,醋炙研末,黄酒送服,每次 15 克,日 3 次。本品有养阴清热,平肝熄风,软坚散结之功。适用于泌尿系结石(砂石淋痛)。

使用注意：脾胃阳衰、食减便溏者或孕妇慎用。

31. 独味虎杖治泌尿系结石[11]

制法：虎杖适量,微炒研细末,每次 6 克,日 3 次,温开水送服。本品有散瘀止痛,祛风利湿,清热解毒之功。适用于泌尿系结石。

使用注意：孕妇忌用。

32. 独味生白矾治泌尿系结石[11]

制法：生白矾 3 克,研细末冷开水调敷脐中,盖纱布,胶布固定,连用 3～5 日。本品有消痰燥湿,止泻,止血,解毒杀虫之功。适用于膀胱结石。

33. 独味瓦松治泌尿系结石[11]

制法：瓦松适量,清水煎浓汤、趁热先熏后洗小腹部 2 小时左右。本品有清热解毒止血,利湿消肿之功。适用于小便沙淋。

34. 独味生葱治泌尿系结石[11]

制法：生葱 250 克,连根带须洗净,与猪蹄 1 段共煨服,日 1

剂,连服 3 日,即能解出石结石,持续服用到痊愈。本品有发汗,祛痰,利尿之功。适用于泌尿系结石。

使用注意:表虚多汗者忌服。

⊙友情提示

治疗本病必须采取个体化治疗方案,有时需综合多种治疗方法:一般<0.4 厘米的光滑结石,通过多喝水或跳跃等 90% 能自行排出,结石<0.6 厘米的纯尿酸结石及胱氨酸结石,无尿路梗阻和感染者,均宜采用非手术治疗。结石患者宜多饮水,以稀释尿液,降低尿内晶状体浓度,冲洗尿路,有利于预防结石形成,促使尿石排出,一般成人每日饮开水或磁化水 2 000 毫升以上,保持每日尿量在 2 000 毫升左右,对预防结石有一定意义。另外根据结石的成分适当调节饮食是很有必要的。

一百、蜂 窝 织 炎

蜂窝织炎,是指皮下及其下部软组织的一种急性化脓性炎症,可发生皮下、筋膜下、肌肉间隙或是深部蜂窝组织,范围比脓肿大。不会形成包膜,可向周围扩散。蜂窝织炎可发生于任何部位,常由于皮肤、黏膜受伤或其他病变,使皮下疏松结缔组织受细菌感染所致。深部蜂窝织炎可出现寒战、高热、谵妄等,口底颌下和颈部蜂窝织炎可发生喉头水肿、压迫气管可引起呼吸困难甚至窒息。本病属于中医学"痈疽"范畴。

1. 独味望江南治蜂窝织炎[4]

制法:鲜望江南叶适量,洗净捣烂外敷患处,口换药 1～2 次。本品有消肿解毒之功。适用于蜂窝织炎。

2. 独味垂盆草治蜂窝织炎[2]

制法:鲜垂盆草适量,捣烂与面粉少许调成糊状敷患处。另取鲜垂盆草 120 克,捣烂绞汁冲凉开水服,日 1 次。本品有清热解毒,消肿排脓之功。适用于蜂窝织炎。

3. 独味仙人掌治蜂窝织炎[14]

制法:鲜仙人掌适量(根据病变区大小而定),将刺除去,捣烂外敷患处,每隔 12 小时更换 1 次,至痊愈。本品有清热解毒,散瘀消肿之功。适用于急性蜂窝织炎。

4. 独味五倍子治蜂窝织炎[14]

制法:五倍子适量,文火炒黑,研末,醋调敷患处,日 1 次。本品有解毒消肿,收敛溃疮之功。适用于急性蜂窝织炎。

5. 独味蝼蛄治蜂窝织炎[14]

制法:鲜蝼蛄适量,与适量红糖共捣烂敷患处,日换药 1 次。本品有解毒消肿之功。适用于急性蜂窝织炎。

6. 独味紫花地丁治蜂窝织炎[14]

制法:鲜紫花地丁适量,洗净捣烂,外敷患处,日换药 1 次。本品有清热解毒之功。适用于急性蜂窝织炎。

使用注意:阴疽发背寒凝之证忌用。

7. 独味芦荟治蜂窝织炎[14]

制法:芦荟叶片适量,洗净后削去外皮,使其露出带有水分的内层直接贴于创面,外用无菌敷料包扎,日换药 1 次。本品有清热解毒之功。适用于急性蜂窝织炎。

8. 独味及已全草治蜂窝织炎[11]

制法:及已全草 2~3 克,清水煎,日 1 剂,3 次分服。另用鲜根捣烂敷患处。本品有活血散瘀之功。适用于蜂窝织炎(痈疽恶毒)。

使用注意:本品有毒、内服宜慎。

9. 独味绿豆治蜂窝织炎[11]

制法:绿豆 50 克,清水煎,日 1 剂,分次服。本品有清热解毒,消暑利水之功。适用于蜂窝织炎痈疮初起,热毒、发热尿闭。

使用注意:脾胃虚寒滑泄者忌用。

10. 独味巴豆治蜂窝织炎[11]

制法:巴豆适量。放清水内浸泡 3~4 日,捞出后与熬稠的糯米浆混拌,置强光下曝晒 4～5 小时(巴豆皮自裂),去皮取仁(100克)加淀粉(160 克)拌匀研磨至细腻粉末即为巴豆霜,瓶装密储备用。将巴豆霜直接撒于溃疡面一薄层,软深者可撒于湿纱布条上,再纳入溃疡深部,隔日 1 次,严重者每日 1 次。本品有逐水祛痰,解毒蚀疮之功。适用于急性蜂窝织炎。

使用注意:巴豆为有毒之品,若非沉寒固冷、症瘕积聚不得使用。阴虚火旺、体虚和孕妇禁用。

11. 独味活癞蛤蟆治蜂窝织炎[11]

制法:活癞蛤蟆 1 只,剖开连肚,趁热覆没于疮口,过片刻即臭不可闻,再换 1 次,连用 3～5 只(严重者数十只)即可痊愈。本品有破癥结,行水湿,化毒杀虫,定痛之功。适用于蜂窝织炎痈疮已溃者。

12. 独味刘寄奴治蜂窝织炎[11]

制法:刘寄奴 50 克,红糖适量,同捣为泥,敷患处,日 1 剂。本品有清热解毒,破血通经,敛疮消肿之功。适用于蜂窝织炎早期脓肿。

13. 独味地骨皮治蜂窝织炎[11]

制法:地骨皮适量,晒干炒焦研细末,以香油调搽患处,连用数日。本品有退热疗蒸,清泄肺热,清热凉血之功。适用于蜂窝织炎痈疮未溃时。

14. 独味羊脂治蜂窝织炎[11]

制法:羊脂 1 块,投入冷水中 3 小时,去膜、切片,敷患处(热则换),连用数日。本品有补虚,润燥,祛风,化毒之功。适用于蜂窝织炎痈疮未溃时。

15. 独味百合治蜂窝织炎[11]

制法:鲜百合适量,洗净加食盐少许共捣烂,敷患处,每日 2次(至消退为止)。本品有润肺止咳,清心安神之功。适用于蜂窝织炎痈疮未溃时。

16. 独味番薯治蜂窝织炎[11]

制法:生番薯适量,洗净切碎捣烂敷患部。本品有解毒,消疮肿,止血止痛,防腐之功。适用于蜂窝织炎痈疮已溃,出血疼痛。

17. 独味繁缕治蜂窝织炎[11]

制法:繁缕适量,烧(存性),研细末,以麻油(或凡士林)调敷患部。本品有清热解毒,化瘀止痛之功。适用于蜂窝织炎痈疮已溃,出血疼痛。

18. 独味鸡内金治蜂窝织炎[11]

制法:鸡内金适量,不落水阴干,用时以温水润开(随干随润,到痊愈为止)。适用于蜂窝织炎痈疮未溃时。

19. 独味松香治蜂窝织炎[11]

制法:松香适量,与猪油各等份,共捣成软膏,洗净患部后敷膏。本品有祛风燥湿,排脓拔毒,生肌止痛之功。适用于蜂窝织炎。

20. 独味葱全株治蜂窝织炎[11]

制法:葱全株适量,捣烂醋拌炒熟,敷患处。本品有解毒消肿,散瘀驱虫之功。适用于蜂窝织炎、痈疮未溃时。

21. 独味龟甲治蜂窝织炎[11]

制法:龟甲适量,煅存性研细末,调茶油,搽患处。本品有滋阴潜阳,补肾健骨之功。适用于蜂窝织炎痈疮已溃。

22. 独味芭蕉根治蜂窝织炎[11]

制法:芭蕉根适量,洗净捣烂搽患处。本品有清热止渴,利尿解毒之功。适用于蜂窝织炎痈疮未溃时。

23. 独味苎麻叶治蜂窝织炎[11]

制法:苎麻叶适量,煮熟后捣烂搽患部。本品有清热利尿,祛风解毒之功。适用于蜂窝织炎痈疮未溃时。

24. 独味柳树叶治蜂窝织炎[3]

制法:在春、夏季用柳叶或嫩柳捣烂,用冷开水或生理盐水洗净患处,将药敷上。如在初秋,因柳叶干枯,则将柳叶捣烂,加入适量75%酒精或白酒调敷患处。若患者有发热、畏寒、寒战等全身症状者,应适当使用抗菌药物,否则一般不另外加药。本品有退热杀菌,消肿止痛,提脓生肌之功。适用于急性蜂窝织炎。

25. 独味白蔹治蜂窝织炎[3]

制法:白蔹适量,去皮研末,取90克(用量根据炎症面积加减),用沸水搅拌成团后,加75％～95％乙醇调成稠糊状,外敷患处,日换药1次,以愈为度。本品有清热解毒,消炎止痛之功。适用于蜂窝织炎。

26. 独味墨旱莲治蜂窝织炎[3]

制法:鲜墨旱莲150克,洗净捣烂,绞汁炖后冲黄酒服,渣捣烂敷患处。本品有凉血止血,消肿排脓之功。适用于蜂窝织炎背痛。

使用注意:墨旱莲为纯阴寒凉之品,对于胃弱便溏、肾气虚寒者慎用。

◉**友情提示**

蜂窝织炎应及早治疗,大多数可痊愈,但也有不及时治疗而转为慢性感染者。更有因感染不能控制,迅速扩散而引起全身感染甚至生命危险。急性患者不可用手挤压脓液或局部碰撞,口底或颌下的急性患者。应少说话,必要时禁食,对肢体的病变应抬高患肢,以减轻局部的肿胀和疼痛,注意个人卫生、皮肤或软组织损伤后应行清疮处理。以防止感染,对已有的感染灶应加强治疗,防止其扩散。糖尿病患者治蜂窝织炎同时要积极治疗糖尿病,尽量控制血糖在正常范围以内,否则效果不佳。

一百〇一、痔　疮

痔疮是指直肠末端、肛管、肛门缘的静脉丛扩大,曲线、瘀血、肥厚而形成柔软的静脉瘤样肿块。多见于20岁以上成年人,发病率随年龄增长而增高。本病根据发生部位的不同通常以齿线为界分为外痔、内痔及混合痔,病因尚未明确,一般均认为与多种因素有关,由于齿线上下的解剖如神经、血管组织、淋巴回流均不相同,患痔后会出现不同的临床表现,内痔以便血痔核脱出,肛周潮湿、瘙痒、疼痛和便秘为主。外痔以肛门坠胀不适、潮湿不洁,有异物感、疼痛,有时瘙痒为主。混合痔具有内痔和外痔的两种表现,本病属于中医学"痔疮"范畴。

1. 独味万年青治痔疮[4]

制法：万年青 30 克,猪腿骨适量,清水煎,先熏后洗患处。本品有强心利尿,清热解毒,止血之功。适用于痔疮、肿痛难行。

2. 独味小叶三点金治痔疮[4]

制法：小叶三点金 60 克,清水煎,先熏后洗患处。本品有清热利湿,解毒消痔之功。适用于痔疮出血肿痛。

3. 独味天葵子治痔疮[4]

制法：天葵子 15 克,桐油适量,取天葵子蘸桐油于陶制容器上磨烂,取汁涂患处。本品有清热解毒,消肿散结之功。适用于外痔。

4. 独味四季青子治痔疮[4]

制法：四季青子适量,黄酒适量,将四季青子晒干,黄酒拌湿,闷 1 夜,反复蒸晒数次,每次 30 克,清水煎日 1 剂,代茶频饮。本品有清热解毒,凉血止血之功。适用于痔疮。

5. 独味地榆治痔疮[4]

制法：地榆 30 克,清水煎,3～4 次分服,日 1 剂。本品有凉血止血,清热解毒,收敛止泻之功。适用于痔疮出血。

使用注意：地榆为收敛凉血之品,虚寒血症及出血有瘀者忌用。

6. 独味苍耳蠹虫治痔疮[4]

制法：苍耳蠹虫适量,将虫置小玻璃瓶中,加麻油浸泡备用。先用高锰酸钾水将肛门冲洗干净,再取苍耳蠹虫捣烂调麻油涂患处,日 3 次。本品有清火解毒之功。适用于外痔出血。

7. 独味虎耳草治痔疮[4]

制法：虎耳草适量,清水煎,先熏后洗患处,日 2 次。本品有清热解毒,凉血之功。适用于痔疮出血。

8. 独味威灵仙治痔疮[4]

制法:威灵仙 100 克,清水煎,先熏后洗,水冷加温后再洗,日 2 次。本品有祛风除湿,通络止痛,清热解毒之功。适用于痔疮肿痛。

9. 独味荸荠治痔疮[4]

制法:鲜荸荠 500 克,红糖 90 克,将荸荠洗净,削去皮切片,加清水煎 1 小时,1 次或分次服之,每日 1 剂,连服 3 日,也可每日吃生荸荠 150 克。本品有清热,化痰,消积之功。适用于痔疮出血。

10. 独味繁缕治痔疮[4]

制法:鲜繁缕 120 克,食盐少许,清水煎去渣,加入食盐溶化,趁热先熏,后洗患处。本品有清热解毒,化瘀止痛之功。适用于痔疮肿痛。

11. 独味鸡冠花治痔疮[2]

制法:鸡冠花 30 克,清水煎,日 1 剂,代茶频饮。本品有收涩止血之功。适用于痔疮出血。

12. 独味刺苋根治痔疮[2]

制法:刺苋 60 克,猪瘦肉 120 克,清水煎,日 1 剂,食肉喝汤,2 次分服。本品有解毒消肿,凉血止血之功。适用于内痔便血。

使用注意:孕妇忌用。

13. 独味酢浆草治痔疮[2]

制法:酢浆草 15 克,清水煎调白糖服,日 1 剂,连服数日。本品有清热利湿,凉血解毒,散瘀消肿之功。本品有清热利湿,凉血解毒,散瘀消肿之功。适用于痔疮急性发作。

14. 独味紫茉莉根治痔疮[2]

制法:鲜紫茉莉根 100 克,猪瘦肉 60 克,加清水 3 碗,煎至 1 碗,日 1 剂,连服 2～4 日。本品有清热利湿,活血调经,散瘀消肿之功。适用于内痔肿痛出血。

15. 独味墨旱莲治痔疮[2]

制法：鲜墨旱莲 60 克,清水煎,日 1 剂,代茶频饮。本品有凉血止血,滋补肝肾,养阴清热之功。适用于痔疮出血。

使用注意：虚寒者忌服。

16. 独味薜荔治痔疮[2]

制法：鲜薜荔藤叶 500 克,煎至脱叶,将药液倒入盆中,先让蒸气熏患部,待药液稍温再坐浴约 20 分钟,连续数日。本品有祛风利湿,活血解毒之功。适用于痔疮出血。

17. 独味萹蓄治痔疮[11]

制法：鲜萹蓄适量,捣烂取汁服 1 000 毫升,不效可再服,数次。另取萹蓄汁和面粉做饼食,日 3 次。本品有利湿通淋,杀虫止痒之功。适用于痔发肿痛。

18. 独味紫荆皮治痔疮[11]

制法：紫荆皮适量,清水煎,餐前服,日 1 剂,3 次分服。本品有活血通络,消肿解毒之功。适用于痔疮肿痛。

使用注意：孕妇忌服。

19. 独味益母草治痔疮[11]

制法：鲜益母草适量,捣汁服,每服 200 毫升,日 2 次。本品有活血调经,祛瘀止痛,利水退肿之功。适用于痔疮下血。

使用注意：阴虚血少者忌服。

20. 独味蒲黄治痔疮[11]

制法：蒲黄花粉 9 克,清水煎,日 1 剂,代茶频饮。本品有凉血止血,活血消瘀之功。适用于痔疮出血。

使用注意：孕妇慎服。

21. 独味黄连治痔疮[11]

制法：黄连末 60 克,入 360 克猪肠内,两头用线扎好,加火酒 120 克,蒸烂并炼蜜为丸,每次 9 克,日 3 次。本品有清热泻火,解毒疗疮,燥湿之功。适用于外痔痒痛,常出脓血。

使用注意：阴虚烦躁、脾虚泻泄、五更肾泻、产后血虚、痘疹气虚作泄者慎用或忌用。

22. 独味蟾蜍治痔疮[11]

制法：蟾蜍 1 只，泥封固，火上煅（存性）研细末，另取大肠一截，两头扎好，煮熟切碎，蘸蟾末服食，连用几次。本品有破癥结，行水湿，化毒杀虫，定痛之功。服用本品痔疮自落。

23. 独味茅瓜鲜块治痔疮[11]

制法：茅瓜鲜块根 30 克，猪大肠达量，清水煎，日 1 剂，代茶频饮。本品有清热解毒，利湿活血之功。适用于痔漏。

使用注意：虚寒证及孕妇慎服。

24. 独味青刺尖叶治痔疮[11]

制法：青刺尖叶 15 克（鲜品剂量加倍），切碎，清水煎，日 1 剂，3 次分服。本品有活血散结，消肿拔毒之功。适用于因饮酒或过食辛辣食物所致的痔疮急性发作。

25. 独味瓶尔小草治痔疮[11]

制法：瓶尔小草 15 克，清水煎，日 1 剂，代茶频饮，或研末，每次 3 克，日 3 次。本品有清热凉血，镇痛解毒之功。适用于痔疮。

26. 独味洋金花治痔疮[11]

制法：洋金花 250 克，清水煎，先熏后洗患处，凉了加温再洗，多洗为佳，药液可连用数日。本品有定喘祛，麻醉止痛之功。适用于内外痔。

27. 独味芫花根治痔疮[11]

制法：芫花根适量，捣烂慢火煎成膏，将丝线线于膏内度过，以线系痔，当有微痛的感觉，待痔疮干落后，即以指捻蘸膏纳入肛门中，可以使痔疮断根。本品有逐饮消肿，解毒杀虫之功。适用于痔疮。

28. 独味田螺治痔疮[11]

制法：田螺适量，去壳尾，洗净，入捻钵，再掺入等量冰片用石捶捻碎成浆状，用绸布包好，塞入肛门（保持肛门清洁，忌食刺激性食物）。本品有清热利水，清热止痛之功。适用于痔肿。

29. 独味槐花治痔疮[11]

制法：干槐花 50 克(鲜品 100 克)，将 1 段猪大肠洗净，槐花装入肠内，两头用白线扎紧，文火炖烂，日 1 剂，分次服食。本品有清热凉血，止血之功。适用于内痔出血。

30. 独味苦参治痔疮[11]

制法：苦参 60 克，煎浓汁去渣，再放入鸡蛋 2 只，红糖 60 克，待鸡蛋煮熟后去壳带汤 1 次服，日 1 剂，4 日为 1 个疗程，轻者 1 个疗程，重者 2～3 个疗程可愈或好转。本品有清热利湿，祛风杀虫之功。适用于混合痔。

使用注意：脾胃虚寒者忌服。

31. 独味苦杏仁治痔疮[11]

制法：苦杏仁 15 克，去皮尖及双仁者，加清水 3 000 毫升研磨滤汁并煎至一半，加粳米煮粥吃，日 1 剂。本品有止咳平喘，润肠通便之功。适用于痔疮出血。

使用注意：脾虚便溏、阴虚阳亢者忌用。

⊙ **友情提示**

本病属常见多发病，患者应尽早就医，以防延误诊治，加重病情。对一般处于痔疮初期和无症状静止期的患者，无须手术治疗。多用内治法，患者应多饮水，多吃新鲜蔬菜、水果，少吃精食以及辛辣刺激之品，保持大便通畅。养成晨起或早饭后排便的习惯，不要久忍大便，也不要久蹲厕所或大便时过于用力。避免久坐久站，多做下肢运动和提肛运动。

一百〇二、直肠脱垂

直肠脱垂是指直肠黏膜、肛管、直肠和部分乙状结肠向下移位，脱出于肛外的一种疾病。本病发病原因与人体气血虚弱，机体的新陈代谢功能减弱，自身免疫力降低，疲劳，酒色过度等因素有关。本病多见于老人、小孩久病体虚者和多产妇女,发病之初,患者可有肛门瘙痒、红肿、坠胀等表现,排便后脱出的黏膜尚能够自动收缩,但随着病情的加深,患者可能出现大便脓血、脱垂不收,此时则需要用手将直肠托回肛门,甚至严重的咳嗽、打喷嚏均可引起直肠再次脱出。

1. 独味泽兰叶治直肠脱垂[11]

制法:泽兰叶 30 克,将泽兰叶清水煎,趁热先熏后洗,日 1～2 次。本品有活血祛瘀,利水消肿之功。适用于小儿脱肛。

使用注意:无瘀血者慎用。

2. 独味土荆芥治直肠脱垂[4]

制法:鲜土荆芥 15 克,清水煎,日 1 剂,2 次分服。本品有祛风除湿,杀虫止痒之功。适用于脱肛。

使用注意:凡患神经衰弱、心脏病、肾病及孕妇等忌服。

3. 独味白背叶治直肠脱垂[4]

制法:白背叶根 30～60 克,猪大肠 100 克,共清水炖烂,喝汤吃肠,日 1 剂。本品有清热解毒,止血止痛之功。适用于脱肛。

4. 独味地龙治直肠脱垂[4]

制法:鲜地龙 20 条,红糖 20 克,将地龙洗净,加入红糖腌渍,取其液涂抹肛门脱出部位,日 3～4 次。本品有清热镇痉,舒筋活络之功。适用于脱肛。

5. 独味地耳草治直肠脱垂[4]

制法:鲜地耳草 250 克,白糖适量,清水煎去渣,入白糖,日 1 剂,3～4 次分服。本品有清热利湿,活血解毒之功。适用于脱肛属湿热下注证者。

6. 独味芫荽治直肠脱垂[4]

制法:芫荽子适量,米醋少许,将芫荽子研碎,加醋炒热,趁温熨患处。本品有发表透疹,祛风健胃之功。适用于脱肛。

7. 独味猕猴桃根治直肠脱垂[4]

制法:猕猴桃根 30 克,加猪大肠适量,炖烂,吃肠喝汤,日 1

剂。本品有清热解毒,活血消肿,祛风利湿之功。适用于脱肛。

8. 独味常春藤治直肠脱垂[4]

制法:常春藤 60～100 克,清水煎,先熏后洗患处,日 2 次。本品有祛风利湿,活血消肿之功。适用于脱肛。

9. 独味蓖麻子治直肠脱垂[4]

制法:蓖麻子仁 20 粒,猪大肠头 250 克,用砂锅装好,加清水炖 2 小时,去渣,分 4 次 2 日内服完。隔日再服 1～2 剂。本品有消肿拔毒,通经导滞之功。适用于脱肛。

10. 独味蝉蜕治直肠脱垂[4]

制法:蝉蜕适量,研细末,瓶装防潮,用时嘱患者侧卧,用 1 : 5 000 高锰酸钾溶液清洗脱出之黏膜处,再将药末撒于患处。嘱患者勿动,休息片刻,若 1 次不愈,可于次日再用,可连用 3～5 次。本品有疏风散热,透疹止痒,熄风止痒之功。适用于脱肛。

11. 独味算盘子根治直肠脱垂[4]

制法:算盘子根 20 克,猪大肠(下段)30 厘米,加清水炖烂,去药渣,加白糖适量调味,分 2 次服,日 1 剂。本品有清热利湿,活血解毒之功。适用于脱肛。

12. 独味田螺治直肠脱垂[11]

制法:大田螺数个,养清水中去泥,黄连 0.6～1 克研细末,揭开螺靥,掺入黄连末少许,取吐出的涎水,先以浓茶洗患处,拭干再以鸡毛蘸田螺涎水扫抹患处,或用之沾湿纱布贴敷患处,然后轻轻托上。本品有利大小便,清热利水之功。适用于脱肛。

13. 独味马鞭草治直肠脱垂[11]

制法:马鞭草 15 克,清水煎,日 1 剂,2 次分服。本品有活血散瘀,利水消肿,清热解毒之功。适用于脱肛。

使用注意:孕妇忌服。

14. 独味向日葵茎髓治直肠脱垂[11]

制法:向日葵茎髓适量,烧成灰加红糖搅匀,冲服,每日早、晚各服 1 酒盅,连服 2～3 日。本品有清热利尿,止咳平喘之功。适用于脱肛。

15. 独味王不留行治直肠脱垂[11]

制法：炒王不留行适量，研细末，早晚开水各送服 9 克。本品有清热解毒，消肿敛疮之功。适用于便秘脱肛、气虚脱肛。

使用注意：孕妇忌服。

16. 独味磁石治直肠脱垂[11]

制法：磁石 25 克，火煅醋淬 7 次，研细末，空腹米汤送服，每次 3 克。本品有潜阳纳气，镇惊安神之功。适用于脱肛。

17. 独味山稗子果治直肠脱垂[6]

制法：山稗子果 100 克，猪大肠适量，加清水炖服，日 1 剂，分次服食。本品有凉血止血之功。适用于脱肛。

18. 独味山捻子治直肠脱垂[6]

制法：山捻子 80～100 克，猪大肠适量，加清水煮，日 1 剂，分次服食。本品有养血止血，涩肠固精之功。适用于脱肛。

19. 独味木槿皮治直肠脱垂[6]

制法：土槿皮适量，清水煎汤，先熏后洗患处，后以白矾、五倍末敷之。本品有清热利湿，解毒止痒之功。适用于脱肛。

20. 独味白背叶根治直肠脱垂[6]

制法：白背叶干根 15～30 克，清水煎，日 1 剂，代茶频饮。本品有清热利湿，固脱消瘀之功。适用于脱肛。

21. 独味地菍根治直肠脱垂[6]

制法：地菍干根 15～25 克，鸡蛋 1 个，清水炖服。本品有活血止血，利湿解毒之功。适用于小儿脱肛。

22. 独味橡实治直肠脱垂[11]

制法：橡实适量，烧存性研细末，猪油调敷患处。本品有涩肠固脱之功。适用于下痢脱肛。

使用注意：痢疾初起，有湿热积滞者忌服。

23. 独味芒硝治直肠脱垂[11]

制法：芒硝 30～50 克，置于痰盂中，冲入热开水溶化，便后脱出不还纳,直接熏洗脱垂部位。先熏后坐浴,每次约 15 分钟。本品有软坚下结,泻火消痰之功。适用于脱肛。

24. 独味天南星治直肠脱垂[11]

制法:生天南星 30 克,烘干研细末,过筛,醋调成膏,敷于头顶百会穴,日换药 1 次,连用 10 余日。本品有燥湿化痰,祛风定惊,消肿散结之功。适用于脱肛。

25. 独味皂荚治直肠脱垂[11]

制法:皂荚 5 个,捶碎加水揉汁浸患处,自收上,收后以热水烫腰肚上下,令大皂角气行。另外还须用大皂荚去皮,酥炙为末,加大枣肉和成丸子,米汤送服 30 丸。本品有祛风痰,除湿毒,杀虫之功。适用于脱肛。

使用注意:孕妇忌服。

26. 独味黄芪治直肠脱垂[11]

制法:黄芪 100 克,猪直肠 33 厘米,清水同煎熟烂,日 1 剂,2 次分服。本品有补气升阳,托疮生肌,利水消肿之功。适用于脱肛。

使用注意:本品升阳助火,内有实热、肝阳上亢、气火上冲、湿热气滞、阳证疮疡及疮疡初起、或表实邪盛者均当忌用。

27. 独味砂仁治直肠脱垂[11]

制法:砂仁 30 克,去皮研细末,每用 3 克,以猪腰 1 只剖开,入砂仁末,用棉线捆住,用淘米水煮熟烂服食,连用 3～5 次即愈。本品有行气化湿,温脾止呕之功。适用于小儿脱肛。

使用注意:阴虚有热者忌服。

28. 独味芭蕉根治直肠脱垂[11]

制法:芭蕉根 50～150 克,切碎与猪瘦肉 200 克炖食,日 1 剂,分次服食。本品有清热解毒,止渴利尿之功。适用于脱肛。

使用注意:胃弱脾虚、肿毒系阴分者禁用。

29. 独味胡椒治直肠脱垂[11]

制法:胡椒 70 粒,放入 1 节猪直肠内两头扎紧,炖烂服食,连用 7 日。本品有温中下气,消瘀解毒之功。适用于脱肛。

使用注意:阴虚有热、湿热实火均忌用,孕妇慎用。服药期间忌生冷。

30. 独味商陆治直肠脱垂[11]

制法:商陆 50 克,与猪肉 200 克煮食,日 1 剂。本品有行水通便,解毒消肿之功。适用于脱肛。

使用注意:阳虚水肿、孕妇以及无实邪者禁用。

⊙**友情提示**

本病起病缓慢,无明显全身症状,早期便后有黏膜从肛门脱出,便后能自行还纳,以后渐渐不能自然回复,须手托或平卧方能复位。日久失治,致使直肠各层组织向下移位,直肠或部分乙状结肠脱出,甚至咳嗽、蹲下或行走时也可脱出。患者应及时治疗,以防止发展至严重程度,便后应及时还纳复位,以防嵌顿,并配合熏洗坐浴治疗,同时根据医生采用的疗法,进行相应的护理和指导,平时练习肛门内吸上提运动,每日 2 次,每次连续放松,紧缩肛门20～30 次,有增强肛门括约肌功能的作用。

一百〇三、尿 潴 留

尿潴留是指尿液留滞在膀胱内而完全不能排出。临床可分为急性和慢性两种,急性尿潴留发病突然,膀胱内充满尿液不能排出,胀痛难忍,辗转不安,有时从尿道溢出部分尿液,但不能减轻下腹疼痛。慢性尿潴留多表现为排尿不畅、尿频,常有排尿不尽感,有时出现尿失禁现象,少数患者虽无明显慢性梗阻症状,但往往已有上尿路扩张肾积水,甚至出尿毒症症状。本病中医学称"癃闭"。病情轻者点滴而下称"癃",重者点滴皆无称"闭"。

1. 独味黄瓜秧治尿潴留[19]

制法:黄瓜秧 1 把,清水煎汤,日 1～2 剂,代茶频饮。本品有利水解毒,祛痰镇痉之功。适用于孕妇尿潴留。

2. 独味地肤草治尿潴留[11]

制法:地肤草适量。清水煎浓汁饮服,适用于小儿溺短而作痛,或以鲜地肤草捣汁2~3酒杯,开水冲服。本品有清热解毒,利尿通淋之功。适用于小便不利。

3. 独味冬葵子治尿潴留[11]

制法:冬葵子120克,猪脂30克加清水2碗,共煎至1碗内服,日1剂。本品有利尿通淋,通乳下脂之功。适用于小便不通。

使用注意:本品有耗气伤阳、破血损阴之弊,脾虚肠滑以及孕妇忌用。

4. 独味猪脂治尿潴留[11]

制法:猪脂500克,加清水2000毫升,煎3沸口服,日3次分服。本品有补虚润燥,解毒之功。适用于小便不通。

使用注意:不可合梅子食之。

5. 独味过路黄治尿潴留[11]

制法:过路黄100克,洗净切成短节,清水煎,日1剂,代茶频饮。本品有清热解毒,利尿排石之功。适用于小便不通。

6. 独味知母治尿潴留[11]

制法:知母30克,清水煎,餐前服,日1剂。本品有清热泻火,生津润燥之功。适用于癃闭。

使用注意:脾胃虚寒、大便溏泻、肾气亏损者忌用。

7. 独味龙葵治尿潴留[11]

制法:龙葵15克,清水煎,日1剂,代茶频饮。本品有清热解毒,散瘀消肿之功。适用于小便不利。

8. 独味陈大麦秸治尿潴留[11]

制法:陈大麦秸适量,清水煎浓汁,代茶频饮。本品有消肿利湿,理气之功。适用于小便不通。

9. 独味乌桕木根治尿潴留[11]

制法:乌桕木根适量,清水煎,日1剂,代茶频饮。本品有泻下逐水,利尿消肿之功。适用于小便不通。

使用注意:溃疡病患者及孕妇忌服。

10. 独味满天星治尿潴留[11]

制法:满天星叶适量,开水冲泡,代茶频饮。本品有清热明目,退翳消肿之功。适用于小便不通。

11. 独味菠菜籽治尿潴留[11]

制法:菠菜籽 15 克,清水煎,日 1 剂,代茶频饮。本品有开通关窍,利肠胃之功。适用于小便不通。

12. 独味木鳖子治尿潴留[11]

制法:木鳖子适量,去毛文火煨至鼓起研末,每服 0.6 克,日早、晚各 1 次。本品有消肿散结,祛毒之功。适用于癃闭。

使用注意:孕妇及体虚者忌服。

13. 独味血余炭治尿潴留[11]

制法:血余炭 10 克,清水洗净晒干,用新砂锅炒炭(存性),侯凉研细末,白开水冲服。本品有止血消瘀,利尿之功。适用于小便不通。

14. 独味紫苏子治尿潴留[11]

制法:紫苏子 60 克,捶溶、开水冲服。本品有下气消痰,润肺宽肠之功。适用于小便不通、少腹胀痛。

使用注意:气虚便溏者忌用。

15. 独味芥菜籽治尿潴留[11]

制法:芥菜籽 12 克,研为细末,调米汤送服,日 1 剂。本品有温中散寒,利气豁痰,消肿毒之功。适用于小便不通。

使用注意:肺虚咳嗽及阴虚火旺者忌服。

16. 独味瓜蒌治尿潴留[11]

制法:瓜蒌适量,焙干研细末,热酒送服,每次 10 克,日 3 次,服至病愈。本品有清热化痰,开胸散结之功。适用于小便不通、腹胀。

使用注意:本品凉胃而滑肠,寒饮、脾虚便溏者忌服。

17. 独味水蛭治尿潴留[11]

制法：水蛭 9 个，新瓦上焙黄，研细末，黄酒送服。本品有破血逐瘀，散癥通经之功。适用于实证小便不通。

使用注意：体弱血虚、无瘀血蓄积者及孕妇忌用。

18. 独味贝子治尿潴留[11]

制法：贝子 1 对(1 个生用、1 个烧过)，研细末，温黄酒送服。本品有清热利尿之功。适用于小便不通。

19. 独味白菊花根治尿潴留[11]

制法：白菊花根适量，打烂白酒冲，去渣温服，日 2 次。本品有清热利水之功。适用于癃闭。

使用注意：气虚胃寒、食少泄泻者宜少用。

20. 独味蛇蜕治尿潴留[11]

制法：蛇蜕 1 条，烧(存性)，研细末，温黄酒送服。本品有祛风定惊，消肿杀虫之功。适用于小便不通。

使用注意：孕妇忌服。

21. 独味青蒿治尿潴留[11]

制法：鲜青蒿 300 克，搅碎(注意勿让汁水流掉)，敷于脐部，外面覆盖 250 厘米×30 厘米塑料薄膜及棉垫各一块，胶布固定(患者有下腹部清凉舒适之感，排尿后即可去药)。本品有清热解暑，凉血退虚热之功。适用于典型急性尿潴留。

22. 独味白矾治尿潴留[11]

制法：生白矾(如小豆粒大)1 块，研极细末，放肚脐内，滴温水少许，使白矾溶化。本品有消痰燥湿，止泻止血之功。适用于小便不通、少腹胀急。

23. 独味黄芪治尿潴留[11]

制法：生黄芪 60 克，与大鲤鱼 1 条，煮汤食鱼喝汤，日 1 剂。本品有补气固表，利尿排毒之功。适用于气虚癃闭。

使用注意：实证及阴虚阳盛者忌服。

24. 独味白芥子治尿潴留[11]

制法：白芥子 5 克，泡于 30℃ 温水中搅成泥状，敷少腹膀胱胀满部位 10～15 分钟。本品有利气豁痰，温中散寒之功。适用于尿潴留。

25. 独味萱草根治尿潴留[11]

制法：萱草根 12 克，清水煎，日 1 剂，代茶频饮。本品有利水凉血之功。适用于小便不利。

使用注意：过量使用有可能损害视力。

26. 独味商陆治尿潴留[1]

制法：取商陆 1～2 千克，用粉碎机粉碎，用 80～100 目筛过滤，其末备用。另取鲜姜 2 小片捣烂如泥，取 1～1.5 克商陆末和鲜姜泥加适量水调成糊状，敷于满脐部，外用敷料胶布固定。每天更换 1～2 次，7 天为 1 疗程，使用时脐部无须进行消毒处理，一般 1 疗程见效，明显者 3 天见效。本品有通二便，泄水散结之功。适用于小便不利、腹水。

使用注意：脾虚水肿者及孕妇忌用。

⊙友情提示

本病为临床危急重症之一，因此发生急性尿潴留后的紧急处理非常重要，一般有如下几种方法。热敷法、按摩法、敷脐疗法，药物内服疗法，针灸疗法，导尿引流法，导尿引流法是最常用的方法，情况严重者应立即送往医院救治。老年人前列腺增生导致的尿潴留，在治疗上可与"前列腺增生病"互相参照，预防方面，平时应注意锻炼身体。增强抵抗力，保持心情舒畅，切忌忧思恼怒，消除各种外邪入侵及湿热内生的有关因素，如忍尿、过劳等，积极治疗淋症和水肿等原发病。

一百〇四、疝　气

疝气俗称"小肠气"，一般泛指腔体内容物向外突出的病症，常见有腹股沟疝，股疝和小儿脐疝等。本病多见于儿童和老年人，右侧多于左侧，男性多于女性。其发病有先天性和后天性之分，而腹壁强度降低和腹内压力增高是发病的主要原因。临床表现为腹股沟区出现一可复性肿块，开始较小，仅站立劳动、行走、跑步、剧咳或婴儿啼哭时出现，平卧或用手压时肿块可自行回纳，消失不见，一般无特殊不适，仅偶尔伴局部胀痛和牵涉病。

1. 独味向日葵盘治疝气[4]

制法：向日葵盘 1 个，切碎清水煎，取汁，趁热先熏后洗患处，日 1～2 次。本品有补肝肾，降血压之功。适用于疝气(气虚下陷证)。

2. 独味芡实治疝气[4]

制法：芡实根适量，切片煮熟，蘸调料醋食之。本品有固肾涩精，补脾止泄之功。适用于腹股沟斜疝。

3. 独味梧桐子治疝气[4]

制法：梧桐子适量，炒香剥壳食之。本品有顺气，消食和胃，润肺之功。适用于疝气。

4. 独味蝼蛄治疝气[4]

制法：蝼蛄 5 只，鸡蛋 5 个，每日取鲜鸡蛋 1 个，在蛋的一头戳一小孔，塞进 1 只活蝼蛄，封闭蒸煮待蛋熟时去壳一次食完，连服 5 日。本品有利尿消肿之功。适用于小儿疝气。

5. 独味黑豆治疝气[13]

制法：黑豆约 5～6 大碗，将黑豆分为 2 等份，用清水洗净，其中 1 份趁湿置于锅中，小火翻炒，时时洒以清水，片刻后，锅中即蒸汽飞腾。立刻将炒好的黑豆趁热包扎于黑色布袋中，马上给患者使用，包扎不可太紧，能使黑豆在包中有转动余地，治疗时以日落时候较适宜，患者卧于床上(室不可通风)，脱去下衣覆大被，将热

豆布袋置于生殖器官周围,慢慢移动而熨烫之,如温度降低,应马上再换新炒热之黑豆袋,继续加烫,如此反复约 10 数次,待患者全身出汗,疝疾可好。本品有利水消肿,清热解毒,调中强身之功。适用于疝气胀痛。

6. 独味胡椒治疝气[13]

制法:胡椒 10 余粒,研细掺膏药上,烘热,贴阴囊上,痛即止,偏缩者贴小半边。本品有温中下气,消痰解毒之功。适用于寒疝痛连小腹及睾丸偏缩者。

7. 独味荔枝核治疝气[13]

制法:荔枝核 15 克,将荔枝核焙干为末,空腹白糖调服。本品有温中理气,止痛之功。适用于疝气疼痛。

使用注意:无寒湿滞气者勿服。

8. 独味樱桃核治疝气[13]

制法:樱桃核(陈醋炒)60 克,将樱桃核研为细末,每服 15 克,开水送下。本品有透疹解毒之功。适用于疝气。

9. 独味龙眼核治疝气[13]

制法:生龙眼核 50 克,将龙眼核洗净,瓦上焙干为末,每日 9 克,3 次分服,用黄酒送服。本品有止血定痛,理气化湿之功。适用于疝气疼痛。

10. 独味小茴香治疝气[13]

制法:小茴香 15 克,瘦猪肉 200 克,将肉剁如泥,小茴香研为细末,撒在肉上,抓匀制成肉丸子,加清水煮熟,黄酒送服。本品有温肾散寒,和胃理气之功。适用于小儿疝气致阴囊肿大。

11. 独味茄蒂治疝气[13]

制法:茄蒂适量,将茄蒂煎成浓汁,2 岁每次用茄蒂 4 个,3 岁用 5 个,8 岁用 7 个,服后再饮白糖水 1~2 杯,见效后继续服用 2 次可致痊愈。本品有理气止痛之功。适用于小儿疝气。

12. 独味橘核治疝气[14]

制法:橘核适量,研细末,每次服 6 克,日 2 次,盐汤送服。本品有疏肝理气,散结止痛之功。适用于疝气致痛、睾丸坠胀痛。

使用注意:气虚、无滞者忌用。

13. 独味枳壳治疝气[14]

制法:枳壳 60 克,清水煎汁去渣,然后将鸡蛋 2 个放入其药汁内煮,至蛋熟后将蛋壳敲碎,再入药汁内煎片刻,将药汁与蛋 1 次顿服,日 1 剂,一般 5 剂可愈。本品有行气宽中,除胀之功。适用于腹股沟斜疝。

使用注意:脾胃虚弱及孕妇慎用。

14. 独味地肤子治疝气[14]

制法:地肤子适量,炒香研末,每服 3 克,日服 3 次,黄酒送服。本品有清热利湿之功。适用于湿热下注之疝气。

使用注意:脾胃虚寒、肾阳虚衰等症不宜单味药大量服用。

15. 独味刀豆治疝气[14]

制法:刀豆适量,炒焦捣碎,研为细末,每次服 5 克,日服 2 次,温开水送服。本品有温中下气,益肾补元,止痛之功。适用于寒疝、小腹胀痛、牵引睾丸、喜暖喜按。

使用注意:胃热盛者慎用。

16. 独味黄芪治疝气[14]

制法:黄芪 15~60 克。清水煎,日 1 剂,代茶频饮。本品有补中益气,升提举陷之功。适用于中气下陷之疝气。

使用注意:外感风热、表实邪盛者忌服。

17. 独味丝瓜瓤治疝气[3]

制法:丝瓜瓤(即丝瓜老熟后去皮所留之网状纤维)15~30克,黄酒 90~180 克,先将丝瓜瓤放锅内置火上焙枯干,研为细末,再用活水(即河水)150~180 克,对入黄酒煎开,将丝瓜瓤末 1 次冲服,然后盖被子发汗。同时配合外治法:黄芥子 6~15 克同,研为细末,用新冷水调成糊状,涂于小口径的茶杯里面,将茶杯扣在大腿根内边 2~3 小时即可,左病扣右,右病扣左。本品有清热利湿,散瘀消肿之功。适用于疝气胀痛、睾丸肿大、牵痛难忍。

18. 独味野荞麦治疝气[6]

制法：野荞麦 60 克，切片清水煎，再兑入甜酒煎，日 1 剂，2 次分服。本品有开胃宽肠，下气消积之功。适用于疝气。

使用注意：脾胃虚寒者禁用。

19. 独味马骝卵治疝气[6]

制法：马骝卵 60 克，清水加糖适量，浓煎冲酒服，日 1 剂。本品有清热利湿，止血之功。适用于疝气。

20. 独味天冬治疝气[6]

制法：鲜天冬（去皮）15～30 克，清水煎，点酒为引内服，日 1 剂。本品有滋阴润燥，清肺降火之功。适用于疝气。

使用注意：虚寒泄泻及外感风寒致嗽者皆忌服。

21. 独味壁虎治疝气[19]

制法：壁虎 1 只，生鸡蛋 1 个，将壁虎装入鸡蛋内，以泥封固，烧干，研末，顿服，日 1 剂。本品有祛风镇惊，解毒散结，行血活络之功。适用于疝气。

22. 独味石菖蒲治疝气[11]

制法：鲜石菖蒲 30 克（干品 15 克），炒微黑，开水 1 碗，红糖少许，共煎服，日 1 剂。本品有理气活血，散风祛湿之功。适用于疝气寒疝。

23. 独味葫芦巴治疝气[11]

制法：葫芦巴 15 克，清水煎，或酒炒，或醋炒葫芦巴研末，日 6～9 克，开水黄酒送服。本品有补肾阳，祛寒湿之功。适用于寒疝。

使用注意：阴虚火旺者忌服。

24. 独味天仙藤治疝气[11]

制法：天仙藤 30 克，清水黄酒各半煎服，日 1 剂，3 次分服。本品有行气化湿，活血止痛之功。适用于疝气。

使用注意：体虚者慎服。

25. 独味马蔺子治疝气[11]

制法：马蔺子 3～6 克，清水煎，日 1 剂，代茶频饮。本品有清热利湿,止血解毒之功。适用于小儿疝气。

使用注意:燥热者禁用。

26. 独味紫荆皮治疝气[11]

制法:紫荆皮12克,加红糖炖热服,日1剂。本品有活血通经,消肿解毒之功。适用于疝气。

使用注意:孕妇忌服。

27. 独味沙参治疝气[11]

制法:沙参适量,研细末,每次6～12克,黄酒送服,日2次。本品有润肺止咳,养胃生津之功。适用于突然发疝、小腹及阴中绞痛、自汗出。

使用注意:风寒作嗽及肺胃虚寒者忌服。

28. 独味艾绒治疝气[11]

制法:艾绒适量,置适量食醋内浸泡,令患者仰卧硬板床上,充分暴露脐部,将突出的脐疝手法复位后,把经食醋浸泡的艾绒置于脐孔内,以填满为度,将硬纸垫压盖在脐孔上,再用胶布加以固定,20日为1个疗程。本品有理气血,逐寒湿,温经止血之功。适用于脐疝。

使用注意:脐部周围保持干燥,以防胶布脱落,皮肤过敏、阴虚血热者禁用。治疗期间避免重体力劳动,注意营养,不宜过饱。

29. 独味母丁香治疝气[11]

制法:母丁香适量,研极细末,过100目筛装瓶,瓶口密封备用,用时取药末填满脐窝,用敷料覆盖。外加胶布固定,2日1次,4～6次可见效。本品有温中散寒之功。适用于小儿疝气。

使用注意:用药时嘱患儿注意卧床休息。

30. 独味川楝子治疝气[11]

制法:川楝子适量,与鸡蛋1个(川楝子用量1岁1个,2岁2个,3岁3个。以此类推),煮熟后去蛋壳,继续煮至蛋内有黑纹理为止,吃蛋喝汤,每日1次,连服7天为1个疗程。本品有除湿热,清肝火,止痛杀虫之功。适用于疝气痛。

使用注意：脾胃虚寒者忌服。

⊙**友情提示**

　　本病如不及时处理，疝块可逐渐增大，终将加重腹壁损坏而影响劳动力，斜疝常可发生嵌顿或绞窄而威胁患者的生命。所以除半岁以下婴幼儿可暂不手术以及老年体弱或伴有其他严重疾病而禁忌手术者外，一般均应尽早施行手术治疗。在预防上，患者应积极防治慢性咳嗽，保持大便通畅，多食新鲜蔬菜、水果。加强身体锻炼，特别是腹部肌肉的锻炼。施行非手术外治者，宜防止腹外疝的内容物脱出，一旦脱出应及时复位。

一百○五、颈 椎 病

　　颈椎病是一种退行性颈椎关节病，由颈椎间盘发生退行性变和椎骨增生，使颈神经根或脊髓受刺激和压迫所致。本病好发于40 岁以上的成年人，颈椎病虽临床表现不同，但主要症状为颈项、肩臂痛。早期肌力无改变，晚期肩、臂肌肉可有轻度萎缩。颈椎 X 线平片上可见椎间隙变窄，椎体前后缘或椎间孔处有骨赘形成。中医认为其主要病机是络脉瘀滞、风寒湿邪入侵所致。

　　1. 独味马钱子治颈椎病[16]

　　制法：采用 lF－2 型多功能药物导入电疗仪，把电极衬垫浸入 5％马钱子液至饱和状态，然后放置于治疗部位上。每日 1 次，7 次为 1 个疗程。本品有散血热，消肿止痛之功。适用于颈椎病。

　　2. 独味薏苡仁治颈椎病[16]

　　制法：薏苡仁 15～50 克，清水煮粥服食，1 次顿服，日 1 剂。本品有健脾补肺，清热利湿之功。适用于颈椎病。

　　使用注意：脾约便难者及孕妇慎服。

　　3. 独味威灵仙治颈椎病[4]

　　制法：威灵仙 500 克，米醋适量，威灵仙烘干研细末，用双层纱布缝成小布袋，装入威灵仙粉末，缝好，然后将药包浸泡于醋中（以浸没药包为度），24小时后取出，拧半干，蒸（或烘）热，嘱患者仰卧床上，将药包枕于颈部（药枕旁安放热水袋或装有热水的玻璃瓶，以维持温度），每次1～2小时，日1次（每次使用时须喷洒泡过威灵仙的醋药液，使之保持一定的湿度），连用1个月。若需持续治疗，1个月后再换一料药。本品有祛风除湿，通络止痛之功。适用于颈椎骨质增生。

4. 独味醋治颈椎病[18]

制法：米醋适量，用纱布4～5层，叠成方形即可，大小根据病变范围而定。纱布湿透米醋后，轻拧一下，以不流水为度，敷于患处，然后用红外线灯照射30～40分钟。如纱布在治疗中干了，可再蘸1次米醋，日1次，15次为1疗程。中间休息3～5天，再进行第二疗程，一般第一疗程后即开始显效，2～3个疗程症状消失。本品有散瘀止血，解毒杀虫，消积之功。适用于颈椎病。

5. 独味生附子治颈椎病[11]

制法：生附子30克，去皮尖研末，将乌雌鸡1只宰杀，去毛及内脏洗净，把附子末撒鸡上，用火炙黄焦，捣为散，空腹以黄酒送服，每次5～10克（用量可逐渐增加），日2～3次。本品有回阳补火，散寒除湿之功。适用于颈椎病寒湿痹阻致病。

使用注意：阴虚阳盛、真热假寒者及孕妇均禁服。

6. 独味老桑枝治颈椎病[11]

制法：老桑树60克，与母鸡1只（约1 000克去毛及内脏，切成小块），同放锅内加水煲汤加食盐调服。本品有祛风湿，利关节，行水气之功。适用于神经根型颈椎病、颈椎转动不利、时有疼痛、上肢麻木、头晕者。

⊙**友情提示**

颈椎病目前治疗方法主要有推拿手法，牵引、药物、理疗、针灸、功能锻炼和手术等，临床应根据其不同的类型，分别采取相应且有效的综合措施进行治疗。长时间伏案工作,看电视或打麻将时要保持正确的坐姿,1小时左右要休息一下,注意经常调整身体的姿势,适当进行一些颈椎的活动,不要躺在床上看书或看电视,不能长时间不动低头工作或搓麻将。急性发作期应注意休息,以静为主,以动为辅。慢性期则以功能活动锻炼为主,做颈项前屈后伸,左右侧屈,旋转等活动。以促进血液循环,防止肌肉痉挛、萎缩的发生。

一百〇六、肩关节周围炎

肩关节周围炎简称肩周炎,又称"冻结肩""五十肩""漏肩风""老年肩"等,是指肩关节疼痛及活动强直的一个临床综合征,多发生在50岁左右,女性多于男性,病因不明,可能与老年组织退变有关,病理变化主要是关节囊的慢性炎症,使关节囊的皱襞相互粘连,并与肱骨头粘着,中医学认为本病的发生是由于年老肝肾亏损、气血虚弱、血不荣筋,或外伤后遗,痰浊瘀阻,复感风寒湿邪,使气血凝滞不畅,筋脉为之拘挛而致。

1. 独味威灵仙治肩关节周围炎[18]

制法:威灵仙60克,捣成糊状,敷贴肩部压痛点,日换药1次。本品有祛风利湿,通络止痛之功。适用于肩关节周围炎。

2. 独味艾条治肩关节周围炎[18]

制法:取肩部压痛点及肩髃、肩井、肩贞、肩髎、臂臑、曲池穴,每次取2~4个穴位,点燃艾条,靠近穴位(距离约3厘米)熏灸,也可在穴位上往返移动施灸,每次每穴灸10~20分钟,每日1次或隔日1次,10次为1疗程,停5日后再继续下一疗程。本品有理气血,逐寒湿,温经止血之功。适用于肩关节周围炎。

3. 独味口以陞呆治肩关节周围炎[3]

制法:将曼陀罗果晒干研末,撒在普通膏药上贴患处。每贴1次保持3日,2次为1个疗程,每疗程间隔3日。本品有祛风止痛之功。适用于肩关节周围炎。

4. 独味老鼠瓜治肩关节周围炎[1]

制法：老鼠瓜鲜品,取鲜果 1 枚,鲜叶及根皮适量捣成糊状,若为干品则加酒适量共捣,用纱布包后敷于患处 15～30 分钟,至肩部灼热疼痛,难以忍受时取下,5 日为 1 个疗程,隔 3 日再行下 1 个疗程。本品有祛风散寒,除湿之功。适用于肩关节周围炎。

5. 独味雪莲花治肩关节周围炎[1]

制法：雪莲花 25 克,加白酒或黄酒 100 毫升,浸泡 7 天以上,每日 10 毫升,日 2 次。本品有除寒壮阳,调经止血之功。适用于肩关节周围炎。

6. 独味穿山甲治肩关节周围炎[11]

制法：穿山甲适量,焙焦研细末,温开水冲服,日 2 次,每次 1～2 克(一般连用 10 日痛减,2 个月痊愈)。本品有消肿溃痈,搜风活络之功。适用于肩关节周围炎。

7. 独味山茱萸治肩关节周围炎[11]

制法：山茱萸 35 克,清水煎,日 1 剂,病情好转后可减量至 10～15 克,代茶频饮。本品有补肝肾,涩精气,固虚脱之功。适用于肩关节周围炎。

使用注意：凡命门火炽、强阳不痿、素有湿热、小便淋涩者忌服。

8. 独味片姜黄治肩关节周围炎[11]

制法：片姜黄 6～10 克,研粗末,清水煎,日 1 剂,代茶频饮。本品有破血行气,通经止痛之功。适用于肩关节周围炎。

使用注意：血虚而无气滞血瘀者忌服。

⊙**友情提示**

肩关节周围炎患者应树立信心,配合治疗,加强自主功能锻炼,增强自我保健预防意识,中老年人平时要注意肩部保暖(勿受风寒湿邪),并经常进行肩部的自我锻炼活动。急性期肩疼痛剧烈,肩关节活动受限尚不明显,应减轻持重,减少肩关节活动。慢性期肩关节广泛粘连,活动功能严重受限,肩部肌肉萎缩,更要加强功能锻炼,以增进疗效。此外可结合推拿手法,针灸理疗,练功活动等中西医结合治疗。

一百〇七、疼 痛

疼痛症临床根据疼痛起病的缓急可分为急性疼痛和慢性疼痛;按疼痛深浅可分为浅表痛和深部痛,按疼痛的解剖部位可分为头痛、颈肩痛、胸痛、腰腿疼痛、关节痛等。临床主要表现为患者主观感受的各种疼痛,疼痛性质可分为刺痛、灼痛、跳痛、钝痛或绞痛等。有时疼痛的部位和程度难以确定,且不同个体,甚至同一个体在不同时期对疼痛的反应亦不一样。若疼痛持续不减,就会影响精神,饮食,睡眠等。疼痛剧烈会造成人体极大的痛苦,甚至危及患者生命,中医认为疼痛多因气机不利,经络阻塞,不通则痛。

1. 独味桑枝治疼痛[11]

制法:桑枝 60 克,切碎,加清水 3 碗共煎至 2 碗,分 2 次温服。本品有祛风湿,利关节行水气之功。适用于臂痛。

2. 独味鼠曲草治疼痛[11]

制法:鼠曲草 50~100 克,清水煎,日 1 剂,代茶频饮。本品有化痰止咳,祛风寒之功。适用于筋骨痛、脚膝肿痛、跌打损伤。

3. 独味马甲子根治疼痛[11]

制法:马甲子根 30 克,清水煎服,日 1 剂,代茶频饮。本品有祛风湿,散瘀血,解毒之功。适用于筋骨痛、周身疼痛。

4. 独味片姜黄治疼痛[11]

制法:片姜黄 10 克,研粗末,清水煎,日 1 剂,代茶频饮。本品有破血行气,通经止痛之功。适用于肩、臂痛。

5. 独味松萝全草治疼痛[11]

制法:松萝全草 30 克,清水煎,日 1 剂,代茶频饮。本品有清肝,化痰,止血,解毒之功。适用于骨痛,风湿麻木。

6. 独味香薷治疼痛[11]

制法:香薷全草 6~9 克,清水煎,日 1 剂,代茶频饮。本品有发汗解暑,行水散湿之功。适用于头痛,骨节痛。

使用注意:表虚者忌服。

7. 独味九龙盘治疼痛

制法:九龙盘 9~15 克,清水煎,日 1 剂,代茶频饮。本品有活血通络,泄热利尿之功。适用于筋骨痛。

8. 独味华山矾治疼痛[11]

制法:华山矾根 60~120 克,清水煎,日 1 剂,3 次分服。本品有清热利湿,止血生肌之功。适用于筋骨痛。

9. 独味鸡屎藤治疼痛[11]

制法:鸡屎藤根或藤 50~100 克,酒水各半煎服,日 1 剂,3 次分服。本品有祛风活血,止痛解毒,除湿消肿之功。适用于关节风湿痛。

10. 独味鳖胆治疼痛[11]

制法:鳖胆汁适量,将活鳖投入沸水中煮 5~10 分钟后,取出胆汁(鳖在 500 克以下,胆汁为 1 次量;500 克以上为 2 次量),空腹服,日 1 次。本品有益气补虚,滋阴养血之功。适用于癌症疼痛。

11. 独味蟾蜍皮治疼痛[11]

制法:蟾蜍皮 1 张,将蟾蜍处死后剥皮,立即贴敷患处,保留2~3 日。本品有破癥结,行水湿,化毒定痛之功。适用于骨癌疼痛。

12. 独味马尾松治疼痛[11]

制法:马尾松叶 2 000~2 500 克,捣烂加酒,桐油炒热敷患处。本品有祛风活血,明目安神,解毒止痒之功。适用于关节痛。

13. 独味花椒治疼痛[11]

制法:花椒 15 克,加食盐 10 克共研末,醋调敷患处。本品有温中散寒,除湿止痛之功。适用于手掌痛。

14. 独味宝盖草治疼痛[11]

制法:宝盖草适量,捣烂、敷患处。本品有祛风通络,消肿止痛之功。适用于筋骨疼痛。

15. 独味无花果治疼痛[11]

制法:无花果或根适量,炖猪瘦肉,或煮鸡蛋,喝汤食肉或蛋。本品有健胃清肠,消肿解毒之功。适用于筋骨痛。

16. 独味赤楠根治疼痛[11]

制法:赤楠根 15～30 克,猪脚 1 只,清水煎,兑酒服食猪脚。本品有健脾利湿,平喘散瘀之功。适用于筋骨痛。

17. 独味委陵菜治疼痛[11]

制法:委陵菜 12～30 克,煮猪蹄(250 克左右),食猪蹄喝汤,日 1 剂。本品有祛风湿,解毒之功。适用于风湿性脚筋骨疼痛。

18. 独味毛大丁草治疼痛[4]

制法:毛大丁草 25～30 克,清水煎,或酒水各半炖服,日 1 剂。本品有清热解毒,宣肺止咳,行气活血之功。适用于气滞胃脘疼痛。

19. 独味瓦韦治疼痛[11]

制法:瓦韦 9～15 克,15～25 克,清水煎,日 1 剂,代茶频饮。本品有清热解毒,利尿消肿,止血止咳之功。适用于筋骨疼痛。

20. 独味阴行草治疼痛[11]

制法:阴行草 5～10 克,清水煎,日 1 剂,代茶频饮。本品有清热利湿,凉血止血,祛瘀止痛之功。适用于小便淋浊、尿痛。

21. 独味仙茅治疼痛[4]

制法:仙茅 10 克,鸡蛋 2 只,清水共煎,日 1 剂,食蛋喝汤,2 次分服。本品有补肾阳,强筋骨,祛寒湿之功。适用于风冷牙痛。

22. 独味扶芳藤治疼痛[4]

制法:扶芳藤 60 克,泡酒 500 毫升,浸泡 20～30 日可服,每次服 15～30 毫升,日 2 次。本品有益气血,补肝肾,舒筋活络,止血镇痛之功。适用于跌打损伤、风湿疼痛。

使用注意:孕妇忌服。

23. 独味杜仲治疼痛[4]

制法:杜仲 15 克,猪腰 1 对,共煲,日 1 剂,2 次分服。本品有补肝肾,强筋骨之功。适用于腰痛。

使用注意:阴虚火旺者慎服。

24. 独味菟丝子治疼痛[4]

制法:鲜菟丝子藤 15 克,清水煎,加红糖黄酒各适量,日 1 剂,2 次分服。本品有补肝肾,益精髓之功。适用于阳痿、遗精、腰膝酸痛。

25. 独味香附治疼痛[4]

制法:生香附末 4 克,冷开水冲服,日 3 次,服后当天痛减,1 周后腰痛除。本品有理气解郁,止痛调经之功。适用于腰痛。

使用注意:凡气虚无滞、阴虚血热者忌服。

⊙友情提示

疼痛的原因比较复杂,最好是查清病因,对因治疗。各种疼痛(尤其是慢性疼痛)给患者以及社会造成多方面的危害。目前对于疼痛的治疗不仅是医疗需要解决的问题,且已经成为社会的共同问题,引起国内外的普遍关注和重视。对待疼痛应该根据的不同病因、性质和程度,应用药物、针灸、推拿、理疗、神经阻滞、心理疗法和手术等综合措施积极进行治疗,对于原因不明的或严重的疼痛,必须到医院仔细地检查,查明原因,明确诊断,及时治疗。

一百〇八、骨 关 节 炎

骨关节炎是一种常见的慢性关节疾病。又称骨性关节炎,骨关节痛,增生性关节炎,退行性关节炎,老年性关节炎,肥大性关节炎,软骨软化性关节病。临床上本病无全身症状,起病缓慢,最早而突出的症状是受累关节酸痛。开始多发于晨起或久坐后立起时,活动后缓解,活动过多又再疼痛,多为钝痛,病情严重时休息也感疼痛,甚至影响睡眠。寒冷和潮湿可使疼痛加重。受累关节的僵硬感与关节酸痛相似,常发生于晨起或休息后开始活动时,持续半至一个小时,稍加活动后僵硬感即消失或减轻,关节僵硬感也常随气候寒冷而加重,晚期由于关节变形,加上骨赘形成,可致关节活动受限,本病属中医学"骨痹"范畴。

1. 独味丁香油治骨关节炎[1]

制法:丁香油适量,用洁净棉花蘸丁香油涂擦关节肌肉疼痛处,日数次。本品有散寒除邪、暖胃温肾之功。适用于关节冷痛。

2. 独味当归治骨关节炎[3]

制法:全当归 100 克,米酒 1 000 毫升,将当归洗净切片,浸入米酒中,密封 7 日后即可饮服,每服 15~20 毫升,每日 2 次,饮完后可再加米酒 500 毫升,15 日后饮服。本品有补血活血,通络止痛之功。适用于关节炎、寒痹。

使用注意:本品补血且润,能助湿滑肠,凡湿盛中满、大便滑泄者均当慎服。

3. 独味羊胫骨治关节炎[1]

制法:羊胫骨 1 根,黄酒适量,将羊胫骨用烤至焦黄色,捣碎研末,每饭后以温黄酒送服 5 克,日 2 次。本品有益肝肾,强筋骨之功。适用于关节炎、筋骨痛。

4. 独味陈醋治关节炎[3]

制法:陈醋 300 毫升,新砖数块,砖放在烧红,取出放在横亘内浸湿透,趁热放在关节下烟熏(熏前把纱布一块放于醋内浸湿,然后包在关节处),为了防止烟熏散热过快和醋味走失,可用被子遮盖,并根据砖的热度逐渐向砖贴近,以稍热些为好,砖凉即停止,隔日 1 次。本品有散瘀消肿,解毒止血之功。适用于关节炎。

5. 独味茴香治关节炎[3]

制法：小茴香 150 克，食盐 500 克，共放锅内炒极热，取出一半用布包住热敷痛处，凉了再换另一半，再炒。如此反复数次。每日上下午各敷 1 次。本品有祛风散寒，理气强壮之功。适用于关节炎、风寒腰痛、腿痛。

6. 独味毛茛叶治关节炎[6]

制法：鲜毛茛叶适量，将毛茛叶洗去泥土，晾干，用手指揉搓成泥状，大小如绿豆，在患侧膝关节内外膝眼穴各粘贴 1 丸，以胶布固定，待局部有风行蚁动感，或贴 5 分钟后，最迟不超过 20 分钟，揭去药料。本品有退黄，定喘，镇痛，消瘿之功。适用于慢性膝关节炎。

使用注意：本品有毒，一般不作内服，皮肤有破损及过敏者禁用，孕妇慎用。

7. 独味夏枯草根治关节炎[6]

制法：鲜夏枯草根 30 克，开水炖服，早晚各服 1 次，10 天为 1 疗程，疗程间休息 2～3 日。本品有清肝火，散郁结之功。适用于关节炎、筋骨疼痛。

使用注意：脾胃虚弱者慎用。

8. 独味芝麻叶治关节炎[3]

制法：鲜芝麻叶 200 克，放砂锅内，清水煎，待煎至水剩一碗时，趁热喝下，日 1 剂。本品有祛寒湿，补肝肾之功。适用于关节疼痛。

9. 独味薜荔茎治关节炎[1]

制法：薜荔茎 120～150 克，烧酒 250 克，浸 14 天后，过滤去渣，每日 2 次，饭后饮 15～30 毫升。本品有壮阳固精，消炎散肿，暖腰膝之功。适用于关节炎。

10. 独味蚂蚁治关节炎[3]

制法：蚂蚁适量，研细末，每次 5 克，日 3 次，吞服或装胶囊服，15 日为 1 个疗程。本品有补肾，通经络，消肿毒之功。适用于多关节炎。

11. 独味蜈蚣治关节炎[3]

制法：蜈蚣适量,研细末,每次 2~3 条,日 2 次,吞服或装胶囊服,15 日为 1 个疗程。本品有祛风定惊,攻毒散结之功。适用于多关节炎。

使用注意：孕妇忌服。

12. 独味肉桂治关节炎[3]

制法：肉桂 2~3 克,粳米 50~100 克,红糖适量(糖尿病患者可不放糖)。将肉桂煎取浓汁去渣,再用粳米煮粥,待粥煮沸后调入肉桂汁及红糖,同煮为肉桂粥,或用肉桂末 1~2 克调入粥内同煮服食。本品有补元阳,暖脾胃,除积冷,通血脉之功。适用于多关节炎属寒湿阻络者。

使用注意：阴虚火旺忌服,孕妇慎服。

13. 独味白芥子治关节炎[3]

制法：白芥子 15 克,研细末,贴于痛处,醋调敷,2 日换药 1 次,10 次为 1 个疗程。本品有温中散寒,通络止痛之功。适用于关节疼痛。

14. 独味木瓜治关节炎[1]

制法：木瓜根 250 克,将木瓜根浸泡白酒半可服用,日 3 次,每次 15~30 毫升。本品有舒筋活络,化湿和中之功。适用于多关节炎。

使用注意：小便不利、癃闭者忌用。

15. 独味路路通治关节炎[1]

制法：路路通 24 克,清水煎,2 次分服,日 1 剂。本品有祛风通络,利水除湿之功。适用于关节炎。

使用注意：妇女月经过多及孕妇忌服。

16. 独味骨碎补治关节炎[3]

制法：鲜骨碎补适量,捣烂用醋煲沸,待皮肤能耐受时热敷患处,每剂药可反复使用多次。本品有补肾强壮,续伤止痛,祛瘀活血之功。适用于风湿关节痛。

17. 独味常春藤治关节炎[1]

制法：常春藤根 10 克,黄酒和清水各半煎服,日 1 剂,2 次分服。另用常春藤茎叶,水煎洗患处。本品有祛风利湿,活血消肿之功。适用于关节炎酸痛。

⊙**友情提示**

关节疾病是一种慢性病,随着年龄的增长结缔组织退行老化,一般来说病理学改变很难逆转,但经过适当的治疗,还是可以缓解或解除症状,增加活动范围,增强关节稳定性,延缓病变发展,阻断其恶性循环,患者应积极进行自我康复训练,有氧操,关节活动度训练和肌力训练等,尤其是有膝关节病变患者,更需加强股四头肌肌力的训练和有氧训练,肥胖患者减肥治疗也有一定的效果,对患病的关节应妥善保护,避免过度负重活动或损伤发生,严重时应卧床休息。

参 考 文 献

［1］江苏新医学院. 中药大辞典［M］. 上海：上海科学技术出版社，2013.

［2］黄燮才. 常用中药识别与应用［M］. 北京：化学工业出版社，2003.

［3］南京中医药大学，中药大辞典［M］. 上海：上海科学技术出版社，2006.

［4］周萍. 中国民间百草良方［M］. 长沙：湖南科学技术出版社，2006.

［5］林通国. 中学药［M］. 长沙：湖南科学技术出版社，2009.

［6］黄鹤群. 草药偏方治百病［M］. 福州：福建科学技术文献出版社，2009.

［7］胡熙川. 中国中医药方大全［M］. 上海：文汇出版社出版，1989.

［8］叶桔泉. 食物中药与便方［M］. 南京：江苏科学技术出版社，1980.

［9］姜超. 实用中医营养学［M］. 北京：解放军出版社，1985.

［10］李兴广. 常用中药宜忌速查［M］. 北京：人民军医出版社，2011.

［11］胡郁坤，陈赤鹏. 中医单方全书［M］. 长沙：湖南科学技术出版社，2009.

［12］黎航. 百病自疗秘诀［M］. 上海：上海科学技术文献出版社，2009.

［13］易磊. 中国秘方大全［M］. 上海：上海科学技术文献出版社，2010.

［14］徐川. 民间单方［M］. 福州：福建科学技术出版社，2008.

［15］潘颜选. 民间验方治疗常见病［M］. 北京：金盾出版社，2012.

［16］罗仁，秦建增. 单味中药疗法［M］. 北京：人民军医出版社，2011.

［17］石赟. 实用偏方大全［M］. 吉林：延边大学出版社，2006.

［18］黄民杰. 家庭宝典百病巧治［M］. 福州：福建科学技术出版社，2009.

［19］田凤鸣，张成运. 中国奇方全书［M］. 北京：科学技术文献出版社，2009.